医療的ケア児等 コーディネーター
Practical Textbook
実践テキスト

編著 一般社団法人医療的ケア児等コーディネーター支援協会
監修 一般社団法人医療的ケア児等コーディネーター支援協会顧問
　　　大塚　晃

みえキッズ＆ファミリーホームケアクリニック院長
岩本彰太郎

社会福祉法人 むそう
谷口由紀子

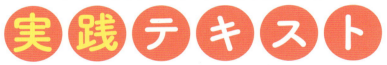

子どもの発達から読み解く

事例・実践プラン集つき

MC メディカ出版

は じ め に

　医療的ケア児等コーディネーター養成は、2016（平成28）年から地域生活支援促進事業に位置づけられた「医療的ケア児等コーディネーター養成研修等事業」に伴いスタートし、2019（平成31）年3月に「医療的ケア児等総合支援事業」において、医療的ケア児等コーディネーター（以下、コーディネーター）の養成・配置が全国で一気に推進されてきました。2021（令和3）年9月には、「医療的ケア児及びその家族に対する支援に関する法律」（以下、医療的ケア児支援法）も施行され、コーディネーターが支援すべき、医療的ケア児について「日常生活及び社会生活を営むために恒常的に医療的ケアを受けることが不可欠である児童（18歳以上の高校生などを含む）」と定義づけられました。

　そのなかで、コーディネーターの役割は、医療的ケア児とその家族が安心して地域で暮らしていけるよう、医療的ケア児に関わる医療・母子保健・保育・教育・福祉・就労等の支援者と連携をし、サービスなどのコーディネートを行っていくものとされました。

　一方で、「コーディネーターにはなったけれど、どうしたら役割を果たせるのか？」「コーディネーターになったけれども、医療的ケア児とまだ出会ったことがないから自信がない」というご意見が、各都道府県で養成されたコーディネーターから当協会に多く寄せられてきました。さらに、各都道府県や研修を受託している医療的ケア児支援センターからは、「医療的ケア児等コーディネーター養成研修を、より良いものにしていくために、どのように組み立てていけばよいか？」といった、相談をいただくことも増えてきました。

　これまで、医療的ケア児というと重症心身障害児というイメージが強くありましたが、昨今は、さまざまな発達の状態像を呈する子どもも一定数存在していることがわかってきました。「生きるために医療的ケアが必要な子ども」という概念に

変化してきていると思います。そして、子どもと家族への支援は、必要な医療的ケアや主疾患、ライフステージ、家族背景等で個別性が高く、オーダーメイドで支援を作り上げる必要があります。医療的ケア児である前に「子ども」であると考えると、その支援は、インクルーシブな地域創りにつながっていくことと思います。

　私たちコーディネーターは、子どもたちが「大きくなったらもっといろいろチャレンジできるんだ」とか「大人ってかっこいい」と思えるような発達支援、家族が子育てを楽しめる家族支援、医療的ケア児者支援を通して、誰もが、地域の一員として、その存在を大切にされる地域創り等の支援を担っていくことが大きな役割となっていくでしょう。

　このテキストでは、皆さんの「コーディネーターとして子どもたちのWell Beingのために、どのように活動していけばよいのか？」という問いのヒントになる視点を、たくさんの専門家の先生方にご執筆いただきました。皆さまが地域で活動するときに、迷ったり、悩んだりしたときに、ぜひページをめくってみてください。一つひとつの章が、子どもと家族と支援者の笑顔を紡いでいただくきっかけや気づきにつながればうれしく思います。

　最後になりましたが、本書の出版に至るまで、執筆、編集に関わってくださいました皆さまに深謝申し上げます。

　このテキストを手に取ってくださった皆さまが、医療的ケアが必要な子どもとその家族、そして地域の支援者の心強い味方になっていただけることを願っております。

2024 年 8 月
一般社団法人医療的ケア児等コーディネーター支援協会
代表理事　遠山裕湖

監 修 の 言 葉

医療的ケア児等コーディネーターの皆さまに
期待すること

　障害に関する見かたが大きく変わってきました。ICF（国際生活機能分類）は、
われわれの健康状態（損なわれた状態が障害）を、生活機能と背景因子（特に環
境因子）との相互作用からとらえています。ICFの障害モデルは、生活機能（医
学モデル）と環境（社会モデル）の統合モデルともいわれています。この考えか
たを受けて、障害者権利条約は、「障害は、機能障害を有する者とこれらの者に
対する態度および環境による障壁との間の相互作用である」としています。

　医療的ケア児等の支援について考える際、障害は心身機能の障害と社会的障
壁の相互作用であるという視点がとても重要です。それぞれの医療的ケア児等の
心身機能と社会的障壁の状況は異なります。また、ライフステージ等の時間の変
化によっても異なってくるでしょう。この意味で、心身機能の状態や取り巻く環境
を適切にアセスメントできることは、医療的ケア児等コーディネーター（以下、コー
ディネーター）の専門性の第一歩です。医学モデルと社会モデルは相反するもの
ではなく、ライフステージやその人の病態や状態に応じて共存し、そのときの最
適なバランスで選んでいくことになります。

　一方、従来の医学モデルが、障害を個人の問題としてとらえてきた批判から、
障害は社会によってつくられるという社会モデルを強調する考えかたが一般的に
なってきました。「医学モデル」から「社会モデル」への変化です。医学モデルは、
医学的観点から診断された障害を本質であるととらえ、医療や治療により問題解
決を図る考えかたです。医療的ケア児等に関して、医療による「命を守る」とい

うことは最も重要なことです。しかし、「命を守る」ことの強調が、普通の子ども
としての生活や人生を送る権利を妨げたらとても残念です。人工呼吸器を装着し
た子どもが、感染症のリスクがあるということだけで、友だちとプールで泳げない
のは寂しいですね。リスクへの対処が、普通の生活や人生を実現しない言い訳と
なってはいけません。リスクを防ぐ体制を構築し、できない理由でなく、どのよう
にしたらできるかを考えていきたいですね。医療的ケア児等には、「命を守る」こ
とを基盤に、生活全体を視野に入れて、最も適した環境を準備し、希望や楽しみ
に満ちた地域での生活を思う存分生きてほしいと思います。

　また、医療的ケア児等は、医療や支援を受けるだけではなく、主体的に生きて
いく人です。生きかたを決めるのは最終的には本人です。彼らの意思表明の権利
を保障し、意思決定の支援をしていくことはとても重要なことです。このような支
援は、コーディネーターにとって、時には大きな負担としてのしかかってくるかも
しれません。しかし、見かたを変えれば、チャレンジしがいのある役割が、待ち
受けているともいえます。コーディネーターの方々が、勇気をもって踏み出せるよ
う、皆さまの仕事の後押しすることができたら幸いです。

2024 年 8 月
一般社団法人医療的ケア児等コーディネーター支援協会
顧問　大塚　晃

Contents

はじめに ——————————————————————————————————— 2

監修の言葉 —————————————————————————————————— 4

執筆者一覧 —————————————————————————————————— 8

導　入 | あるあるケースから考える コーディネーターの仕事

ケース1 医療的ケア児等コーディネーターとは？ —————————————— 10

ケース2 子どもと家族と出会う大切な退院支援が… ———————————— 11

ケース3 子どもの育ちは無限大 ———————————————————————— 12

ケース4 多職種連携をあきらめない！ —————————————————————— 13

第1章 | コーディネーターが知っておきたい基本の知識

1. 医療的ケア児者等コーディネーターに期待される役割 —————————— 16

2. 医療的ケア児が増えた背景と対策の過程および、その介護特性 ———— 24

3. 児の状態像 —————————————————————————————————— 30

4. 医療的ケア児の6類型とライフステージを見越した個別支援 ——————— 40

5. 家族の理解

   1. マルトリートメントの視点から家族をとらえる ———————————————— 46

   2. 主たる養育者（母）のレジリエンスと関連要因 ———————————————— 52

   3. 障害受容とは —————————————————————————————————— 58

   4. 社会的養護・要保護児童・要支援児童 —————————————————————— 63

6. 成長を見通した支援チームの作りかた ——————————————————— 73

7. 市町村を含む地域支援体制の整備 ————————————————————— 82

8. 都道府県等における小児等医療体制の基本的概念 ——————————— 89

第2章 アセスメントの基本と実践

1. 医療的ケア児等コーディネーターのアセスメントの視点 —————— 102

2. 事例から読み取るコーディネーターのアセスメント視点と実際 事例

  1. 退院時カンファレンスから家族のスケジュール作成まで ————— 112

  2. 本人を中心とした支援を考える ————————————— 128

3. 医療的ケア児と家族への実践プランを考えよう ——————— 138

  子どもの発達から読み解く実践プラン集 〜保護者が就労している場合〜 プラン集 ——— 148

COLUMN

「医療的ケア児支援センターとどう連携していくのか」————— 152

第3章 よりよい実践に向けて知っておくべき知識

1. 子どもの口腔内を早期から整える —————————————— 156

2. 医療的ケア児のコミュニケーションを支援する
  〜テクノロジーを活用した方法 ————————————— 165

3. 医療的ケア児の働くと社会参加を支援する ————————— 176

4. 子どもの発達を支援するリスクコミュニケーション ————— 189

5. 伴走型支援における家族支援の実際 ——————————— 195

付録 医療的ケアが必要な方の生活や支援で用いられる
医療・福祉に関する用語集 —————————————————— 208

索引 ——————————————————————————— 217

●執筆者一覧(五十音順)

荒木 暁子	東邦大学 看護学部教授
伊藤 史人	島根大学総合理工学研究科機械・電気電子工学領域 助教
岩田 直子	筑波大学附属病院 医療連携患者相談センター 副部長・社会福祉士
岩本 彰太郎	みえキッズ&ファミリーホームケアクリニック 院長
太田 勇樹	宮城県医療的ケア児等相談支援センター「ちるふぁ」社会福祉士・主任相談支援専門員
大塚 晃	一般社団法人医療的ケア児コーディネーター支援協会 顧問
鈴木 茜	淑徳大学看護栄養学部看護学科 助教
髙井 理人	医療法人稲生会生涯医療クリニックさっぽろ 歯科医師
田島 明子	湘南医療大学 保健医療学部リハビリテーション学科 教授・作業療法士
田中 総一郎	医療法人財団はるたか会あおぞら診療所ほっこり仙台 院長
谷口 由紀子	社会福祉法人むそう・業務執行理事
戸枝 陽基	社会福祉法人むそう理事長／日本福祉大学客員教授
遠山 裕湖	宮城県医療的ケア児等相談支援センター「ちるふぁ」センター長
土畠 智幸	医療法人稲生会生涯医療クリニックさっぽろ 理事長
成田 豊	有限会社大裕 相談支援事業所ホットミルク 管理者・主任相談支援専門員
西村 幸	日本訪問看護財団松山相談支援センター 管理者
橋詰 正	長野県上小圏域基幹相談支援センター 所長

●2章事例提供者(五十音順)

落合 正行	九州大学 環境発達医学研究センター 特任准教授
折居 恒治	医療法人社団折居医院 理事長
近藤 久	医療法人久愛会 近藤小児科医院 院長
田中 総一郎	医療法人財団はるたか会あおぞら診療所ほっこり仙台 院長
玉崎 章子	社会医療法人同愛会博愛こども発達・在宅支援クリニック 院長
中村 知夫	国立研究開発法人国立成育医療研究センター 総合診療部 在宅診療科部長
水野 美穂子	重心施設にじいろの家 施設長
和田 浩	社会福祉法人枚方療育園 医療福祉センターさくら小児科

●2章事例検討会参加者(五十音順)

太田 勇樹	宮城県医療的ケア児等相談支援センター「ちるふぁ」社会福祉士・主任相談支援専門員
奥瀬 明博	北見地域基幹相談支援センター ささえーる美幌 相談支援専門員
島 ゆうこ	社会福祉法人愛恵会 相談支援事業所こだま(松阪市障がい児・者総合相談センターマーベル)管理者
相馬 郁江	合同会社makana 相談支援事業所 アトリエさくら 相談支援専門員
成田 豊	青森県医療的ケア児等コーディネーター 西北五・青森圏域アドバイザー
長谷川 成美	北海道根室市健康福祉部こども支援課 こども支援担当・保健師
福地 慎治	一般社団法人IGUNAL 代表理事・主任相談支援専門員
森山 淳子	認定NPO法人ニコちゃんの会 ニコチャンくらしサポート 相談支援専門員

導　入

あるあるケースから考える
コーディネーターの仕事

ケース1 医療的ケア児等コーディネーターとは？

- 医療的ケア児等コーディネーター（以下、コーディネーター）にはなったけど、現場では結局何をすればいいの？
- そもそもコーディネーターを知ってくれている人が少ない……。
- 今の仕事をしながら、コーディネーターの役割ってどうすれば果たせるの？

参照ページ ➡ p16、p21、p158

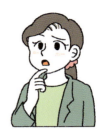

現場あるある

- コーディネーターが定期的に学んだり、情報共有をしたりする場がない。
- 地域のなかで、医療的ケア児の支援体制をどのようにつくっていくか定まっていないため、コーディネーターの役割が不明確。
- 医療的ケア児者支援に関する協議の場が活性化されていない。

やってみよう

- 地域に戻ったら活動する圏域の医療的ケア児の数や医療的ケア児が活用できる資源について調べてみましょう。自分なりに資源をマッピングすることも有効です。資源は障害福祉だけに限らず、子育て支援や教育に関する資源も知っておくと、視野が広がります。
- 地域に医療的ケア児が退院してくるときの、相談窓口やその際に担当するキーパーソンとなる人を調べてみましょう。赤ちゃんとして地域に帰ってくるときは、地区の保健師さんが、新生児訪問などで関わってくださっています。子どものライフステージに伴いキーパーソンが変化することも念頭に入れ、コーディネーターとしてそうした支援者と関係性を構築することがポイントです。
- 医療的ケア児とその家族の支援を考えるときには、さまざまな課題の解決に向き合うことになります。コーディネーター1人では解決できないことのほうが多くあります。地域の課題を支援者間で共に検討できる「場」創りとして障害者自立支援協議会や医療的ケア児者の協議の場を活用しましょう。皆さんが見つけた課題を「個別課題」から「地域課題」として共有し、議論できる仕組みの検討ができる仲間と出会っていくことが大切です。
- 子どもと家族が安心して帰ってくることができ、「おかえり」と迎えられる故郷創りがコーディネーターの仕事の醍醐味でもあります。そのために日ごろから地域の支援者と連携し、医療的ケア児支援に関する医療、母子保健、発達支援、学校教育、家族支援などを学ぶ機会をつくることが大切です。

- まずは、自分の働いている地域の医療的ケア児受け入れ窓口から支援につながるまでの流れや、関わっている支援者はどんな人なのか調べてみよう！

ケース2 子どもと家族と出会う大切な退院支援が…

- ある日突然、病院のソーシャルワーカーから連絡がきて、真っ先に伝えられることは、何と「退院予定日」！ あと1週間しかない！ サービス調整をこんな短期間でできるか不安
- まずは何からアセスメントすればいいの？ 1歳未満の退院で手帳は？ サービスは使える？
- 初めましての保護者に、どんな説明をすればいい？

参照ページ ➡ p46、p86、p112

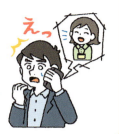

現場あるある

- 病院は地域生活支援の組み立てにはくわしくないことがある。サービス支給決定は地域によっては時間がかかることもあり、病院の退院スケジュールと合わないこともある。
- 0〜2歳くらいで退院をすると、障害福祉サービスの利用をするための身体障害者手帳や療育手帳の交付がしにくい時期であり、サービス調整が難しい。また、医療的ケア判定スコアが病院や行政でも知られていないことがある。

やってみよう

- 突然やってくる「退院支援依頼」。しかし実は病院のなかでは着々と、退院に向けたカンファレンスが繰り返され、家族への医療的ケアに関する説明や指導が行われています。では、なぜコーディネーターや地域の支援者にとっては突然の退院になるのでしょう？ 考えられる原因のうち、まず1つ目は、コーディネーターの存在が病院の担当者に知られておらず、退院前に子どもや家族と出会うことがなかなかできないということがあります。2つ目は地域によって相談窓口がわかりにくく、コーディネーターに相談がつながるときには退院間近ということもあり得るでしょう。病院や行政保健師と顔の見える関係性を構築し、退院前から子どもや家族と出会い、家族が望むこれからの生活について入院中から、病院スタッフと地域の支援者とのなかでしっかりとつながりのある支援を構築することが大切です。
- 地域のコーディネーターが日ごろから集まり、初めて出会う子どもの状態像や家族が願う生活のアセスメント項目などを検討することも事前準備としてできることでしょう。
- 保護者には、コーディネーターの役割を説明できるチラシなどを作成し、どんな相談ができるのかを伝え、不安を軽減し在宅生活へ移行できるよう伴走支援を行えることを伝えましょう。

- 医療も福祉も、子どもと育ちを願う気持ちは同じ。病院や行政とともに、より不安の軽減につながる退院時支援の流れや仕組みを考えてみよう。

ケース3 子どもの育ちは無限大

- 医療的ケア児の支援をしていくなかで、子どもの発達ってどうアセスメントすればいいの？
- 子どもの育ちに発達支援や同年代の子どもとの関わりが大切って勉強したけど、具体的にどんな支援につなげばいいの？　児童発達？　保育所？　学校は？
- 医療的ケア児が、移行期を迎えていよいよ大人になっていくけど、どんな支援があるの？　参照ページ ➡ p40、p73、p96、p105、p176

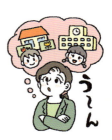

現場あるある

- 医療的ケアがあっても「子ども」であり、これから育っていく存在であるという視点が支援者のなかで共有しにくい。そのためにさまざまな体験や経験が詰まった「育ちや暮らし」を支える視点が薄くなってしまっている。
- 子どもの定型発達を学ぶ機会が少ない。
- 子どもの発達アセスメントを実施する機会が少ないため、活用方法がわからない。
- 保護者の意思決定支援は、子育てのなかでとても大切だが、こども家庭庁が打ち出している「本人の意思を尊重する」を前提に、子どもの意思決定の育ちを支えることも大切である。保護者の意向が優先され、「この子はどんなことを感じて、考えているのか？」と思いを巡らす機会を常に意識してない。

やってみよう

- 子どもの定型発達を学ぶ機会を作りましょう。保育士や理学療法士、作業療法士等の多職種で子どもの身体の発達と心の発達の関連性を知ると、子どもの発達がわかりやすくなります。特に、乳幼児期は刺激をどのように受け止めて、外界を知っていくのかという感覚統合について理解をすると、発達が理解しやすくなり、これから必要な遊びや体験について見通しをもって関わることができます。
- コーディネーター仲間と子どもの発達アセスメント表を作ってみましょう（本書添付資料：p106 図4が参考になります）。
- 医療的ケア児支援法＊や子ども基本法を改めて読み返し、医療的ケア児であっても大切な1人の子どもであるという共通認識をもてるチーム創りをしましょう。
- チームで関わり、子どもの意思を推察し仮説を立て、アセスメントのなかで検証しましょう。
- 就園・就学は子どもにとってお友だちと出会い、より広く社会を学ぶチャンスです。保育や教育がどのような専門性をもって支援をしているのか知り、医療的ケア児の発達支援に関してライフステージに沿って、保育士や教員と話ができる横連携を地域で創っていきましょう。医療的ケア児の理解者が増える取り組みになります。

- 生きることとは「命」がいかに「豊かな時間」を重ねるかということ。改めて支援チームで考えてみよう。

＊医療的ケア児及びその家族に対する支援に関する法律

ケース4 多職種連携をあきらめない！

- とにかく、たくさんの支援者がいて、会議日程の調整が何より大変。
- 会議が始まる前に目的は話したけれど、話が脱線する。
- 福祉職・医療職で、お互いの言葉がちんぷんかんぷん。
- 会議が終わると、やたら活発なミニ会議が支援者間で始まる。
- いつも話してくれる人が、会議になるとお地蔵様のように一言も話さず、多職種に情報共有していない。

参照ページ ➡ p82、p156

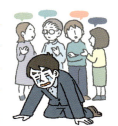

現場あるある

- 会議の日に、本当は一番参加してもらいたかった人が欠席になる日程調整になっている。
- 会議で参加者が子どもと家族を思い、それぞれの意見を話すが共通語で会話をするために努力が必要。
- 会議は、目標設定と時間管理を参加者にしっかり伝える必要がある。

やってみよう

- 会議の目的とその日のゴールを明確にします。例えば目的を「保育所入園に向けて、支援者が家族の意向を聞き、互いのできることを持ち寄る」とし、ゴールを「保護者と子どもが保育所入所に向けて不安が軽減し、わくわくして入所日を待つことができる」といった感じです。そのためには「誰に」「何を」話してもらう必要があるのかを整理をし、必ず出てほしい人から日程調整をしましょう。特に医師は多忙なので、医師の意見が必要な際は必ず医師のスケジュールを病院のソーシャルワーカーを通して早い時期に調整を試みましょう。医師には「保育所生活での禁忌事項や緊急時の対応と流れ」など、話してもらいたいことを明確に伝えることが大切です。
- 参加者に、報告や伝えてもらいたいことを事前に依頼しておきましょう。当事者・家族が参加する会議の場合は、当事者・家族が信頼する人の隣に座れるようにすることも大切です。専門家に囲まれる保護者の気持ちになって、心理的安全が図られる環境をつくりましょう。心理的安全がある会議は、支援者も互いに意見が出しやすくなります。例えば参加者全員がフラットな立場で話ができるようにする、出された意見は否定せずに疑問点があれば、できる限り建設的な議論やアイデア出しをする等、時間管理も含めたルールを事前に参加者に提示するなどが挙げられます。
- 多職種での会議は、異文化コミュニケーションです。相手にわかるように伝えましょう。
- 医療と福祉そして教育や保育のなかで、安全管理などについてコンフリクトが起こる場合、しっかりと保護者も含めたリスクコミュニケーションを行うことが有効です。

- 議論のなかで常に「子ども」が主語になって考えられているか点検しよう。「子ども」のために親も支援者もよい関係を創っていこう。

（遠山裕湖）

第 1 章

コーディネーターが
知っておきたい基本の知識

1

医療的ケア児等コーディネーターに期待される役割

1. 医療的ケア児支援に関する法律制定の背景

「医療的ケア児及びその家族に対する支援に関する法律（以下、医療的ケア児支援法）」が、2021（令和3年）6月18日に公布され、同年9月18日から施行されました。この法律における医療的ケア児とは、人工呼吸器による呼吸管理、喀痰吸引、その他の医療行為を必要としている児童です。

この法律制定の理由としては、医療技術の進歩等を背景として、NICU（新生児集中治療室）等に長期間入院した後、引き続き人工呼吸器や胃瘻等を使用し、痰の吸引や経管栄養などの医療的ケアが必要な障害児（医療的ケア児）が増加してきたことがあります。そういった医療的ケア児が、地域において必要な支援を円滑に受けることができるよう、さまざまな措置を講ずる必要が出てきたのです。

1）医療的ケア児の支援を考える際に重要なことは？

医療的ケア児の支援がクローズアップされるに至ったのには、本人と家族、それに関わる関係者（支援者、行政官、議員等）の結束の賜物といえます。

（1）社会の変化

①障害概念の変化（医学モデルから社会モデルへ）

国際連合が2006（平成18）年に採択した国際生活機能分類（International Classification of Functioning, Disability and Health：ICF）は、「障害」を個人の心身機能の障害ととらえる「医学モデル」と、社会的障壁の相互作用によって創り出されるととらえる「社会モデル」が統合された「統合モデル」ととらえています。特に、医療的ケア児の場合には医学モデルから障害をとらえがちですが、彼らの社会的障壁を取り除くのは社会の責務であるという社会モデルの視点が重要です。

②社会の変化（共生社会の創設）

障害の有無にかかわらず、すべての人がお互いの人権や尊厳を大切にし、支え合い、誰もが生き生きとした人生を享受することのできる共生社会の実現が大きなテーマとなってきました。この共生社会は、さまざまな人びとが分け隔てなく包摂（インクルージョン）され、障害のある人もない人も、共に支え合い、多様な個人の能力が発揮されている活力ある社会が目指されているのです。

③福祉の考えかたの変化
（ノーマライゼーションの実現）

スウェーデンの行政官であるベンクト・ニィリエは、「ノーマライゼーション」を「社会の主流となっている規範や形態にできるだけ近い、日常生活の条件を知的障害者が得られるようにすること」と定義しています。つまり重度の障害者が施設での生活ではなく、他の市民と同じように地域で普通の生活を送ることを目指す考えかたといえます。これまで重度の知的障害および重度の肢体不自由が重複している子どもは「重症心身障害児」とされ、もっぱら重症心身障害児施設で支援が行われてきました。今後は施設に入所して支援を受けるだけでなく、さまざまな支援やサービスを使いながら、地域で生活することが普通になることを目指す考えかたに変化してきています。

(2) 家族の変化

障害児をもった家族は、大変な労苦を強いられてきました。核家族化で、他の家族成員に頼れない。母親が働きたいと願っても、地域のサービスが充実していないため、仕事を辞めて我が子のケアをしなければならない等がありました。

人工呼吸管理を必要として1年以内に退院した児の退院先の80％は、自宅でした（図1）。医療的ケア児が自宅に戻ってきたときの家族の負担、特に母親へかかる負担は大きなものがあります。在宅での生活を望む医療的ケア児本人と家族の負担を減らすための支援（家族支援）や支援体制を構築することは、喫緊の課題です。

(3) 行政の取り組みの変化

障害者が、グループホームやホームヘルプサービスなどの事業者等を選択して利用する支援費制度が、2003（平成15）年から始まりました。2006（平成18）年から、障害者の福祉サービスを「一元化」する障害者自立支援法（現在の障害者総合支援法）が施行されました。その後、2012～2014（平成24～26）年度まで「重症心身障害児者の地域生活モデル事業」が実施されました。この事業は、重症心身障害児者およびその家族が安心、安全に地域で生き生きと暮らせるよう、効果的なサービスの利用や医療、保健、福祉、教育等の関係施設・機関の連携のありかた等について検証する事業です。当事業において、総合的なサービスの調整を行う「コーディネーター」がモデル的に配置され、その有効性がわかってきました。

このような事業を背景に、重症心身障害児を含む医療的ケア児について児童福祉法の改正法が、2016（平成28）年5月25日に成立し、同年6月3日に公布されました。児童福祉法の、第五十六条の六の第二項に『地方公共団体は、人工呼吸器を装着している障害児その他の日常生活を営むために医療を要する状態

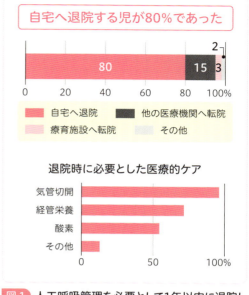

図1　人工呼吸管理を必要として1年以内に退院した児の退院先

田村正徳ほか．
平成22年度「重症新生児に対する療養・療育環境の拡充に関する総合研究」を参考に作成．

にある障害児が、その心身の状況に応じた適切な保健、医療、福祉その他の各関連分野の支援を受けられる』ことが規定され、本格的に医療的ケア児の支援や支援体制の構築が始まりました。

いては、以下の全体像（図2）のように、立法の目的、医療的ケア児の定義、基本理念、支援の措置（国・地方公共団体、保育所や学校、医療的ケア児のための支援体制等）から成っています。

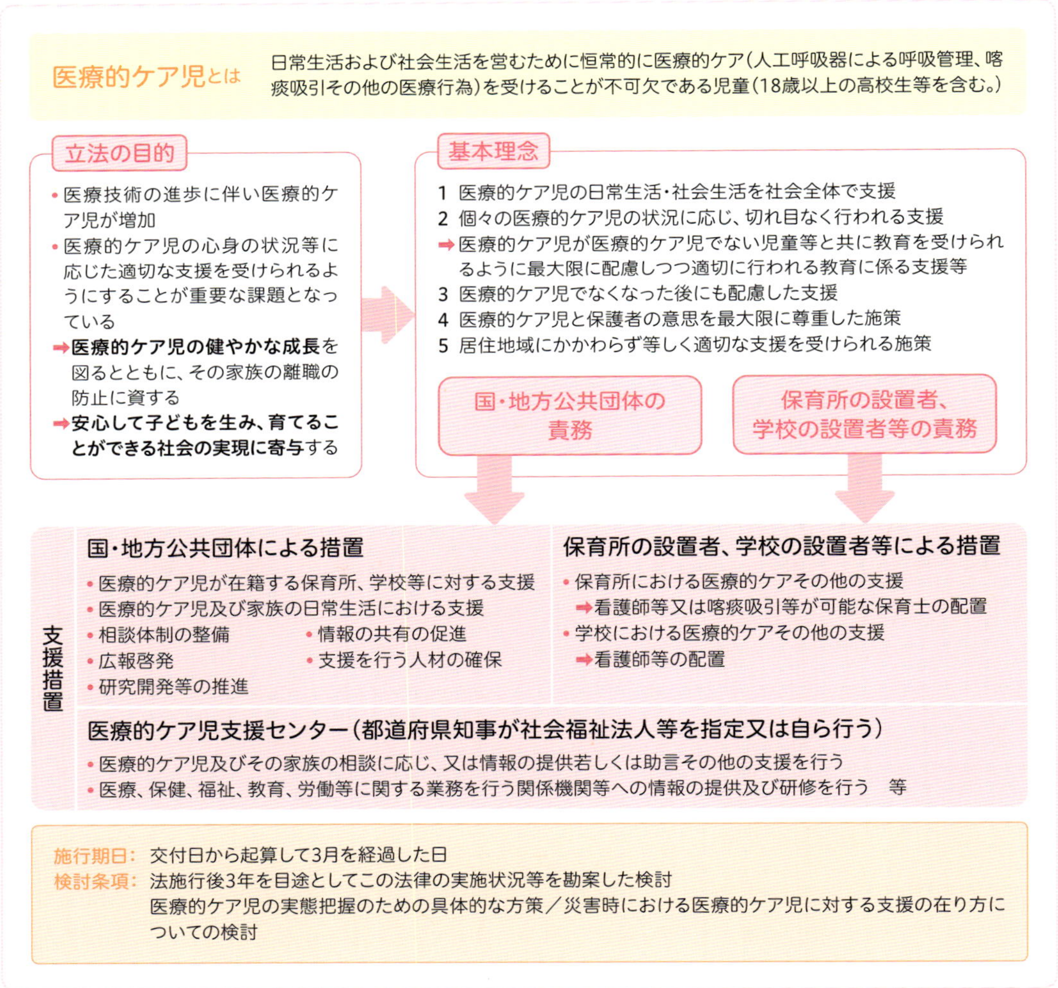

2）医療的ケア児支援法はどんな法律？

　医療的ケア児支援法は、2021（令和3）年6月18日に公布され、同年9月18日から施行されました。医療的ケア児支援法の内容につ

医療的ケア児とは　日常生活および社会生活を営むために恒常的に医療的ケア（人工呼吸器による呼吸管理、喀痰吸引その他の医療行為）を受けることが不可欠である児童（18歳以上の高校生等を含む。）

立法の目的
- 医療技術の進歩に伴い医療的ケア児が増加
- 医療的ケア児の心身の状況等に応じた適切な支援を受けられるようにすることが重要な課題となっている
➡ **医療的ケア児の健やかな成長**を図るとともに、その家族の離職の防止に資する
➡ **安心して子どもを生み、育てることができる社会の実現に寄与する**

基本理念
1 医療的ケア児の日常生活・社会生活を社会全体で支援
2 個々の医療的ケア児の状況に応じ、切れ目なく行われる支援
➡ 医療的ケア児が医療的ケア児でない児童等と共に教育を受けられるように最大限に配慮しつつ適切に行われる教育に係る支援等
3 医療的ケア児でなくなった後にも配慮した支援
4 医療的ケア児と保護者の意思を最大限に尊重した施策
5 居住地域にかかわらず等しく適切な支援を受けられる施策

国・地方公共団体の責務　　保育所の設置者、学校の設置者等の責務

支援措置

国・地方公共団体による措置
- 医療的ケア児が在籍する保育所、学校等に対する支援
- 医療的ケア児及び家族の日常生活における支援
- 相談体制の整備　・情報の共有の促進
- 広報啓発　　　　・支援を行う人材の確保
- 研究開発等の推進

保育所の設置者、学校の設置者等による措置
- 保育所における医療的ケアその他の支援
  ➡ 看護師等又は喀痰吸引等が可能な保育士の配置
- 学校における医療的ケアその他の支援
  ➡ 看護師等の配置

医療的ケア児支援センター（都道府県知事が社会福祉法人等を指定又は自ら行う）
- 医療的ケア児及びその家族の相談に応じ、又は情報の提供若しくは助言その他の支援を行う
- 医療、保健、福祉、教育、労働等に関する業務を行う関係機関等への情報の提供及び研修を行う　等

施行期日：　交付日から起算して3月を経過した日
検討条項：　法施行後3年を目途としてこの法律の実施状況等を勘案した検討
　　　　　　医療的ケア児の実態把握のための具体的な方策／災害時における医療的ケア児に対する支援の在り方についての検討

図2　医療的ケア児支援法案の全体像

厚生労働省社会・援護局障害保健福祉部障害福祉課.
医療的ケア児及びその家族に対する支援に関する法律 法律の概要.
https://www.mhlw.go.jp/content/000801674.pdf （7月4日参照）

2. 医療的ケア児等コーディネーター育成の必要性

1）医療的ケア児等コーディネーター育成の発端は？

　医療的ケア児を地域で支えるためには、医療的ケア児の支援に関する保健、医療、福祉、教育等の連携の一層の推進が図られる必要があります。このような、連携の主体となるのが医療的ケア児等コーディネーター（以下、コーディネーター）です。コーディネーターについては、2018（平成30）年度の児童福祉法の改正に伴い、「医療的ケア児の支援に関する保健、医療、福祉、教育等の連携の一層の推進について」の通知が、厚生労働省等より出されました。この通知のなかで、一人ひとりの医療的ケア児のためには、福祉や医療等の関係分野について一定の知識を有した者により、その暮らしの設計を手助けできる調整者が必要です。そのため、地方公共団体等において重症心身障害児者等および医療的ケア児等の支援をコーディネートする者の育成を進めていくとされました。これに伴い、全国で医療的ケア児等コーディネーターの養成のための研修が始まったのです。

2）コーディネーターに誰がなる？

　コーディネーターとして、地域で役割を果たしていくとき、誰がなるかが問われます。医療的ケア児等コーディネーター養成研修を修了した相談支援専門員を事業所に配置した上で、その旨を公表している場合に、要医療児者支援体制加算（Ｉ）及び（Ⅱ）等がつくので、一義的には相談支援専門員が想定されます。しかし、各自治体の実情によって医師、看護師、保健師などが仕事を行う場合も想定されます。看護師などの資格をもつ者が、障害者の相談支援従事者の研修を受けて、コーディネーター

となることもあり得るでしょう。

3）コーディネーターと相談支援専門員の関係

　地域における障害児者本人や家族への相談支援が位置づけられたのは、1996〜2002（平成8〜14）年にかけての「障害者プラン〜ノーマライゼーション7カ年戦略〜」からです。その後も、支援費制度、障害者自立支援法や総合支援法等が施行されるなかで、障害者の相談支援は発展してきました。現在、障害のある人が自立した日常生活または社会生活を営むことができるよう、身近な市町村を中心として、以下のような相談支援事業が実施されています。

①障害福祉サービス等の利用計画の作成（計画相談支援・障害児相談支援）
②地域生活への移行に向けた支援（地域移行支援・地域定着支援）。
③一般的な相談をしたい場合（障害者相談支援事業）

　現在でも、相談支援事業所における相談支援専門員によって、医療的ケア児本人と家族等からの相談に応じ、必要な情報の提供、計画の作成等障害福祉サービスの利用支援等が行われています。

4）コーディネーターを地域に配置していく方法は？

　障害者自立支援法の施行に伴い、都道府県や市区町村は、国の示した基本指針に基づき、障害福祉計画を作成することとされています。2024〜2026（令和6〜8）年の3年間が、第7期の障害福祉計画および第3期の障害児福祉計画にあたります。第3期の障害児福祉計

画においては、障害児支援の提供体制の整備等として、各都道府県、各圏域および各市町村において、保健、医療、障害福祉、保育、教育等の関係機関等が連携を図るための協議の場を設けるとともに、コーディネーターの配置の目標が設定されています。

5) 医療的ケア児支援センターとコーディネーターの関係は？

医療的ケア児支援法の第十四条は、医療的ケア児支援センター（以下、センター）等を規定しています。その業務は、次の4つです。

一　医療的ケア児及びその家族その他の関係者に対し、専門的に、その相談に応じ、又は情報の提供若しくは助言その他の支援を行うこと。

二　医療、保健、福祉、教育、労働等に関する業務を行う関係機関及び民間団体並びにこれに従事する者に対し医療的ケアについての情報の提供及び研修を行う

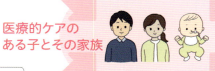

 図3　医療的ケア児等総合支援事業（地域生活支援促進事業）〜医療的ケアのある子どもとその家族の笑顔のために〜

厚生労働省社会・援護局障害保健福祉部障害福祉課作成資料を筆者が一部改変．

こと。
三　医療的ケア児及びその家族に対する支援に関して、医療、保健、福祉、教育、労働等に関する業務を行う関係機関及び民間団体との連絡調整を行うこと。
四　前三号に掲げる業務に附帯する業務

　これらの業務は、コーディネーターが行う典型的なものです。センターは、各都道府県において設置されることとなっていますので、センターのコーディネーターと市町村のコーディネーターの連携や役割分担が重要になるでしょう。

6)コーディネーターと医療的ケア児等総合支援事業

　コーディネーターは、センターや相談支援事業所で、本人や家族への相談支援を行うだけでなく、自立支援協議会など協議の場を通して、中立・公平な相談支援の実施や地域の関係機関の連携強化、社会資源の開発・改善を推進していく必要があります。医療的ケア児等総合支援事業を通して、地域における医療的ケア児の支援体制の構築にかかわることが、コーディネーターの役割です（図3）。特に、全国的に人数が少ない地域に偏在している医療的ケア児のための支援体制の構築には、期待が高まっています。

3.　コーディネーターの役割とは（市町村を意識した活動含む）

1)コーディネーターの定義とは？

　コーディネーターの役割の定義はありませんが、しいて定義すると、「本人を中心に、家族や他の専門職と支援のネットワークを構築し、彼らを取り巻く障壁を取り除き（合理的配慮を行い）、医療的ケア児の地域における質の高い生活を可能とする環境を整え、それぞれのウェルビーイングを実現する」といえるでしょう。

表1　コーディネーターに期待される役割

カテゴリー	サブカテゴリー
タイムリーに専門的相談にのれる	自宅で生活していくための専門的相談にタイムリーにのり、子育てを支援していく
子どもの発達段階を理解し、各ライフステージをつなぐ	各発達段階を理解して、子どものニーズをサービスや支援につなぐ
	発達段階に応じ、本人を中心とした、家族や関係者をつなぐ個別支援チーム（ネットワーク）をつくる
	長期的な時間軸で、子どもの移行期をつなぎ、ライフステージを通して寄り添う
活動する地域の状況を知る	地域の支援体制の発展状況を把握して、それに応じた支援体制を組み立てる
支援に必要な職種、地域をつなぎ、地域を耕す	保護者と地域の情報をつなぐ
	子どもの状態を踏まえて暮らしと制度をつなぐ
	行政との間をつなぎ、地域を耕す
	地域の関係者全体をつなぎ、地域を耕す

医療的ケア児支援センターが専門的支援のノウハウを広く提供することにより、身近な地域で障害児を支援する施設・事業所の質の高いサービスの確保と量的な拡大につながることを期待。

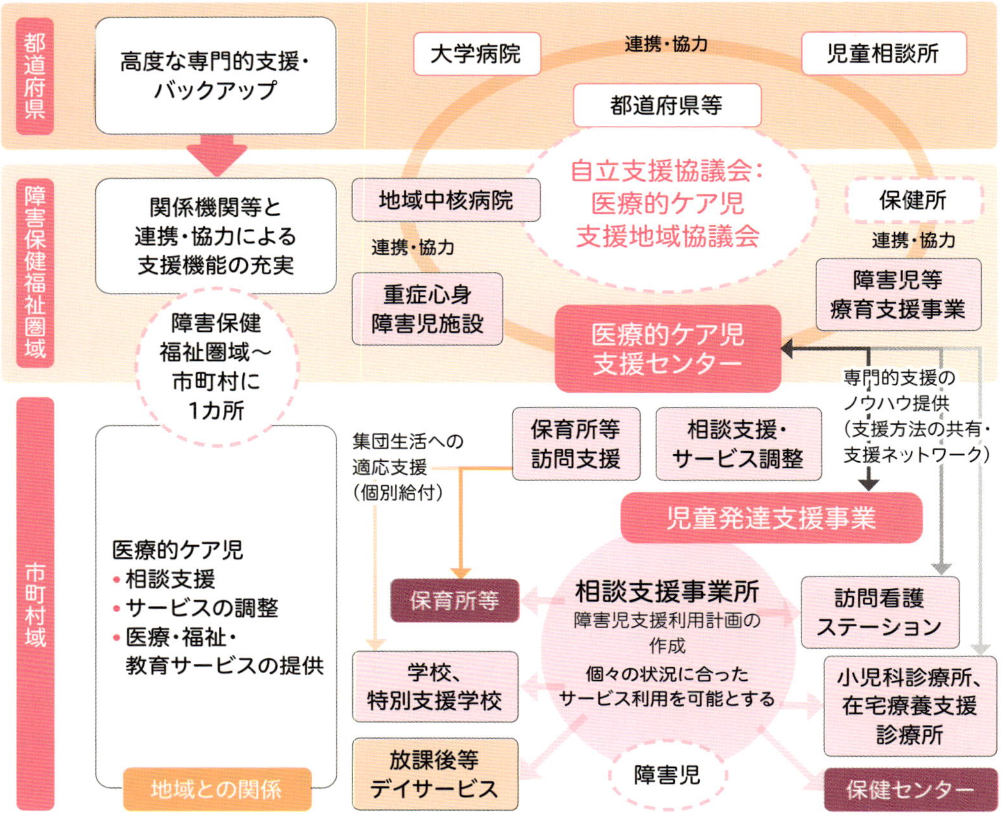

図4 地域における医療的ケア児支援センターを中核とした支援体制のイメージ（案）

厚生労働省社会・援護局障害保健福祉部障害福祉課作成資料を筆者が一部改変.

2) コーディネーターの役割とは？

　コーディネーターの役割を、詳しく述べると、表1のように、①タイムリーに専門的相談に乗れる、②子どもの発達段階を理解し、各ライフステージをつなぎ、③活動する地域の状況を知り、④支援に必要な職種、地域をつなぎ、地域を耕すことと考えられます。

3) コーディネーターの専門性とは？

　コーディネーターに期待される専門性は、以下のような発達支援、家族支援、地域支援という3つの領域が考えられます。

　①発達支援：発達的観点のアセスメント（身体保持・運動・遊びを含む）、医療的ニーズへの対応

　②家族支援：レスパイトなどの支援（危機を乗り越える子育て支援としてのソーシャルワーク）

　③地域支援：地域のサービス資源不足への対応（本人を囲むサービスネットワーク構築を通して、地域を耕す）等

4）コーディネーターの役割を、再度考える

このように、コーディネーターの役割は、個々の医療的ケア児の相談支援に応じるとともに、地域の支援体制の構築という役割があります。個々の相談においては、本人と家族の地域における一貫した支援という時間的系列と、地域で生活していくという空間的系列の、2つの視点から考えていくことが必要です。その際、図4のように、都道府県、障害保健福祉圏域、市町村域の三層構造で検討していくことが重要です。

（大塚　晃）

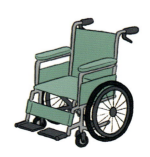

2

医療的ケア児が増えた背景と対策の過程および、その介護特性

はじめに

　医療的ケア児の成育のための支援は、家族のみで行うことが長く続いてきたため、家族は疲弊し、社会に助けを求めました。さらに家族はその子どもたちに必要な社会参加の場も求めてきました。しかし、「医療と福祉を同時に求める児童をどこでどうあつかっていいのかわからない」という縦割り行政的な対応と、「医療が常時必要な児童を支援した経験がない」という福祉事業所や保育所、学校などの前例主義的な対応に、その声はかき消されてきました。

　しかし、医療的ケア児及びその家族に対する支援に関する法律（以下、医療的ケア児支援法）が施行され、国および地方公共団体は、医療的ケア児とその家族への支援にかかる施策を実施する責務を負うこととなりました。あわせて保育所や学校の設置者等にも必要な措置を行う責務があることが明確化されたのです。

　また、夫婦共働きの世帯も増えてきています。医療的ケア児支援法では、医療的ケア児の家族が望めば、仕事は収入を得る手段のみならず自己実現の場とも考えて、継続できる離職防止の環境整備の必要性をあえて明文化しています。

　本稿では、医療的ケア児がなぜ増えたのかその背景と過程、そのなかで整備されていったことや、家族の置かれている特性を理解して、支援の現状と課題について考えていきたいと思います。

1. 医療的ケア児急増の背景と過程

　ここ10数年、周産期や乳幼児期に何らかの重篤な疾病や心身機能の問題を負った医療的ケア児の問題がクローズアップされてきました。その存在は、わが国に新生児集中治療室（以下、NICU）が設置され始めた1970年代には認識され始めていました。例えば、当時、人工呼吸器は病院にしかない医療機器だったた

め、それに依存している子どもは長期入院児として認識されていたのです。

　その後、医療技術や医療機器の進歩により、そうした子どもたちも退院することができ、医療的ケアを受けながら在宅で暮らすことが可能となっていきました。

2. 医療的ケア児急増の背景3点

　在宅医療のパイオニアであり、医療的ケア児支援法の成立に深くかかわった、医療法人財団はるたか会理事長の前田浩利医師は、医療的ケア児の急増の背景として、以下の3点を指摘しています[1,2]。

①医療的ケアを必要とする子どもたちのNICUから地域への移行

②医療機器と医療的ケアを必要とする子どもたちの小児科病棟から地域への移行

　小児医療においても、救命技術は進歩し続けています。以前は救命できなかった非常に複雑な先天性心疾患や、気管や食道といった消化管に重度な先天性異常をもつ子どもたちが救命され、長期生存できるようになりました

が、それらの子どもたちは医療機器と医療的ケアがなければ生きていくことができません。

③もともと自宅・地域で暮らす重症児の加齢に伴う重症化の問題

　小児医療の技術が発達し始めた20〜30年ほど前に生まれ、救命された重症児は、歩行不能で話せない重症心身障害児でも、医療機器や医療的ケアは不要で、介助すれば自力で食事を食べることができました。しかし、その子どもたちは身体機能の衰えが親より早く、気管切開や経管栄養などの医療的ケアを必要とするようになります。そういった子どもたちが、時間の経過とともに身体の状態が変わっていくなかで、医療的ケア児者となっていきました。

3. 医療的ケア児が全国で増えていった過程

　2006年、奈良県で分娩中に脳内出血を起こした女性が19施設に受け入れを断られ、ようやく病院に搬送されて出産したものの1週間後に死亡した事件がありました。さらに2008年には、東京都で激しい頭痛を訴えた妊婦が7施設に受け入れを断られ、再度依頼した病院に搬送され3日後に死亡した事件などがマスコミで大きく取り上げられるなかで、「NICUの長期入院児による満床状態」や「周産期医療体制の疲弊」が社会問題となりました。

　そこでNICUを増床するために、関連の診療報酬が強化されました。それは、周産期医

療の経営を支える柱となり、全国にNICUを増やすことにもつながりました。

　また、マスコミの治療過程への批判的論調と患者家族による訴訟などにより、病院現場はいかなる状態や場面においても、できるかぎりの積極的な救命措置を取らざるをえなくなったのです。医療技術や機器の進歩もあり、結果として、かつてその地域では救命されなかった子どもたちも救命されるようになり、長期にわたって医療的ケアが必要な子どもが全国で増えていきました。

4. 地域包括ケア的な受け皿のない子どもの医療・福祉

　同時期に医療制度改革のなかで、2008年、　　医療費適正化基本方針に基づき、国、都道府

県それぞれが「医療費適正化計画[3)]」を作成することとなりました。在院日数が短いほうが病院経営的に有利なシステムが導入されたこともあり、周産期関連の病棟や小児科病棟の子どもの在院期間が短くなったのです。

「医療費適正化計画」により高齢者の在院期間短縮後の受け皿として、介護保険制度に基づく地域包括ケアセンターやさまざまな介護施設が存在したことを考えれば、在院期間短縮後の子どもの地域での受け皿については、無策で未整備な状態でした。

課題に気づいた一部の支援者が、制度的・政策的な裏打ちが脆弱ななかでも、インフォーマルな資金やマンパワーを動員して医療的ケア児に寄り添う状態が長く続いてきました。

医療的ケア児の介護は、家族がそのそばを離れることができないほど過酷で緊張度が高いものです。そのため、助けを求めて行政や相談窓口に何回も訪れることは難しく、また、医療・福祉・子ども子育て支援・教育制度など、医療的ケア児が必要とするさまざまな支援の制度・政策を横断的に理解し対応するような相談支援体制も存在せず、どの相談窓口からも「うちの対象ではない」と断られ続けました。医療的ケア児の人数が少ないこともあり、彼らの存在は、家庭という見えない空間に、「家族任せ介護」とも呼ぶべき状態で潜在化していきました。

5. 医療的ケア児の介護特性と家族が置かれる厳しい状態

医療的ケア児の介護は、かたときもそのそばを離れることができず、家族に緊張を強いるものだと先に述べました。家族に求められる医療的ケアには、命にかかわるものもあります。そのため、睡眠を十分にとることができないといった家族も多くいました。2015（平成27）年、基礎自治体による、全国初の実態調査が世田谷区で行われ、医療的ケア児とその家族の厳しい生活実態が明らかになりました。

- 睡眠の形態（就学前）：まとまった時間眠れる36％、睡眠が継続的である62％、無回答2％[4)]
- 平均睡眠時間：3時間以上4時間未満14％、4時間以上5時間未満20％、5時間以上6時間未満38％[4)]

厚生労働省の「平成23年国民健康・栄養調査報告[5)]」では、1日の平均睡眠時間「5時間未満」は一般の20歳以上の場合は約7％、医療的ケア児の家族は34％、「6時間未満」は一般の20歳以上の場合は約34％、医療的ケア児の家族は72％となっています。

呼吸や排痰の管理など、見落とせば命にかかわる医療的ケアや、栄養・水分の注入など頻回な医療的ケアのために睡眠時間を削られ、介護をする家族は慢性的な疲労に苛まれています。また、医療的ケア児の介護の難易度が高いため、代わりをお願いできる人が不在と答えた人が64％（就学前）にも上ることも大きな課題です。

表1	医療的ケア児の介護における特性
1	医療的ケアおよび医事法に規定されている医療行為に含まれる介護までを家族が行う専門性の高さ
2	呼吸器管理、血中酸素濃度の把握、痰の詰まりなどへの配慮等、睡眠が普通に取れないほど目が離せない緊張状態が長く続き、介護の疲労が蓄積しやすい
3	病態や状態が新しいものであるほど、将来の見通しがエビデンスベースで整理されておらず、その介護がいつまで続くのか見通しがもていない心理的負担

通常、乳児が約1年で立ち上がって歩き、ミルクから離乳食へと移行すると家族の育児負担も軽減されていくものですが、医療的ケア児の場合、成長の過程や医療的ケアの終着がいつになるのかを見通すことが大変難しいです。

「いつまでこの状態が続くのか」という見通しのなさも、家族の大きな心理的負担になっています。医療的ケア児の介護特性を、表1にまとめます。

6.「0歳から福祉サービスは使える!」乳幼児にも支援を

こういった厳しい状態に置かれていた医療的ケア児とその家族ですが、令和3年度に医ケア児法が施行されました。そこから相談支援体制が整備され、研修で医療的ケア児について学び、必要な対応を横断的に学んだ医療的ケア児等コーディネーター(以下、コーディネーター)が全国各地で動き出しています。しかし、そもそも各自治体における運用が、乳幼児には福祉サービスの給付決定をしないことになっているため、サービス等支援計画が作成できないという報告が相次いでいました。

3歳未満または就学前まで福祉サービスを給付しないという自治体の理由としては、主に3つありました。

①扶養義務(民法877条以下)の生活保持義務として、医療的ケア児であっても育児は親の責任で親がするべきだとして、福祉サービスの給付をしないとする自治体。

②重症心身障害児認定を受けたり知的・身体障害者手帳を取得したりするためには、障害が一定期間、不可逆的に固定している必要があり、乳幼児は変化する可能性があるので認定ができないとして福祉サービスを給付しな

いとする自治体。

③医療的ケア児は新たな存在であるとして、どの行政区分で扱っていいのかわからないため、検討しているとして支援をしない自治体。

これらの理由で多くの自治体において、乳幼児は原則的に福祉サービスの給付対象にならないとされてきました。

一方で国は子どもの場合、必要に応じて判定や手帳にもとづかない福祉サービスの給付決定があってもよいとしているので、例えば岡山市のように、「障害の永続性について確実でない(改善する可能性を排除しきれない)場合であっても、早期に障害者福祉制度の利用が必要な場合には、1〜5年後の再認定を条件に障害認定・手帳交付をすることができる」という柔軟な運用をしている自治体もありました。

これは、医療的ケア児というイレギュラーな存在に対して、一律のルールで対応し、結果として排除につながるような対応をするのか、個別のニーズにもとづいて、できる限り包括すべく対応しようとするのか、という各自治体の姿勢が問われています。

7.退院初日から当たり前に利用できる地域包括ケアを

医療的ケア児は、退院後すぐに医療的ケアや介護が必要となるにもかかわらず、制度や

支援体制の未整備による結果として、家族でそれらを担わざるをえない状況が続いてきまし

た。

愛知県[6]、名古屋市[7]の医療的ケア児の実態調査から、医療的ケアの開始時期を見ると、愛知県（名古屋市を除く）では、医療的ケアを開始した年齢は未就学児で「出生後6カ月未満（45.3％）」であり、名古屋市では、医療的ケアが必要となったのは未就学児で「出生～退院後からすぐ（78.6％）」となっています。医療的ケア児の介護は、通常の育児負担とはまったく異質なものであることは明らかであり、乳児期早期からすみやかに福祉サービスの給付決定をする必要があります。

さらに、名古屋市の実態調査では、58.0％（出生後3カ月未満34.8％、3カ月～6カ月未満23.2％）の子どもが、6カ月未満で病院から在宅に移行していることがわかっています。福祉サービスを実際に利用するための調整には、2、3カ月ほど期間が必要です。医療的ケア児が退院直後から支援を受けるためには、在院早期にその必要性を判定し、給付決定するための新たな指標を示す必要があります。そこで、2021年、「医療的ケアの判定スコア」が新設されました（p34 図5参照）[8]。

図1は医療的ケア児への支援開始プロセスが、今後、理想的にどう変わるかを示しています。これまでは、既存障害児の判定基準に合わなかったため、障害児・重症心身障害児認定が4歳まで受けられず、家族介護を全面的に想定しての退院でした。退院時に訪問看護を利用することさえかなわないなど、福祉サービスがはじめから入ることがほとんどありませんでした。

しかし、今後は、例えば誕生後すぐに手術を受けたとすれば、その生まれたタイミングから医療的ケア児と主治医が判定することになります。そうなれば、福祉サービスの利用対象となるため、コーディネーターや障害児相談支援事業者が病院まで来て、退院に向けて

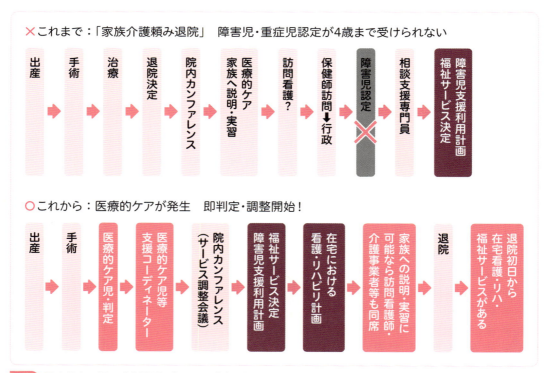

図1 医療的ケア児の支援開始プロセスがどう変わるか

障害児支援利用計画の作成や退院時やその後に家庭に来てくれるさまざまなサービスの調整を具体的に行うことになります。

（戸枝陽基）

＊本稿は「社会福祉研究」143号の内容を元に再構成しました。

◆参考文献
1）前田浩利編．実践!!　小児在宅医療ナビ：地域で支える みんなで支える．東京，南山堂，2013，6-10.
2）在宅医療テキスト編集委員会企画編．在宅医療テキスト．公益財団法人在宅医療助成勇美記念財団，2015，172p.
3）厚生労働省．平成18年度医療制度改革関連資料　III医療費適正化の総合的な推進.
　https://www.mhlw.go.jp/bunya/shakaihosho/iryouseido01/taikou04.html（7月12日参照）
4）医療的ケアを要する障害児・者等に関する実態調査報告書（世田谷区・社会福祉法人むそうの共同事業、三菱総合研究所、2015年）https://musou.or.jp/topics/497/（3月16日参照）
5）厚生労働省．平成23年国民健康・栄養調査報告．2013年.
6）愛知県「愛知県医療的ケア児者実態調査の結果報告について」2019年.
　https://www.pref.aichi.jp/soshiki/shogai/ikeajittaichousakekkahoukoku2020.html（7月12日参照）
7）名古屋市「『医療的ケア児実態把握調査』の結果について」、2019年.
　https://www.city.nagoya.jp/shisei/category/53-7-30-0-0-0-0-0-0-0.html（7月12日参照）
8）「障害福祉サービス等報酬における医療的ケア児の判定基準確立のための研究」
　（厚生労働科学研究費補助金、疾病・障害対策研究分野、障害者政策総合研究、2018〜2019年度）、2019年度.

3 児の状態像

1. 医療的ケア児の多様な状態像を理解しよう

図1に提示されている多様な医療的ケア児の状態像について理解しましょう。黒い線でくくられている医療的ケア児の状態像は、①肢体不自由と知的障害が重複している子ども（重症心身障害児の状態像を有する子どもを含む）、②肢体不自由と医療的ケアのある子ども、③知的障害と医療的ケアのある子ども、④知的・肢体に障害がなく内部障害などにより医療的ケアが必要な子どもに分類されます。

このうち、重症心身障害や重度肢体不自由以外で、知的にも肢体においても障害がなく医療的ケアのある子どもが、いわゆる「動く医療的ケア児」と呼ばれています。このように一言で医療的ケア児といっても、多様な状態像があることがわかります。

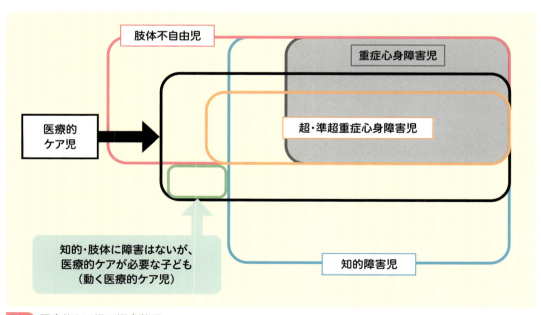

図1　医療的ケア児の概念整理

日本重症心身障害福祉会．医療問題検討委員会報告（平成29年5月19日）一部改訂．

1) 医療的ケア児と重症心身障害児の違い

　医療の進歩に伴い、以前では救命困難であった命がつながる時代となりました。また、医療機器（デバイス）の向上も相まって、高度な医療的ケアを要する子ども（医療的ケア児）が地域で家族と暮らすことが可能となり、その数は増加の一途をたどっています。

　図2は、医療的ケア児と重症心身障害児の判定基準（分類）を示したものです。図2上部は、重症心身障害児（者）の分類（大島分類）です。大島分類は、1968年、大島一良医師により、重症心身障害児施設入所判定基準として作成されたものです。重度の肢体不自由と重度の知的障害とが重複した状態を示し、分類表の1〜4の範囲を「重症心身障害児」、5〜9の範囲を「周辺児」と定義しています。

　一方、「医療的ケア児」とは、医学の進歩を背景として、NICU（新生児集中治療室）などに長期入院した後、引き続き人工呼吸器や胃瘻（いろう）などを使用し、痰の吸引や経管栄養などの医療的ケアが日常的に必要な子どものことを指す用語です。図2下部がその判定基準となります。導尿、人工肛門、気管切開、人工呼吸器など、医療機器（デバイス）や機材を用いた医療的ケアを必要とする子どものなかで、医療依存度が高く、運動機能として座位までの子どもを「超重症児」「準超重症児」と呼びます。詳細は後述します。

　ここで留意すべき点は、先に述べたように「動く医療的ケア児」の存在であり、そのなかには、少数ながらも人工呼吸器管理を要する子どもがいるということです。

重症心身障害児（者）の大島分類

21	22	23	24	25	70
20	13	14	15	16	50
19	12	7	8	9	35
18	11	6	3	4	20
17	10	5	2	1	0
走れる	歩ける	歩行障害	座れる	寝たきり	IQ

重度の肢体不自由と重度の知的障害とが重複した状態。
1〜4の範囲が重症心身障害児。
5〜9の範囲が周辺児。

超重症児（者）・準超重症児（者）の判定基準[1]

診療報酬のなかでの判定基準です。

以下の各項目に規定する状態が6カ月以上継続する場合に、それぞれのスコアを合算する

1. 運動機能：座位まで（共通項目）
2. 判定スコア

		スコア			スコア
①	レスピレーター管理	10	⑦	IVH（中心静脈栄養）	10
②	気管挿管、気管切開	8	⑧	経口摂取（全介助）	3
③	鼻咽頭エアウェイ	5		経管（経鼻・胃瘻含む）	5
④	酸素吸入	5	⑨	腸ろう・腸管栄養	8
⑤	1回／時間以上の頻回の吸引	8		接続注入ポンプ使用（腸瘻・腸管栄養時）	3
	6回／日以上の頻回の吸引	3	⑩	手術・服薬にても改善しない過緊張で発汗による更衣と姿勢修正を3回／日以上	3
⑥	ネブライザー6回／日以上または継続使用	3	⑪	継続する透析（腹膜灌流を含む）	10
			⑫	定期導尿（3／日以上）	5
			⑬	人工肛門	5
			⑭	体位交換6回／日以上	3

運動機能が座位までであり、かつ、判定スコアの合計が25点以上の場合を超重症児（者）、10点以上25点未満の場合を準超重症児（者）

図2 医療的ケア児と重症心身障害児の判定基準（分類）

2) 重症心身障害児（者）および超重症児（者）・準超重症児（者）の状態像

　「重症心身障害児（者）」という用語は、医学的診断名ではなく、児童福祉における行政上の措置を行うための用語として使われてきました。こうした従来の重症心身障害児や周辺児（場合によっては周辺児より障害が軽い児）のなかには、医療的ケアを必要とし、きめ細やかな観察を要するために人手がかかり、また病状が急変しやすい、いわゆる「医療的ケア児」が存在します。

　p30 図1の、オレンジ色の線で提示された状態像を有する子どもを超・準超重症心身障害児と呼びます。その状態像の判定に活用されるスコアとして、医療依存度の高さや、医療的ケアの頻度などを加味した超重症児（者）・準超重症児（者）判定基準（別名「超重症児判定スコア」）があります（p31 図2下部）。その合計点数が10点以上の子どもを「準超重症児（者）」、25点以上の子どもを「超重症児

（者）」と定義し、診療報酬に反映できるようにしています[1]。

　図3は、重症心身障害児と医療的ケア児の違いについて、医療依存度および障害の状態像の視点から比較したものです。重症心身障害児では、医療依存度は条件にはなっていません。一方、医療的ケア児も、障害の有無を問われてはいないことがわかります。ただし、医療保険制度における超重症児判定スコアでは、運動機能として座位までとする基準がある点に留意する必要があります。また、医療的ケア児のなかには、超・準超重症児判定基準を満たさず、かつ肢体不自由がない、あるいはあっても軽度で移動可能な子どもが存在します。このような医療的ケア児は、いわゆる「動く医療的ケア児」と呼ばれ、児への支援体制の構築が大きな課題となり、2021（令和3）年に「医療的ケア児及びその家族に対する支援に関する法律」が制定されました。

	医療依存度	肢体不自由	知的障害
重症心身障害児	医療依存度が高い者と低い者が混在（医療依存度は条件ではない）	重度の肢体不自由であることが条件	重度の知的障害であることが条件
医療的ケア児	例外なく医療依存度が高い。ただし、医療的ケア内容には、呼吸器など高度なものも含めさまざま	肢体不自由であるとは限らない（内部機能障害などの者も）	重度の知的障害であるとは限らない（知的障害は軽度またはない者も）

動く医療的ケア児

図3 医療的ケア児と重症心身障害児の違い：医療依存度と障害の状態像との比較

第4回報酬改定検討チーム．全国医療的ケア児者支援協議会提出資料（抜粋）一部改変．

重症心身障害児（者）の大島分類

動く
医療的
ケア児

走れる	歩ける	歩行障害	座れる	寝たきり	IQ
21	22	23	24	25	70
20	13	14	15	16	50
19	12	7	8	9	35
18	11	6	3	4	20
17	10	5	2	1	0

移動ができるゆえに"重症心身障害児"とはみなされず、さらに人工呼吸器等の高度な医療が必要でも、動いて会話ができる子どもでは"超重症児"判断基準に該当しない。

◎**医療的ケア児の33%は動ける**（2015年埼玉県小児在宅医療患者生活ニーズ調査）

• 動く医療的ケア児は、医療デバイスを不用意に抜去するなど生命の危険がある（特に知的障害を合併する例）
• 密接な見守りなど、より手厚い障害福祉サービスが必要

図4 動く医療的ケア児とその特徴

令和元年度小児在宅医療に関する人材養成講習会．総論 1-4 行政の役割．奈倉道明資料一部改変

3）動く医療的ケア児とその特徴

「動く医療的ケア児」の明確な判定基準はありませんが、一般的には自力での移動が可能な子どもを指し、**図4**で提示している大島分類では、運動機能が「5、6、10、11、17、18」相当に該当します。そのなかで、さらに医療的ケアを必要とする子どもを「動く医療的ケア児」と表現することもあります。こうした子どもは、医療的ケア児の3割程度を占めるとされ、決してまれではありません。「動く医療的ケア児」の支援の課題は、医療機器（デバイス）を装着しながら活動することに伴い、常時見守りが必要な状態にあり、従来の重症児よりも手厚い福祉サービスの支援が必要となります。しかし、自力での移動が可能なことから、いわゆる重症心身障害児とはみなされず、また人工呼吸器などの高度な医療が必要であっても、運動機能が高いために超重症児・準超重症児入院診療加算が使えないなど、現行の医療保険制度（加算）を利用できないという課題がありました。

そこで、2021（令和3）年度障害福祉サービス等報酬改定において、医療的ケア児に対する支援の充実を図るため、児童発達支援および放課後等デイサービスにおいて、看護職員を配置して医療的ケアを必要とする障害児を支援したときの報酬について見直しが行われ、医療的ケア判定スコア（いわゆる「新判定スコア」、以下、判定スコア）が作成されました。

p34 **図5**に判定スコアを示します。これは、医療的ケア児の医療濃度を計るためのスコアで、14類型の医療的ケアの項目ごとに、「基本スコア」と「見守りスコア」から構成されています。「見守りスコア」は、医療的ケアを実施する上でのリスクについて、医療的ケアによるトラブルが生命にかかわるか、主介護者による回復が容易かどうかの評価であり、医師による判定が必要となります。これにより看護職員配置が進み、動く医療的ケア児の社会参加につながることが期待されています。

（岩本彰太郎）

障害福祉サービス等利用における医療的ケアの判定スコア（医師用）

医療的ケア（医療の補助行為）	基本スコア 日中	基本スコア 夜間	基本スコア	見守りスコア 高	見守りスコア 中	見守りスコア 低	見守りスコアの基準（目安）見守り高の場合	見守り中の場合	見守り低の場合（0点）
1 人工呼吸器（鼻マスク式補助換気法、ハイフローセラピー、間歇的陽圧吸入法含入、排痰補助装置、高頻度胸壁振動装置を含む）の管理　注）人工呼吸器及び括弧内の装置のうち、いずれか一つに該当する場合にカウントする。	□	□	10点	□	□	□	自発呼吸がない等のために人工呼吸器が外れた場合直ちに対応する必要がある場合（2点）　重ら（三対応ではないが外れたら15分以内に対応する必要がある場合（1点）	上気道狭窄が著明であるなどのために気管切開下に人工呼吸器に対して直ちに対応する必要がある場合（1点）	それ以外の場合
2 気管切開の管理　注）気管切開下の陽圧人工呼吸の両方を持つ場合は、気管切開の項目及び人工呼吸器の項目のいずれも該当しない。	□		8点			□	自発呼吸がほとんどないために気管切開下人工ニューレ抜去に対して直ちに対応する必要がある場合（2点）	上気道狭窄が著明なためにエアウェイ抜去に対して直ちに対応する必要がある場合（1点）	それ以外の場合
3 鼻咽頭エアウェイの管理	□		5点			□			それ以外の場合
4 酸素療法	□		8点			□	酸素投与中止にて短時間のうちに健康及び患者の生命に影響がもたらされる場合（1点）		それ以外の場合
5 吸引（口鼻腔・気管内吸引）	□		8点	□		□	自発運動等により短時間のうちに吸引の実施が困難な場合（1点）		それ以外の場合
6 ネブライザーの管理	□	□	3点	□		□			それ以外の場合
7 経管栄養 (1)経鼻胃管、胃瘻、経鼻腸管、経腸瘻管、腸瘻、食道瘻	□		8点	□		□	自発運動等により栄養チューブを抜去する可能性がある場合（2点）		それ以外の場合
(2)持続経管注入ポンプ使用	□		3点	□		□	自発運動等により持続注入ポンプを抜去する可能性がある場合（1点）		それ以外の場合
8 中心静脈カテーテルの管理（中心静脈栄養、肺動脈血圧測定等、麻薬など）	□		8点	□		□	自発運動等により中心静脈カテーテルを抜去する可能性がある場合（2点）		それ以外の場合
9 皮下注射 (1)皮下注射（インスリン、麻薬など）	□		5点	□		□	自発運動等により皮下注射ポンプを抜去する可能性がある場合（1点）		それ以外の場合
(2)持続皮下注射ポンプ使用	□		3点	□		□	自発運動等により持続皮下注射ポンプを抜去する可能性がある場合（1点）		それ以外の場合
10 血糖測定（持続血糖測定器による血糖測定を含む）　注）インスリン持続皮下注射ポンプと持続血糖測定器とが一体化している場合は、血糖測定の項目を加点しない。	□		3点	□		□	血糖測定とその後の対応が頻回に必要になる場合（1点）		それ以外の場合
11 継続的な透析（血液透析、腹膜透析を含む）	□		8点	□		□	自発運動等により透析カテーテルを抜去する可能性がある場合（2点）		それ以外の場合
12 導尿 (1)利用時間中の間歇的導尿　注）いずれか一つを選択	□		5点	□		□			それ以外の場合
13 排便管理 (1)消化管ストーマ　注）いずれか一つを選択	□		5点	□		□	自発運動等により消化管ストーマを抜去する可能性がある場合（1点）		それ以外の場合
(2)摘便、浣腸	□		5点			□			それ以外の場合
(3)洗腸	□		3点			□			それ以外の場合
14 痙攣時の全身対応（座薬挿入、吸引、酸素投与、迷走神経刺激装置の使用など）　注）痙攣の対応として上記に掲げる処置が必要であり、過去半年以内に二条件の発生がある場合	□		3点			□	痙攣が10分以上重積する可能性や短時間のうちに二回度を繰り返す可能性が高い場合（2点）		それ以外の場合

（a）基本スコア合計　＜日中＞　＜夜間＞
（b）見守りスコア合計　＜日中＞　＜夜間＞
（a）＋（b）判定スコア　＜日中＞　＜夜間＞　（a）＋（b）判定スコア

図5 障害福祉サービス等利用における医療的ケアの判定スコア（医師用）

厚生労働省，社会・援護局障害保健福祉部 障害福祉課，
令和3年度報酬改定における医療的ケア児に係る報酬（児童発達支援及び放課後等デイサービス）の取扱いについて．
令和3年3月23日より

2. 医療的ケア児等コーディネーターとして気をつけること

1）基礎疾患の多様性

（1）はじめに

医療的ケア児の基礎疾患は複数であることが多く、〇〇症候群は脳の病気とされているのに気管切開や胃瘻もあるなど、全体像がつかみにくいです。ここでは、子どもの基礎疾患を把握するための方法として、以下の3つの視点から見ていきましょう。

（2）「□□科を受診している」から子どもの病気を知ろう

子どもたちは、小児科のなかでも複数の診療科にかかっていますが、受診回数が多く、困ったときにいちばん最初に相談している科を主科といいます。大抵は、病気のいちばんの原因を主科が診ています。例えば、West症候群（点頭てんかん）はてんかんと発達の遅れがあるため、神経科が主科になります。短腸症候群なら栄養管理や中心静脈栄養管理で小児外科が主科、糖尿病ならインスリン注射が必要で代謝・内分泌科にかかります。

West症候群の子どもは、てんかんの診療のほかに、誤嚥や胃食道逆流があると小児外科を受診し、気管切開や胃瘻の管理は小児外科で行います。尿が出せなくなり尿路感染症を繰り返すときは泌尿器科を受診して導尿などを行います。主科で診ている中枢神経系の異常が原因で、気道、胃、膀胱に症状があり、3つの科を受診します。

コケイン症候群は、DNAについた傷を治す遺伝子が働かない病気で、最初は脳障害が出現し、最後は腎不全で亡くなることが多いです。重度の精神運動発達遅滞があるため、最初は神経科が主科となり、難聴や視力障害があるため耳鼻科や眼科にもかかります。10歳ごろから腎不全が進行し腎臓科が主科として治療にあたります。家族でいっしょの時間を大切にして最期は家族みんなで看取りたいと希望されたときは、小児科の訪問診療が主科として入ります。このように、病状が成長とともに変化したり、医療に対するニーズが変わる場合もあります。

医療的ケア児は複数の診療科を受診し、受けているケアや薬も複雑ですが、診療科によっ

表1 基礎疾患と主に受診する診療科（主科）

診療科（小児）	病気の場所	対象となるケア
神経科	脳	抗てんかん薬、筋緊張緩和薬、リハビリテーション、BOTOX治療
神経科	脊髄・筋	神経難病治療薬、リハビリテーション、コミュケーション支援、呼吸管理
循環器科	心臓、先天性心疾患	利尿薬、PGE製剤、手術療法
外科　呼吸器科	気管・肺	気管切開・喉頭気管分離術、酸素療法、人工呼吸器、呼吸リハビリテーション
消化器科	食道〜肛門	経鼻胃管、胃瘻造設、経管栄養、胃食道逆流症防止術、ストーマ
代謝・内分泌科	先天代謝異常、下垂体・膵臓	代謝異常症治療薬、ホルモン製剤補充、インスリン治療
血液腫瘍科 脳神経外科	小児がん	抗がん剤、放射線治療、輸血、頭蓋内圧下降薬、疼痛緩和薬

複数の診療科を受診している子どもが多いですが、受診している診療科によって、病気の場所がわかります。たくさんのケアも、病気の場所ごとに分類することができます。

て病気の場所がわかり、たくさんのケアや薬も病気の場所ごとに分類すると整理しやすくなります（表1）。

（3）「いつ発症したか」を知り、伴走する

　医療的ケア児の基礎疾患の発症時期は、出生前、出生時、出生後に分けられます。出生前は、遺伝性疾患、染色体異常症、先天性代謝異常症、先天性ミオパチー、筋ジストロフィー、先天性心疾患などが挙げられます。出生時は、小さく生まれた赤ちゃん、新生児仮死、細菌性髄膜炎といった感染症など。出生後は、窒息、溺水、交通外傷、急性脳炎後遺症などがあります。

　出生前に発症している子どもたちは、生まれつき遺伝子異常や染色体異常をもって胎内に生命を受けます。生まれるまで命を保つことができない子どもも多いなかで、お母さんお父さんの顔を見たい一心で生まれてきました。「よくぞ生まれてきてくれた」と声を掛けてあげたいですね。また、この子どもたちはご両親から受け継いだ性格のほかに、疾患特有の「味」があります。13トリソミーの子は額につむじがあってちょっととぼけた表情が何ともかわいい。18トリソミーの子は、ぎゃん泣きする"舞い上がり"タイプと、もの静かな"省エネ"タイプがあり、縦抱っこをして背中やお尻を力強く指先でトントンすると、不思議と泣き止みます。先天性ミオパチーの子は、負けん気の強い子が多いけれど甘え上手でやられてしまいます。

　出生時に発症している子どもたちは、年齢相当の経験を積んでいません。3歳になっても6歳になっても、初めて経験することがたくさんあります。1つずつ、ゆっくりでいいので積み重ねていくことが大切です。その子なりの発達を共に喜ぶチームの一員になってください。

　出生後に発症した子どもたちは、中途障害という現実に家族はつらい思いを募らせてしまいます。しかし、子どもたちには発症前に身につけた能力があります。よくいわれるのは、摂

食機能で、食べかたを思い出せる子が多くいます。障害に隠された彼らの実力を取り戻すことは、これからの長い人生の1つ目の目標になります。

（4）「進行性かどうか」によって 人生会議を考える（図1）

　筋疾患でも、先天性ミオパチーは非進行性で、筋ジストロフィーは進行性です。先天性代謝異常症でも、酵素補充療法をしながら、ある程度、進行を抑えられる疾患と、治療法がなく早期に死を迎える疾患などさまざまです。

　新生児仮死の後遺症の脳性麻痺は非進行性とされますが、長い時間を経て加齢とともに呼吸障害や摂食嚥下障害が進みます。

　小児がんのなかには、脳幹神経膠腫のように発症から1年程度しか生きられない疾患もあります。その1年間のうちに少しよくなる時期がありますので、その間に好きなものを食べたり、旅行に出かけたりします。

　このように、疾患によって残された時間はさまざまですが、「どう死に向き合うか」は「どう生きるか」にも通じます。インフォームドコンセント（informed consent：IC）やアドバンス・ケア・プランニング（Advance Care Planning：ACP）で、最期のときの意思決定を準備させておくことが重要なのではありません。生きかたや治療方法をいっしょに選ぶことを積み重ねていく過程が大切であり、そうして共に歩んだ道はグリーフケアにもつながります。「生まれてきてよかった」と思えるような人生を全うしてほしいし、そう思ってもらえるような社会や医療でありたいと思います。

（5）医療的ケア児等コーディネーターに 期待したいこと

　△△家の子どもとしての生きかたは、△△家の人に聞く、医療的なことは医療従事者に訊ねるのがよいと思います。医療従事者に聞くときは、疾患の成り立ちや医療的に気をつける

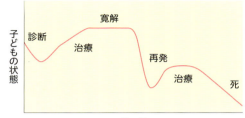
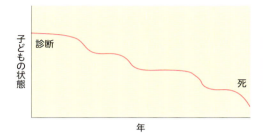
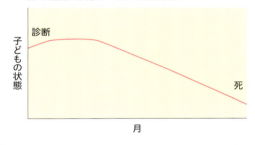
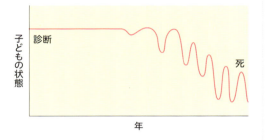

① 重篤な疾患はあるが、疾患そのものを治せるかもしれない治療がある状態（この場合、経過は疾患の程度によって変わる）
例：小児がん、心疾患

② 早く亡くなることは避けられないものの、治療により寿命を延ばすことが可能な状態
例：神経や筋肉の疾患

③ 進行性の疾患で治す治療はなく、おおむね症状をやわらげることに限られる状態
例：代謝性の疾患や一部の染色体異常

④ 脳の損傷など改善できない障害を伴い、疾患そのものは進行しない状態
例：重度の脳性麻痺や事故

疾患によって、病気の進行や死への経過が異なる。

図1　生命を脅かす疾患とその経過　　　（文献2を参考に筆者作成）

べきことが中心になると思いますが、「この子の命を生活面から支えたい。限りある命であっても、生まれてきてよかったと思えるようにサポートしたい。いっしょに支える方法を教えてください」と伝えてみてください。いっしょに考えてくれる医療従事者が必ずいます。

2）ライフステージにおける障害の連鎖、おもな合併症

(1) 出生から就学前まで・発症から安定するまで

退院して在宅生活が始まると、呼吸、食べものや栄養の注入、身体の緊張、尿や便、睡眠のことなど、普通なら楽にできることも一つひとつに注意深いケアを必要とします。家族は、毎日24時間、勝手のわからないケアに気も休まることなく睡眠不足に悩まされます。

子どもの体調変化も数多く、入退院や臨時往診を繰り返すこともあります。医療従事者も家族といっしょに悩み、試行錯誤を重ねて、例えば呼吸リハビリテーションや排痰補助装置を取り入れることで、入院や自宅点滴の回数が減り体調が安定してきます。

なかには、将来にわたって通院以外の外出はできないと悩む家族もいますが、「必ず通園施設や保育園、小学校にも通えるときがきます」と励ますようにしています。

我が子がこのような障害をもった原因は自分のせいだと、ほとんどのお母さんが思い詰め

ています。でも、子どもに「ごめんね」と謝りながら育てるよりは、希望をもって「明るく笑いかけながら」育ててほしいと思いませんか。私たちにできるのは、必要なときに必要な医療やコーディネートをすぐに準備すること、そして近くで勇気づけることと思います。

（2） 4歳～9歳

外の世界につながり、通園施設や学校に通い始めます。大人だけの世界から同級生ができて、いろいろな感覚や記憶が育まれます。脳の活性化からてんかん発作が生じる、また、筋緊張の亢進に対して抗てんかん薬やボトックス治療が始まることもあります。もちろん医療従事者は、抗てんかん薬が過量になり、子どもの日常生活に支障が出ないように気を配っています。

また、骨折や脱臼などが生じやすくなります。骨折は膝のすぐ上の太もも、肩のすぐ下の上腕に生じやすいですが、自分では訴えられないので、触って痛がる、そこだけ動かさない、心拍上昇などから疑います。

二次性徴が乳幼児期から始まることを、思春期早発症といいます。急に身長が伸び始めた、陰毛が生えてきた、乳房が膨らんできたといった症状が手掛かりになり、頭部MRI検査や性ホルモン検査から治療に結びつきます。

（3） 10歳～19歳

思春期の急激な身長の伸びは「成長スパート」と呼ばれます。この時期は8～9cmの伸びがあり、女の子では11歳、男の子は13歳にピークを迎えます。筋緊張が強く、側弯症を来すことがあります。図2の子どもでは、13歳8カ月からわずか3年弱のうちに側弯が進行し、脊柱の弯曲の度合いを示すCobb角が32

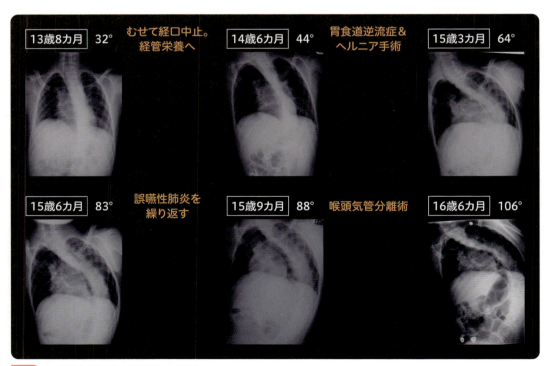

図2 成長期に見られる側弯と合併症

筋緊張亢進から成長スパート時に側弯が進行しました。同時に摂食嚥下障害と呼吸障害も悪化し、誤嚥性肺炎、胃食道逆流症と食道裂孔ヘルニアを発症し、それぞれ手術を受けています。

度から106度まで増加しました。特に、10歳代の成長期は側弯の進行が著しく、同時に呼吸障害や摂食嚥下障害も進行します。この子どもも、胃食道逆流症や食道裂孔ヘルニアの発症とその手術、繰り返す誤嚥性肺炎から喉頭気管分離術を受けました。また、側弯から胸郭の変形も生じ、速く浅い呼吸しかできなくなると換気が十分にできなくなります。在宅酸素や人工呼吸器が検討されることもあり、医療デバイスが増えやすい年代です。

二次性徴を迎えると、体内環境が大きく変化し、特に女の子は月経に関わる痛みや不順などに悩まされることがあります。

（4）20歳～39歳

この年齢で新たに悩まされるのが、粉瘤や皮下膿瘍などの皮膚疾患です。悪化すると、抗生剤の点滴治療や外科的切開まで必要とすることもあります。

誤嚥性肺炎は、これまで経管栄養も気管切開もなく口から食べられてきた方に生じたときは、丁寧な対応が必要になります。長年培ってこられた食事形態や摂食方法の見直しは受け入れにくい一方、繰り返す誤嚥性肺炎からICU管理を必要とする病態まで進むことも少な

くありません。喉頭気管分離術の選択を迫られたとき、本人が失うものと得られるものを客観的にお伝えして、意思決定のサポートを行います。

（5）40歳以上

40歳以上になったとき、家族がよく口にされることが、栄養を絞っても体重が増えてしまう、かぜからの回復に時間がかかる、寝ていることが増えたなどの変化です。ホルモンの変化や基礎代謝が変化するなど「老化現象」が始まります。同時にご両親も70歳から80歳と年齢を重ね老障介護となり、ケアする側の負担も大きくなります。何歳まで自宅でみられるか、いっしょに暮らせるか、悩ましい問題です。

がんの発症も増えてきます。診断は小児科医療や在宅医療では難しく、気づかれたときは進行がんであることが多いです。家族とよく話し合い、在宅看取りを行うことも増えてきました。成人がん治療にならって積極的な疼痛緩和ケアを行い、苦しくない、そしてかけがえのない家族とのやさしい時間を過ごしてほしいと思います。

（田中総一郎）

◆引用・参考文献
1) 厚生労働省. 基本診療料の施設基準等及びその届出に関する手続きの取扱いについて. 別添6 別紙14：超重症児（者）・準超重症児（者）の判定基準. 251.
https://www.mhlw.go.jp/file/06-Seisakujouhou-12400000-Hokenkyoku/0000205633.pdf
2) Goldman, A. et al. Oxford textbook palliative care for children. OXFORD UNIVERSITY PRESS, 2006, 661p.

4 医療的ケア児の6類型とライフステージを見越した個別支援

1. 子どもの育ち全体を受け止める視点をもつ

　医療的ケア児は、その状態像から、どうしても医療安全を最優先にされ、本来子どもが持つ、さまざまな権利や経験の獲得がおろそかになりやすいといわれています。

　障害児である前に1人の子どもであると考える「チャイルドファースト」の視点をもって、子どもと向き合う姿勢が大切です。

2. 医療的ケアがある子どもに複合する障害

　医療的ケア児は、早期産などで、脳や心身機能が未成熟で生まれたりした子どもたちが多くいます。また、出産後も長く入院生活を送り、退院後も家族とだけ過ごす時間が長く、子どもの成長に必要な刺激が得られにくい環境に居続けることが多くあります。

　それらの結果、医療的ケアだけでなく、さまざまな障害を複合してもつことが多くあります（図1）。これらの障害をきちんと見立て、それぞれに対応できる専門家による必要な保育、療育、教育、リハビリ、医療等を提供するチーム構築が必要となります（図2、3）。

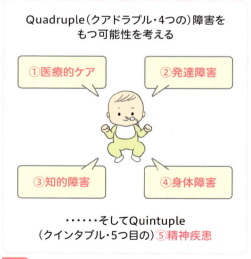

図1　医療的ケア児のアセスメント
（クアドラプル・クインタブルの障害の可能性）

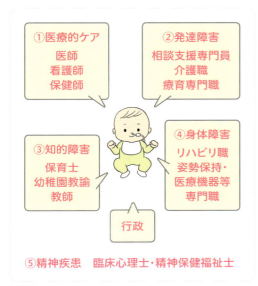

図2 障害への対応は多職種協働で

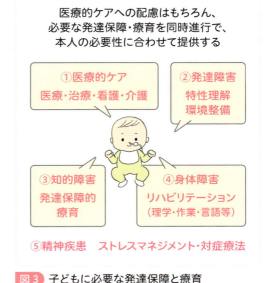

図3 子どもに必要な発達保障と療育

3. 医療的ケア児の6類型

医療的ケア児がクインタブル（5つ）の障害を併せ持つと考えたとき、その複合のしかたから、主に6つのタイプに類型できると考えられます（図4）。それぞれのタイプごとに必要な配慮を考えてみましょう。

A：身体障害のある医療的ケア児

知的障害がない、もしくは軽度である場合、幼少時から知的発達を促すための療育を受け、視線入力などの自己表現を可能にする意思伝達装置などコミュニケーションを促進する機器とのマッチングや、使いかたの学習が必要となります。

B：活動が可能であり、知的障害がない、もしくは軽度知的障害の医療的ケア児

気管切開などの医療的ケアが、成長とともに必要がなくなる児もいます。このような児の場合、医療的ケアがいずれなくなる想定で、社会性の発達を促すため、インクルーシブな環境で過ごし、生活体験を豊かにする支援が必要となります。

C：知的障害がある動く医療的ケア児

医療的ケアが必要な状態に対しての自己判断が上手にできないことが多く、動けることで医療事故が起こることに配慮が必要です。知的障害があることに伴い、その子どもに合わせた発達年齢や発達特性に配慮された療育が必要となります。

D：行動障害がある動く医療的ケア児

気管切開のカニューレを自分で抜いてしまう行為などは、行動障害でいう「自傷行為」に当たります。行動障害とは、知的障害のある子どもや、大人の不適切な行動や問題行動について述べるときに使われる用語です[1]。

このような行動がみられる子どもには、とりわけ見守りや危機回避に向けた支援が必要となります。つまり、行動援護が必要な状態といえます。行動障害は、奇声を発するなどの癇癪行動、身体を揺らすといった常同行動、床などに頭を打ちつける、自分

の腕をかむ、自身の眼球を指でつつくなどの自傷行為など多様です。

これらの行為の背景には、子ども自身がおかれた環境をコントロールする手段やそれを学ぶ体験を持ち合わせておらず、行動障害という独特の方法を使って環境のコントロールを図っていること、身体の苦痛や不安な感情を反映して起こることもあるといわれています[1]。

そのため、行動障害がみられた場合、まずは子どもの健康状態（不眠、便秘、中耳炎など）に起因していないか、主治医や看護師から情報を収集していくと糸口が見つかることもあります。行動障害は、子どもが周囲に伝えたいことがあり起こるものといわれています。子どもの伝えたいことは何か、発達障害の専門家を中心に保護者や多職種と共考していくことが必要です。

ICF（国際生活機能分類）でいう所の個人因子にだけ着目した療育的アプローチは、行動障害の解消には成果が出にくいです。対象の子どもの環境因子に目を向けて、人間関係・スケジュール・生活環境の「合理的環境整備」が何より大切になります。

E：医療的ケアのある重症心身障害児

重度の知的・身体障害が併存し、かつ医療的ケアのある子どもとなります。このような子どもは、ほとんど寝たきりの状態の場合が多く、てんかん発作などもあることから、身体への配慮が高いといえます。

重症心身障害児は周囲との自発的な意思疎通が困難といわれていますが、近年、早期療育に伴う視線入力の機器などを活用した支援により、医療依存度や身体障害がシビアな子どもでも意思表出を支援できる可能性も示唆されています[2]。

F：行動障害があり
医療的ケアのある重症心身障害児

重度の身体、知的障害、医療的ケアがあり、かつ行動障害のある子どものことを指します。身体障害が重いと、例えばスケジュールなどの丁寧な事前告知を受けていないためにパニック状態になっていても、それを支援者が理解できる形で表現できず、結果と

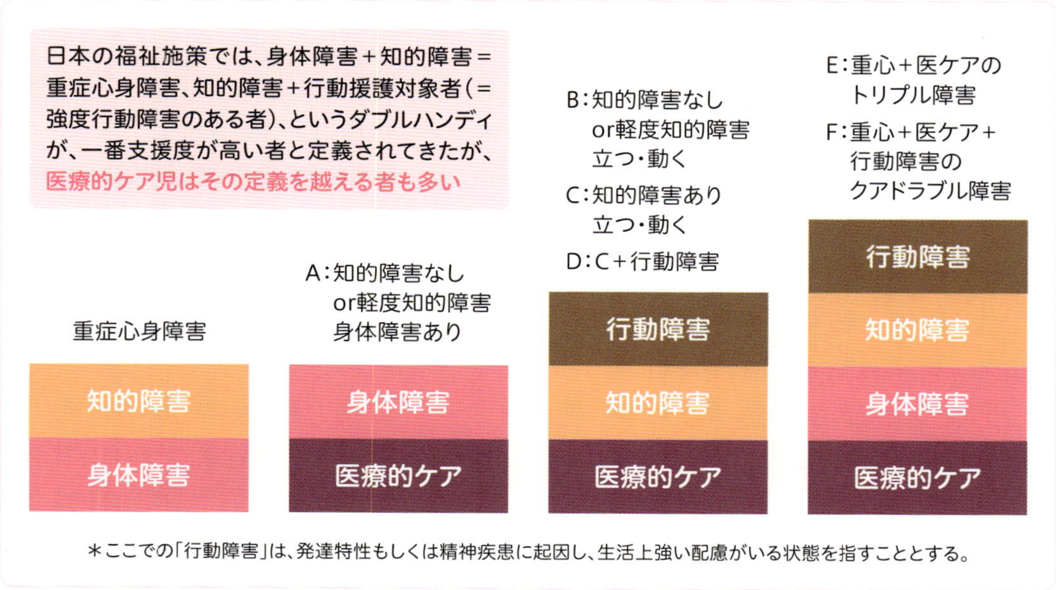

日本の福祉施策では、身体障害＋知的障害＝重症心身障害、知的障害＋行動援護対象者（＝強度行動障害のある者）、というダブルハンディが、一番支援度が高い者と定義されてきたが、医療的ケア児はその定義を越える者も多い

B：知的障害なし
　or軽度知的障害
　立つ・動く
C：知的障害あり
　立つ・動く
D：C＋行動障害

E：重心＋医ケアの
　トリプル障害
F：重心＋医ケア＋
　行動障害の
　クアドラブル障害

重症心身障害

| 知的障害 |
| 身体障害 |

A：知的障害なし
　or軽度知的障害
　身体障害あり

| 身体障害 |
| 医療的ケア |

| 行動障害 |
| 知的障害 |
| 医療的ケア |

| 行動障害 |
| 知的障害 |
| 身体障害 |
| 医療的ケア |

＊ここでの「行動障害」は、発達特性もしくは精神疾患に起因し、生活上強い配慮がいる状態を指すこととする。

図4　医療的ケア児の6類型

して自閉的傾向があるにも関わらず、視覚支援や予定確認を配慮されない環境になってしまったりします。

　脳の機能障害が重いからこそ、重症心身障害になっていると考えたときに、知的障害と発達障害を併せ持つ自閉症である可能性は高くなります。ストレスも多いので統合失調症に移行する可能性も高いです。そういうことを前提にアセスメントや配慮をする必要があります。

　医療的ケア児というだけで、同じ空間で、同じプログラムを集団で提供されて過ごすという場面をデイサービスなどで見ることがありますが、発達年齢、発達特性、身体状況などをきちんと見立てれば、それぞれ個別の支援や療育が必要となるはずです。

　それぞれのもって生まれた良いものを最大化する環境を周りの者は真剣に考え、提供する必要があります。とりわけ、行動援護が必要な医療的ケア児にならないように、「快体験」を増やし、人への信頼感をもてる暮らしの構築が何より大切です。

4. 医療モデルと生活（社会）モデルの統合とバランス

　医療的ケア児の支援は、さまざまな合理的配慮が必要になるため、多職種によるチームアプローチになります。医療的ケア児であっても、生活主体者として生活を楽しむ存在である権利があります。医療安全だけを優先した暮らしは、子どもの脳や身体を育てる「わくわく」や「ドキドキ」に触れる機会が少ない暮らしになってしまいがちです。

　医療的ケア児等コーディネーターは、子どもの状態や育ちに注意深く配慮しながら、より生活（社会）モデルに近付かせるバランサーの役割を求められます。

　もちろん、医療安全も大切です。医療、福祉、保育、教育、行政など、多くの価値観、文化が前向きな協働をしたときに、医療的ケア児は大きく育ちます。そのためには、協働の前提にダイバーシティの理念をチームのすべての人が深く理解する必要があります（図5、6）。

　ダイバーシティ（多文化共生）の理念は、違いを前提にそれぞれの人格や立場に尊敬を持ち、接点を粘り強く探り、共生のポジションをいっしょに見出し共に生きる（活動する）ことです。

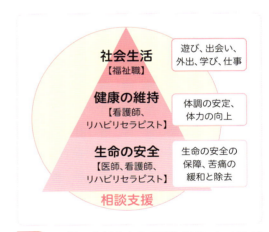

図5　子どもの生活を支える要素（文献3を一部改変）

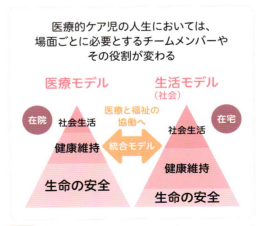

図6　医療モデルと生活（社会）モデルのスイッチング

多職種協働する専門家は、それぞれ独自の価値観、文化をもっています。だからといって、違いを探すのではなく、支援当事者を中心に、いかに接点を探せるのかが大切です。

5. ライフステージをしっかり見通した個別支援を

医療的ケア児は、退院にあたり看護・リハビリ計画、障害児支援計画等を作成し、退院初日から支援チームが在宅に入る必要があります。児童福祉法における居宅訪問型保育なども0歳から使えますので、支援チームに加えたいものです。

在宅からデイに通えるようになり、特別支援学校や地域の小中高の各学校に進む医療的ケア児もいるでしょう。学校を卒業した後の通所施設や就労の場の見通しなど、まだまだ先例の少ない医療的ケア児の進路なので、3年先を見通した伴走支援が大切になります（図7）。

親より長生きして、生活の場を家庭から社会に移す人もいるでしょう。介護保険を使うようになる人も必ず現れると思います。それぞれの未来を関係者が先回りして開拓する必要があります。

とりわけ、医療的ケア児のライフステージにおける6つのトラディッション場面には、先回りした強い伴走支援が欠かせません（図8）。たとえば、18トリソミーで余命2年という見通しで退院した子どもなどは、退院時の支援＋ターミナルケアの配慮が計画される必要があるなど、より強い支援計画、チームビルディングが求められます。

困難な場面ほど、家族に環境整備をする余力はありません。それは社会の責務として、私たちがしっかり伴走する必要があるのです。

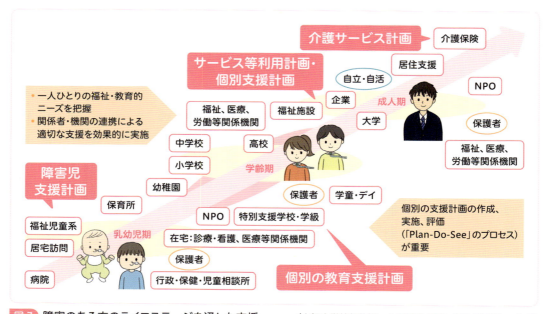

図7　障害のある方のライフステージを通した支援　　（上智大学特任教授・大塚晃氏の図に筆者が加筆して作成）

Ⅰ・入退院

① はじめて在宅に移行するための支援
② 体調の不良・状況変化への入退院支援
③ 家族のレスパイトやさまざまな都合への対応

Ⅲ・成人

① 18歳以降の生活の組み立て
②「働く」「住む」「社会参加」等成人としての
　 豊かな生活場面の構築

Ⅴ・介護保険

① 40歳になると障害者も介護保険優先
② 障害福祉サービスと介護保険サービスでは、
　 使える支援量に段差が出やすい

Ⅱ・通園・通学

① 児童系福祉サービス（訪問・通所）
② 保育等（訪問型・通園）
③ 進学（特支・小中高大等学校、学童・デイ等）

Ⅳ・自立・自活

①「家族介護」に頼らない自立生活の構築
② 夜間も含む24時間支援の構築
③ 成年後見など家族に代わる権利擁護

Ⅵ・終末期

① 看取りのための医療の構築
② 遺言・葬儀・埋葬等死後の本人意思の確認
③ 最期まで生ききるための希望の実現支援

必ずしも「利用計画」を作成しない場面でも、伴走支援は必要となる・・・

図 8 6つの移行（トラディッション）支援

（戸枝陽基）

◆参考・引用文献
1) 英国行動障害支援協会編，行動障害の理解と適切行動支援．清水直治監訳，2021，東京，ジアース教育新社，174p.
2) 山口美久ほか，重度障害児のコミュニケーション支援に効果的な介入に関するシステマティックレビュー．日本小児看護学会誌．28, 2019, 318-24.
3) 前田浩利．実践!! 小児在宅医療ナビ：地域で支える みんなで支える．東京，南山堂，2013, 18.

5

家族の理解
1. マルトリートメントの視点から家族をとらえる

　防げたはずの子どもの死。障害のある子どもとの臨床経験から、「あのサインに気づいていれば、子どもの死を防げたのではないか」という思いが常に付きまとっています。子どもと関わるさまざまな専門職は、誰しも同様の経験や想いをもつのではないでしょうか。

　本稿では、WHOの「Child maltreatment fact sheets」（児童虐待に関するファクトシート）に基づき、マルトリートメントの基本的な理解、および、障害や医療的ケアを要する子どもの虐待が生じやすい特徴、および日本における法律や現状を加えて述べていきます。

1. マルトリートメントの基本的理解

1) マルトリートメントとは

　WHOのfact sheetsによると、Child Maltreatmentは以下のように定義されています[1]。

　マルトリートメントとは、18歳未満の児童に起こる虐待とネグレクトのことをいいます。責任、信頼、権力の関係において、子どもの健康、生存、発達、尊厳に実際または潜在的な危害をもたらす、身体的・精神的虐待、性的虐待、ネグレクト、怠慢、商業的またはその他の搾取、すべてのタイプが含まれます。

> Child maltreatment is the abuse and neglect that occurs to children under 18 years of age. It includes all types of physical and/or emotional ill-treatment, sexual abuse, neglect, negligence and commercial or other exploitation, which results in actual or potential harm to the child's health, survival, development or dignity in the context of a relationship of responsibility, trust or power.
>
> WHO fact sheets. Child Maltreatment
>
> （文献1）

2) マルトリートメントの帰結（結果）

　以下は、WHOの当該ページからの筆者訳となります。

　マルトリートメントの影響は、短期的なものから長期的なもの、また、その対象となっている子どもの心身のみならず、社会に与える影響もあります。

①短期的・長期的に身体的、性的、精神的に深刻な影響を及ぼす

- 特に幼児の頭部外傷や重度の障害を含む傷害、心的外傷後ストレス、不安、うつ病、HIVを含む性感染症（Sexually Transmitted Infection：STI）など。
- 思春期の少女は、婦人科系の障害や望まない妊娠など、さらなる健康問題に直面する可能性。
- 認知能力や学業成績に影響を与え、心血管疾患やがんなどの非感染性疾患（Non-Communicable Diseases：NCDs）の主要な危険因子であるアルコールや薬物の乱用、喫煙と強く関連。

②早期脳発達の障害と関連するストレスを引き起こす

- 極度のストレスは、神経系と免疫系の発達を損なう可能性がある。その結果、虐待を受けた子どもは、大人になると、以下のような行動的、身体的、精神的な健康問題のリスクが高まる。
- 暴力をふるう／暴力の犠牲になる、憂鬱、喫煙、肥満ハイリスク、性行動、予期せぬ妊娠、アルコールと薬物の誤用。

③教育における不平等の一因：幼少期に何らかの暴力を経験した子どもは、学校を卒業できない可能性が13%高くなる。

④入院、精神衛生上の治療、児童福祉、長期的な健康コストなど、経済的な影響

3）マルトリートメントのリスク因子

マルトリートメントについて、いくつかのリスク因子が報告されていますが、社会・文化的背景により異なります。何か1つがあれば成立するわけでもなく、報告等に上がる事例では、いくつかが複合して生じている場合が多いです。

主な因子の側面は、以下に大別されます。

①子ども

子どもたちは被害者であり、虐待の責任はありません。虐待を受ける可能性を高める可能性のある個々の子どもの特徴には、次のようなものがあります。

- 4歳未満または青少年であること。
- 望まれていない、または親の期待に応えられない。
- 特別なニーズがある、泣き続ける、または異常な身体的特徴がある。
- 知的障害または神経障害がある。
- レズビアン、ゲイ、バイセクシュアル、またはトランスジェンダーであると認識している、または認識されている。

②親、または、ケア提供者

- 新生児とのボンディング（きずな）の難しさ。
- 養育しない。
- 子どものころに虐待を受けていた。
- 子どもの発達に関する認識が欠如している、または非現実的な期待。
- アルコール、または薬物の乱用（妊娠中を含む）。
- 自尊心が低い。
- 衝動のコントロールがうまくいかない。
- 精神、または、神経学的な不調。
- 犯罪行為への関与。
- 財政的な困難を経験している。

③関係性

- 家族の崩壊、または他の家族成員との間の暴力。
- コミュニティで孤立している、またはサポートネットワークが不足している。
- 親戚などからの子育て支援が得られない。

④コミュニティと社会的要因

- ジェンダーと社会的不平等。
- 家族を支援するための適切な住居やサービス機関の欠如。
- 高い失業率と貧困。
- アルコールや薬物を容易に入手できること。

- マルトリートメント、児童ポルノ、児童買春や児童労働を防止するための政策およびプログラムが不適切。
- 社会・文化的な規範（特定の集団や文化、社会のなかに存在する暗黙のルール体系。例えば、母性神話や性別役割規範など）[2]が、他人に対する暴力を助長または美化、厳格な性別役割を要求、または子どもの地位を低下させる。
- 社会、経済、健康や教育の政策が、生活水準の低下、または社会経済的不平等／不安定につながっている。

4）防止の原則

児童の権利と安全を守るため、2000年に「児童虐待の防止等に関する法律（児童虐待防止法）[3]」が公布され、その後、児童虐待による不幸な出来事が後を絶たない状況を鑑み、複数回改正され、妊娠・出産・育児期を通した相談や子育て支援サービスの充実が図られています。この法律（第2条）による児童虐待は、身体的虐待、性的虐待、ネグレクト、および、心理的虐待です。

WHOは、4段階の公衆衛生アプローチの一環として、虐待防止を行うことを推奨しています。公衆衛生的アプローチの4つのステップとは、（1）問題の特定とモニタリング、（2）リスク要因と保護要因の特定、（3）問題による影響の重大性の理解、（4）予防戦略の開発と検証、およびそれらの広範な普及および適用です[4]。

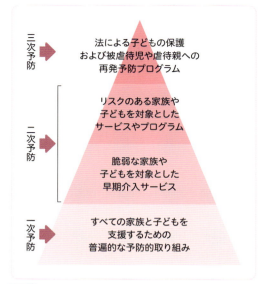

図1 児童虐待予防のための公衆衛生学的アプローチ

（文献5 p387 より引用）

児童虐待の予防と対応には、多分野にわたるアプローチが必要です（図1）。介入が子どもの生活のなかで早期に行われるほど、子どもの認知発達、行動的および社会的能力、学歴など、および、社会における非行や犯罪の減少などを含む利益は大きいのです。

かつ、これらのアプローチは、子どもと家族双方に必要であり、特に親・家族に対しては、サポートと教育的支援が継続的に行われます。また、子どもを取り巻く環境を虐待のないものにするために、児童館や保育所などの児童福祉施設、幼稚園や学校などでの職員、親・家族への教育は重要です。

2. 虐待が生じやすい障害や医療的ケアを要する子どもの特徴

1)障害や医療的ケア児の特徴と虐待のリスク

WHOのFact sheetにおいても述べられているように、育てにくさを伴う子どもの特徴や障害などは虐待のリスク要因です。特に重い障害のある子どもは家庭内で過ごすことが多く、健康な子どもであれば集団や学校において発見されるだろう虐待が、発見されにくい状況があるのです。

近年増加している医療的ケア児においては、育児困難感が増すことが懸念されています。前田らは、医療的ケア児者と介護者の日常生活場面の記録映像とインタビューによる研究から、医療的ケア児の生活において、「介護者が医療的ケアから離れ、まとまった時間を取ることが難しい。特に、夜間に頻回な医療的ケアが必要な場合、連続した睡眠時間の確保ができず、介護者の疲労蓄積の解消も難しくなっている」[6]と述べ、子どもの運動機能の向上に伴い、医療的ケアに要する時間が延長し、育児困難感を高めていることを明らかとしています。

次に、発達障害のある子どもも含めた、文献検討の結果を示していきます。

2)障害児を育てる家族の育児上の課題の特徴

日本における障害児を育てる家族の育児上の課題を把握するために、医学中央雑誌のWeb版を用いて、2021年8月に、過去20年間の文献（2000〜2021年8月）を対象に、キーワードは「障害児とその関連用語」、「虐待とその関連用語（育児困難、養育困難、養育拒否、不適切な育児、マルトリートメントなど）」、「家族」として検索しました。「障害児とその関連用語」×「虐待とその関連用語」×「家族」より、157件の検索結果が出ました。そのうち、障害児、親および家族の状態・状況が明記されている原著論文、事例や解説を対象としました。タイトル、掲載誌名等の研究概要、結果については「子どもの状態」「母親の認識と行為」「家庭の状況」にかかわる内容を抽出してコード化し、意味内容の共通性・相違性によりまとめ、サブカテゴリーとしました。

文献検討を通じて、日本の障害児に対する虐待とその周辺リスクを評価・スクリーニングする、客観的な指標を把握した結果を示します。

検討の対象となった31件はすべて2009年以降のもので、2016年以降が14件、看護系学会誌が4件、その他の学会誌が13件、大学紀要やジャーナルが7件、その他雑誌が7件でした。子どもの状態（子ども側）として、3つのカテゴリー、20のサブカテゴリー、母親の特徴（保護者〔主たる保護者〕側）として2つのカテゴリー、22のサブカテゴリー、家族の特徴（家族・療育環境）として3つのカテゴリー、14のサブカテゴリーが抽出されました（表1）。

(1) 子どもの状態

「日常生活行動に関する問題」には、不規則な睡眠リズム、強い偏食など、発達の遅れ、特定の人としか関わりがもてないといったコミュニケーションの難しさにつながる内容がありました。子どもに強いこだわりや過敏さ、自傷行為などの「特有な行動や反応」があることは、親が子どもとの関わりに困難を抱えるとともに、日常生活のなかで子どもから離れることが難しい状況を生んでいました。

(2) 母親の特徴

「母親の状況」には、健康問題や身体の不調、発達・知的障害、うつや不安障害を合併

表1 障害児・医療的ケア児の虐待・不適切な養育のリスク要因

子どもの状態（子ども側）	
子どもの 身体的状態	医療的ケアがある：経管栄養、気管切開、吸引、在宅酸素療法、人工呼吸療法 超低出生体重児　NICU入室歴 低年齢である、体重減少がある、成長発達の停滞・遅滞がある、定期的な受診の必要がない
日常生活行動に 関する問題	睡眠に関する問題がある：睡眠障害、不規則な睡眠リズム 食事に関する問題がある：強い偏食、摂食嚥下障害 コミュニケーションに関する問題がある：言語発達の遅れ、アイコンタクトがとりにくい、 認知発達の遅れ、反応性が低い、特定の人としか関わりがもてない
子どもの 特徴的な行動・ 反応	かんしゃくを起こしやすい、こだわりが強い、新しい環境や物事に慣れにくい、物事に敏 感に反応しやすい、原因がわからないパニックを起こす、表情が乏しい・笑わない、気が 散りやすい、多動である、自傷行為、自己刺激がある、他害・暴言・暴力がある／反社会 行動がある

母親の特徴（保護者［主たる保護者］側）	
母親の状況	身体の不調、健康問題、発達障害・知的障害 精神状態の不安定さ：神経症や心身症である（不安障害、うつなど） 疲労／疲弊しているように見える、不適切な身なり コミュニケーションスキルの制約：医療従事者などと会話が成り立たない、育児につい て具体的に話せない／情報が部分的である 日常生活において時間の使用に制限：自由に使える時間がない、子どもの世話や家族 役割の遂行に費やす時間が長い
母親の行動	子どもに対する感情的な言動・口調（怒鳴るなど）、子どもに細かい指示をする、子ども に指示通りに行動することを強要する、子どもへの身体的な暴力（たたくなど）、適切な 食事・栄養を与えていない、訓練やトレーニングを必要以上にやらせる、障害のある子 どもへの関わりがきょうだいと著しく違う、勝手に受診を中断したり連絡なく予約日に 来なかったりする、予防接種など子どもに必要な保健サービスを受けさせていない、子 どもを外出させない／子どもを登校・登園させない（欠席させる）、子どもの障害につい て否定的に表現する、助けを求めない／支援を受けることを拒否する

家族の特徴（家族・療育環境）	
家族形態	離婚しておりひとり親、再婚、パートナーと婚姻関係がない（内縁関係である） 最近、家族員の増減があった（次子の誕生など）
家族員の状態	障害児のほかに介護が必要な家族員がいる、障害児のほかに世話が必要な発達段階の 子どもがいる 配偶者／パートナーに健康問題がある 経済状態が困窮している 転居してきて間もない
家族員の関係	両親の関係が悪い 配偶者／パートナーの他の家族員への関心が薄い 母親から配偶者／パートナー、他の家族員に関する話が聞かれない 母親が配偶者／パートナー、他の家族員について否定的に表現する 母親が配偶者／パートナーから暴力を受けている

＊下線部は、子ども虐待対応の手引き．「表2-1　虐待に至るおそれのある要因・虐待のリスクとして留意すべき点」にない項目。

（文献7 p29）

しているなどがありました。「母親の行動」では、子どもへの攻撃的な行動や言動や否定的な表現、過剰な訓練やトレーニング、受診の中断や受診予定日に来ない、また、依存的、支援を求めない／拒む、サポートを受け入れないなどもありました。

（3）家族の特徴

「家族形態」、「家族員の状態」、「家族員の関係」がありました。「家族員の状態」には、障害児以外に介護が必要な家族員がいる、障害児のほかに世話が必要な小さな子どもがいる、配偶者に健康問題があるなどが含まれました。「家族員の関係」については、母親からほかの家族員に関する話が聞かれない、ほかの家族員について話す内容が否定的であることが含まれました。

子どもの状態として抽出された「日常生活行動に関する問題」や「子どもの特徴的な行動・反応」は、養育を困難にする要因として、一般的な児童虐待リスクに加え注目する必要があります。

母親の特徴のなかでも、特に「母親の行動」として抽出された、子どもに指示通りの行動を強要する、受診の中断やキャンセル、依存的／支援を受け入れないなどは、実際の臨床において気になる事例として認識されるときの要因と一致し、外来・病棟、救急受診場面などのほか、地域での支援場面等でも観察していく必要があります。

家族の特徴としては、シングルペアレントや内縁関係など、受診時などに明確に把握できるもののほか、意図的に情報収集しないとわからない家族員の状態、また、家族関係として抽出された内容は、入院中や地域での支援場面で気になる事例として認識されることが予測されます。

（荒木暁子）

◆参考文献
1) WHO．Child maltreatment，2022．https://www.who.int/news-room/fact-sheets/detail/child-maltreatment（5月21日参照）
2) 竹澤正哲．社会的規範の維持と変化を説明する：進化社会科学における未解決の問い．人工知能．34（2），2019，168-75．
3) 児童虐待の防止等に関する法律（平成12年）．https://elaws.e-gov.go.jp/document?lawid=412AC1000000082（5月21日参照）
4) Covington，T．The public health approach for understanding and preventing child maltreatment：a brief review of the literature and a call to action．Child Welfare．92（2），2013，21-39．
5) 大澤絵里ほか．市町村における地域の児童虐待防止と対応のしくみの課題と展望―公衆衛生学アプローチと包括ケアシステムとの融合―．保健医療科学，70（4），2021，385-93．
6) 前田浩利ほか．障害福祉サービス等報酬における医療的ケア児の判定基準確率のための研究−（2）医療的ケア児者の運動機能向上による介護者の日常生活およびケア（特に経管栄養）の負担．日本医師会雑誌．149（11），2021，2003-6．
7) 厚生労働省雇用均等・児童家庭局総務課．子ども虐待対応の手引き（平成25年8月改訂版）．https://www.mhlw.go.jp/seisakunitsuite/bunya/kodomo/kodomo_kosodate/dv/dl/120502_11.pdf（5月21日参照）

5

家族の理解
2. 主たる養育者(母)のレジリエンスと関連要因

1. レジリエンスについて

医療的ケアを必要とする子どもの養育者は、ケアに伴う身体的な負担だけではなく、重篤な医療の選択や、限られた社会資源のなかで養育環境を選定するなど、日々困難と葛藤を抱えながら生活しているといえます。ここでは、近年さまざまな分野で注目されている「レジリエンス」という考えかたについて学び、医療的ケアをもって生きる人びとを支える視点を深めていきましょう。

レジリエンスとは、「逆境に直面してもそれを克服し、その経験によって強化される、また変容される普遍的な人の許容力」[1]、「困難あるいは脅威的な状況にもかかわらず、うまく適応する過程、能力、あるいは結果」[2]のことをいいます。それらは性格に影響されるのではなく、人びとの行動や思考に含まれ、誰でも学

表1 レジリエンスの構成要素

著者	発表年	対象	内容・構成要素
Edith, G[1]	1995	子ども	①I HAVE(ソーシャルサポート、外部の支援と資源) ②I CAN(対人関係と問題解決技法、スキル、コンピテンス) ③I AM(内面的・個人的な強み)
American Psychological Association[3]	2008	───	①現実的な計画を立てそれを成し遂げていく力 ②自分を肯定的に捉えて自分の能力を信頼できる力 ③コミュニケーション能力と問題解決能力 ④強い感情や衝動をマネジメントできる力
佐藤、祐宗ら[4]	2009	大学生 就労者	①ソーシャルサポート ②自己効力感 ③社会性
田中、久田ら[5]	2019	在宅重度 障害児者の親	①子どもに対する理解と気づき ②子ども自身からのエンパワメント ③専門職の活用 ④子ども以外の興味関心 ⑤感情調整 ⑥子どもと家族の生活の安定 ⑦援助要請

習し発展させることができる[3]といわれています。つまり、子どもと家族が、疾患や障害に伴う心理社会的困難や葛藤に直面しても立ち直り、生活を維持、継続できるよう支えていくためには、レジリエンスの視点がとても重要であると考えます。

障害児（者）の親のレジリエンスがどのような要素から成り立っているのかについては、その対象や状況によって差異がみられます（表1）。医療的ケア児等については、「在宅重度障害児・者の親のレジリエンス尺度」[5]が開発されており、「子どもに対する理解と気づき」「子ども自身からのエンパワメント」「専門職の活用」「子ども以外の興味関心」「感情調整」「子どもと家族の生活の安定」「援助要請」といった7つの要素が挙げられています。このような尺度の要素をアセスメントの1つのツールとして活用し、子どもと家族を理解していくことも大切です。

2. レジリエンスが高い傾向のある母の背景要因

1）レジリエンスの要素

では、どのような背景をもつ場合にレジリエンスが高い傾向となるのでしょうか。岩田ら[6]は、医療的ケアを必要とする在宅重症心身障害児者の養育者に関する調査のなかで、主たる養育者である母親のレジリエンスの要素を「ソーシャルサポート」「自己効力感」「社会性」におき、影響する背景要因を調べました（図1）。その結果、3つの背景要因が抽出されました。

まずは子どもの年齢です。子どもの年齢が20歳未満の母親のほうが、20歳以上の母親よりも「自己効力感」が高い結果となりました。

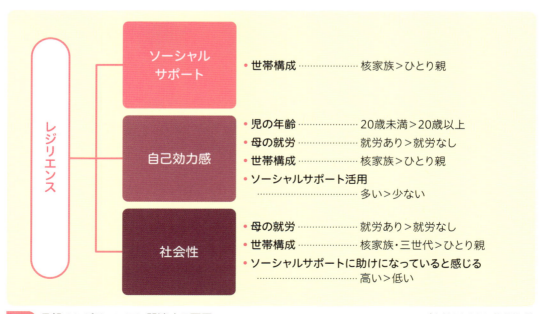

図1　母親のレジリエンスに関連する要因　　　　　　　　　　　　　　　（文献6をもとに筆者作成）

20歳未満の場合、療育、就学、高校卒業後の進路等、成長発達上の課題が多く、病状や障害の進行によって医療上の重要な意思決定を繰り返す時期でもあるため、養育者が主体となって問題解決を行っている実感が湧きやすいことが影響していると考えられました。

2つ目の背景要因は、母親の就労の有無です。就労している母親の場合、「自己効力感」「社会性」が高いことが示唆されました。母親が仕事をする背景にはさまざまな事情が考えられますが、就労は経済的自立や自己実現、社会とのつながりを実感する場でもあるため、レジリエンスに影響を及ぼしている可能性が考えられます。しかし、地域によっては、医療的ケアがあることで預け先が限定される、通学に常時付き添いを求められる等、母親が就労を断念せざるを得ない状況が今も続いています。医療的ケア児等コーディネーター（以下、コーディネーター）は、一人ひとりの支援を行うなかで、そういった社会の障壁に目を向けることも必要となります。

3つ目は世帯構成です。ひとり親、核家族、三世代以上同居のなかでは、ひとり親世帯の場合にレジリエンスが低い傾向が示されました。このことはソーシャルサポートの数自体が不足している可能性があるためと想定されます。もちろん、この調査結果は、このような背景をもつすべての養育者にあてはまるわけではありません。ひとくくりに対応するのではなく、1つのリスクファクターとして関心を寄せ、アセスメントを丁寧に行っていくことが大切です。

2）レジリエンスを阻害する要因

一方、レジリエンスの促進を阻害する要因についても整理しておきます。まず、「養育者の孤立」です。医療的ケアが日中夜間を問わず必要で、身体的負担が多いことに加えて、社会資源を活用する上での細かな交渉が多い等、医療的ケア児の養育者は、精神的、時間的負担も大きくなりがちです。それらの負担を養育者のみで抱え込んでしまうことによる孤立が、レジリエンスの阻害要因の1点目として挙げられます。加えて、社会資源があっても医療的ケアにより活用できない場合や、活用できても子どもの体調不良により中断の頻度が多いこと、ケアの方法について、養育者のやりかたや希望に沿わない場合に生じる「ニーズとサポートの不一致」についても、レジリエンスの促進を妨げる可能性を有しているといえます。さらに、「養育者の孤立」「ニーズとサポートの不一致」は、養育者が「社会参加や活動の制限」に陥るリスクをはらんでいるといえるでしょう。子どもと養育者の置かれた環境に目を向け、改善に向けた働きかけの支援を実践することもコーディネーターの大切な役割となります。

医療的ケア児の養育者は、その担う役割の多さや困難さから疲弊することが考えられる一方、「障害児の親」というアイデンティティーに集約されるため、バーンアウトの表出がしにくい[7]ともいわれています。生活の安定と安心を継続するためには、養育者のレジリエンスの促進、特にニーズに沿ったさまざまな機能のソーシャルサポートが存在することが望ましいといえるでしょう。

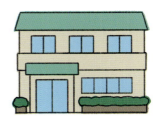

3. ソーシャルサポートとレジリエンスの関連性について

ソーシャルサポートとは、「社会的関係の中でやりとりされる支援。健康行動の維持やスト レッサーの影響を緩和する働きがある。」[8] と説明されています。内容は表2に示した通り、

表2 ソーシャルサポートの機能

情緒的サポート	心配事や悩みを聞き励ましてくれる
交友的サポート	気分や興味のあることをいっしょに話して気分転換させてくれる
直接的道具サポート	代わって育児や留守番をしてくれる
周辺的道具サポート	買い物や用事をしてくれる
情報的サポート	医療、介護、福祉サービスに関する情報を提供してもらえる

（文献9をもとに筆者作成）

表3 ソーシャルサポート源別の活用人数と活用割合、助けになっている程度の得点

n＝182

	ソーシャルサポート源	活用人数（人）	活用割合（%）	助けになっている程度	
				平均値（最高5最低0）	標準偏差
1	配偶者	143	78.6	3.6	0.6
2	子どものきょうだい	99	54.4	3.4	0.8
3	養育者の両親	84	46.2	3.3	0.8
4	配偶者の両親	35	19.2	3	0.8
5	親戚	36	19.8	2.9	0.8
6	子どもを通して知り合った人	135	74.2	3.4	0.7
7	近所の人	32	17.6	3	0.8
8	6、7以外の人	21	11.5	3	1.1
9	親の会、家族会	128	70.3	3.1	0.8
10	療育・訓練施設	108	59.3	3.3	0.7
11	保育園・幼稚園・学校	59	32.4	3.1	0.8
12	医療機関	135	74.2	3.3	0.8
13	訪問診療	60	33	3.2	0.8
14	訪問看護	106	58.2	3.5	0.6
15	訪問介護	106	58.2	3.6	0.6
16	行政機関（公的相談機関）	111	61	2.8	0.8
17	宗教、私的団体	22	12.1	3.2	1
18	17以外の団体	16	8.8	2.9	1.4

（複数回答）

（文献6 p331より一部改変）

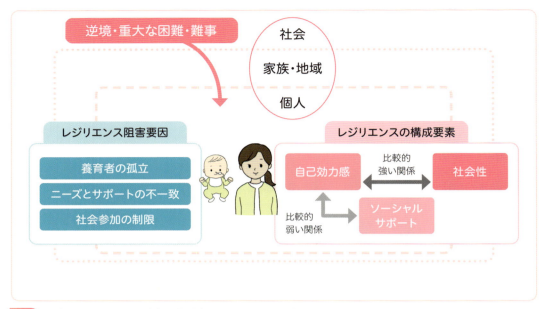

図2 医療的ケアを要する重症心身障害児者の母親のレジリエンス

　情緒的サポート、交友的サポート、直接的道具サポート、周辺的道具サポート、情報的サポート等に分けられます。

　医療的ケア児の主たる養育者が活用するサポート源は、インフォーマルサポートでは、「配偶者」「子どもを通して知り合った人」が多く、フォーマルサポートでは、「医療機関」、「親の会、家族会」が多いとの調査結果があります。また、ソーシャルサポートが自身の助けになっていると感じる程度は「配偶者」「きょうだい児」「子どもを通して知り合った人」と続き、「訪問介護」「訪問看護」においても有用性を感じていることがわかっています（表3）。

　レジリエンスとの関連においては、子どもと養育者がもつソーシャルサポートの数・量だけではなく、それらが助けになっていると感じる場合に、母親のレジリエンスが高くなる[6]ことが示唆されています。さらに、レジリエンスの要素間では、「ソーシャルサポート」と「自己効力感」に弱い関係性、「自己効力感」と「社会性」の間に比較的強い関係性があることがわかりました（図2）。

　実際の支援現場では、子どもと養育者の生活ニーズに沿ったソーシャルサポートを調整することで、自己効力感の増進につながり、自己効力感の増進によって、社会とのつながりを認識し、子どもと家族の自己実現、生きがいを伴う新たな社会的活動への参加に広がっていくことが期待できるでしょう。つまり、有用性のあるソーシャルサポートを提供することで、レジリエンスを高めることができる可能性があるといえます。

　多面的に支援を行うことで、子どもと家族のレジリエンスの促進のみならず、関係機関や地域のレジリエンスも高まっていく可能性が考えられます。このような支援の広がりこそ、医療的ケア児とその家族が安心、安全に生きることの保障につながっていくでしょう。

　以上のように、コーディネーターには、子どもと家族、関係機関、地域をつなぐ役割が期待されています。子どもと家族が主体的にソーシャルサポートを活用することができるよう、より効果的なつなぎかたを考えながら支援を行うことが求められているのです。特に、子ど

もの疾患、障害、成長発達だけではなく、家族の価値観、文化をもアセスメントし、医療、保健、福祉、教育、就労等の適切な支援を導入していくことがポイントです。また、既存の社会資源にただあてはめるのではなく、ソーシャルサポートとして認識されていないインフォーマルな資源を発見したり、時には創り出す役割も求められているといえます。

（岩田直子）

◆参考文献
1）Edith, G. A Guide to Promoting Resilience in Children：Strengthening the Human Spirit. 1995, 5. https://www.bibalex.org/baifa/Attachment/Documents/115519.pdf（3月19日参照）
2）Masten, AS. et al. Resilience and Development：Contributions from the study of children who overcome adversity. Development and Psychopathology. 2, 1990, 425-44.
3）American Psychological Association. The Road to Resilience on-line. https://www.apa.org/topics/resilience（3月19日参照）
4）佐藤琢志ほか. レジリエンス尺度の標準化の試み『S-H式レジリエンス検査（パート1）』の作成および信頼性・妥当性の検討. 看護研究. 42（1）, 2009, 45-52.
5）田中美央ほか. 在宅重度障害児・者の親のレジリエンス尺度の開発：その信頼性と妥当性の検討. 日本衛生学雑誌. 74, 2019.
6）岩田直子ほか. 医療的ケアを要する在宅重症心身障害児（者）の母親におけるレジリエンスとソーシャルサポートの関連. 小児保健研究. 77（4）, 2018, 328-37.
7）櫻井浩子ほか. 医療的ケアを必要とする子どもの在宅介護を担う母親の状況. 立命館人間科学研究. 17, 2008, 35-46.
8）厚生労働省. e-ヘルスネット 健康用語辞典. https://www.e-healthnet.mhlw.go.jp/information/dictionary（3月25日参照）
9）田中共子ほか. 在宅介護者のソーシャルサポートネットワークの機能：家族・友人・近所・専門職に関する検討. 社会心理学研究. 18（1）, 2002, 39-50.

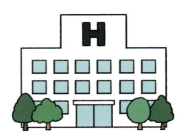

5

家族の理解
3. 障害受容とは

1.「障害受容」の歴史や定義

　「障害受容」は、文字通り、「障害を受け入れる」ことです。「障害受容」がいわれるようになったのは1950年代ごろからのようです。日本においては1956（昭和31）年に高瀬安貞氏が身体障害者の心理問題に着目し、「障害の受容」の概念を紹介したのが最初とされています。1960年代には、コーン（Cohn, N.）やフィンク（Fink, SL.）が障害を喪失や危機ととらえ、その後の心理的な回復の過程や対処の過程を段階理論として示しています。1970年代の日本では、海外の段階理論の紹介や独自の障害受容過程を提唱する研究がありましたが、1980年代に公表されたリハビリテーションを専門とする医師である、上田敏氏によるWrightの価値転換論と段階理論を融合させた「障害受容」の捉えかたは、「障害受容」の定義として広く知られるものとなりました[1]。

Wright（ライト）の価値転換論

　上田氏は価値転換について障害受容の本質であり、「障害が自身の人間としての価値を低めるものではないと認識でき、そういうものとして障害を受け入れる」というWrightの定義を紹介しています。Wrightは、価値転換には4側面あるとしています。1つ目が「価値の範囲の拡大」、2つ目が「障害の与える影響の制限」、3つ目が「身体の概観を従属的なものと

すること」、4つ目が「比較価値から資産価値への転換」です[1]。

　「価値の範囲の拡大」とは、自分が失ったと思っている価値のほかに、異なったいくつもの価値が存在しており、それらを自分は依然としてもっているという認識のことです。「障害の与える影響の制限」とは、自己の障害を直視しているものの、それを自己の存在全体の劣等性まで拡大させないことです。「身体の概観を従属的なものとすること」とは、外見よりも人格的な価値、例えば、親切さ、知恵、努力、人との協力性などの内面的な価値の方が人間としてより重要であるという価値体系の変化のことです。「比較価値から資産価値への転換」とは、自分のもっている性質、能力、それ自体に内在する価値に目を向ける資産価値に立つ見かたであり、自己のもつユニークな価値の再発見を行えることです。そして、自分自身のユニークな価値に気づけることが大事とされます。

障害受容に至るための5段階

　また、障害受容に至るために5段階の過程があるとしています。第1段階が「ショック」、第2段階が「否認」、第3段階が「混乱（怒り・うらみと悲嘆・抑うつ）」、第4段階が「解決への努力」、第5段階が「受容」です（図1）。
　「ショック」とは、障害発生の直後で集中的

な医療とケアを受けているときの心理状況で、肉体的な苦痛があり得るとしても、心理的に逆に平穏で感情が鈍麻した無関心な段階です。「否認」とは、身体的状態が安定するとともに生物学的な保護反応が消え、障害がそう簡単には治らないと本人がうっすらと感じ、心理的な防衛反応としての障害の否認が生じる段階です。「混乱」とは、障害の完治の困難性を否定しきれなくなった結果生じる段階です。この時期の患者さんは攻撃性が高く、それが外向的・他罰的になって現れると、自分の障害が治らないのは治療が間違っているせいであると、怒りや恨みの感情をぶつけるなどします。また、内向的・自罰的な形で現れると、今度は自分を責め、すべては自分が悪いのだと考え悲嘆し、抑うつ的になったり、自殺企図に走ったりすることもあるとされます。「解決への努力期」とは、建設的な努力がなされるようになる段階です。リハビリテーションにおいても日常生活動作能力が向上したり、復職の見込みが出てきたりして、明るい展望が開けてくることで、自己の責任の自覚が芽生え、前向きな努力をするようになる段階です。「受容」とは、価値の転換を完成し、社会や家庭で何らかの新しい役割や仕事を得て、活動をはじめ、その生活に生きがいを感じるようになる段階です。

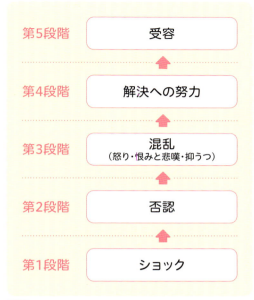

図1　障害受容に至るための5段階

2.「障害受容」についての批判

　1990年代に入ると、「障害受容」に対してさまざまな見解が見られるようにもなります。筆者の著書[2)]を参考に、それらの紹介をします。

1) 潜在化している場合もある

　日本人は感情を抑える特性があるため、障害をもったことによる心理問題が表面化せず、医療従事者が気づかない可能性があるので気をつける必要があるという指摘です。

2)「自己決定」が「QOL」につながる

　筋萎縮性側索硬化症（Amyotrophic Lateral Sclerosis：ALS）患者さんの、「障害受容」に関わる指摘がなされています。それは、患者本人の「QOL（日常生活の精神的な満足度）」の向上には、病気を受け入れることが外せないことが明らかになっています。患者本人に障害を告知することが重要であり、自分の生きかたを自己決定している患者さんほど、その後の生活を家族とともに強く生きているという指摘です。

3）コミュニティ（共同体）における
　　援助の必要性

　「障害受容」は個人でなされるものではなく、コミュニティ（共同体）に基づく援助（community-based helpings）が重要であるという指摘です。

4）「リカバリー」の紹介

　精神障害分野で発展してきた「リカバリー」という考えかたのなかでは、「障害受容」が「いつの間にか、障害をもつ者の義務になっていないか？　リハビリテーションがうまく進展しない場合に、当事者が『障害を受容していない』と専門家は責めていないか？」と問い、「疾病や障害を受容する過程は当事者のものであり、専門家や社会が強いるものではない」と指摘しています。

5）段階理論、モデルへの
　　あてはめへの批判

　1990年代以降、強く言われるようになってきたこととして、前述した「段階理論」への批判があります。実際の臨床場面では「段階理論」に沿わないことが多いこと、さらに「モデル先にありき」の思考法が、独断や偏見、幻想を生じさせるのではないか、とそうした姿勢に警鐘を鳴らしています。そのなかに、理論（モデル）へ対象者をあてはめることに対する警鐘があります。

3. 支援者による「障害受容」の使用法の問題

　心理学者の南雲は、主にはリハビリテーションに関わる支援者の「障害受容」による使われかたについて、次のように警鐘を鳴らしています[3]。

> 「今日では障害受容は援助とはまったく無縁なものになってしまった。それどころか、障害をもつ人たちの足枷にすらなっているのである。リハビリテーション関係者は、訓練プログラムに意欲的でない患者のことをしばしばこういう言い方で表す。「障害受容ができていないから困る」。リハビリテーションは、障害受容へ向けた1つの援助ではなかったのか？」

　筆者自身、30年程前、作業療法士の養成校で「障害受容」という言葉を習いました。養成校を卒業し、ある福祉施設で働き出したとき、支援者の間で「○○さんは障害受容ができていない」という言葉が自然と使われていることに気づきました。その言葉は、利用者本人に対しては使っておらず、会議や症例報告会などで支援者側だけで使用していたのです。その施設では、障害をもつ人の就労支援も行っており、一般就労にするか、福祉的就労にするかなども判断していました。あるとき、会議のなかで「○○さんは障害受容ができておらず、一般就労にこだわっている」という発言があり、周囲も「それは困りましたね」と納得していたのです。「○○さんは、障害があるのに一般就労をしたいと思っており、あきらめが悪い」というニュアンスに聞こえた筆者は、違和感を覚えました。つまり、障害受容という言葉を使って、自分たちの支援の限界を正当化しているように感じたのです。その経験が、「障害受容」の、支援の現場での使われかたを研究するきっかけとなりました。

　古いデータですが、筆者が聴取した支援者

（作業療法士）による「障害受容」の使用状況についての、インタビュー調査の結果を紹介します[2]。インタビュー対象者は7名で、経験年数は2～24年（平均：9年）でした。仕事内容は、回復期リハビリテーション、維持期リハビリテーション、精神疾患をもつ人へのリハビリテーション、神経難病のある人へのリハビリテーション、社会復帰のためのリハビリテーションを行うなど、さまざまでした。

回復期リハビリテーションで働く2名が「障害受容」という言葉を使用していましたが、どのような用いかただったかというと、対象者が「機能回復へ固執」している状況に使用していました。また、使用する際の支援者側の主観に着目すると、そのために支援者としての治療プランの進行がじゃまされ、苦労している感触をもっていることが明らかになりました。

対象者と支援者との間に生じる、対象者の能力に対する認識のズレ感がスタートラインであるといえるでしょう。対象者は、リハビリテーションを行い「もっと身体状況が良くなるはず、もっと良くなりたい」と思っていますが、支援者は限界を感じています。そこで支援者は、身体能力の向上を目指す「回復アプローチ」から、残存能力を用いて生活自立を目指す「代償アプローチ」に移行したいと思っているので

す。しかし、それが対象者の「機能回復への固執」によってうまく進行しません。そのときに、「障害受容できていない」という言葉が出現するのです。

したがって、この言葉の後景には、「能力主義的な障害観」や「専門性の押し付け」といった、支援者側の障害観やパターナリズムが暗黙に含み持たれていると考えました（図2）。支援者と対象者との関係性を鑑みると、支援者に強い権限があり、対象者は自身に対して希望を抱くことすら否定されているように感じられるからです。これは、筆者が先述した福祉施設で違和感を抱いた経験と類似した使用法でした。

家族と障害受容の複雑な関係

支援者は、障害をもつ本人の親や家族に「障害受容」を求めることもあります。障害をもつお子さんの親である、心理学者である渡邊芳之氏は、自身を支援者から見ると「障害受容」の良くできている親であるとし、支援者が想定し、期待する支援の形を進んで受け入れ、お子さんにとっての楽しい生活も実現してきました。

しかし、「三男の障害を『受け入れて上手に付き合うべきもの』『1つの個性』だと受け取

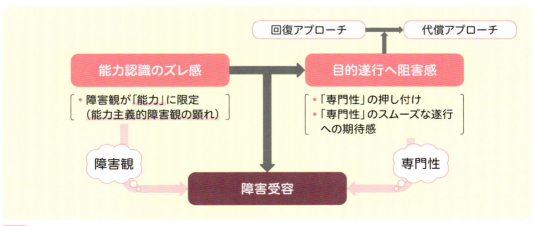

図2 療法士が「障害受容」の使用に至る過程

るというような意味での『障害受容』などまったくできていない。息子が転んで頭を打てば「これで頭のネジが締まり直してよくならないか」と思うし、息子の将来を考えて悲嘆に暮れることもしばしばある。（文献4中p82)」「(進路などで支援者にその選択を求められても：筆者追記）どちらを選択するのが正しいのかわからないのです。そして、この責任が親にだけ被さってくるのです。これは本当につらいことです。その時に本人の意見が聞ければよいですが、もし10歳の自閉症の子どもに聞いたら、きっと一般の高校に行きたいと言うだろうと思います。しかしそれは難しいかも知れないと親は思うのです。親が障害受容しないほうが子どものために良いかも知れないのです（文献5中p165-6)」といいます。

支援者が親に対して「障害受容（できてい

ない)」と言うとき、しばしば支援を受け取ろうとしない親が問題視されますが、むしろ現状の支援内容の貧しさや、周囲や社会にある障害に対する負の烙印、将来の見通しについての閉塞感など、親にとってみれば「受容」し難い複雑な文脈があることに、もっと繊細に意識を向ける必要があると指摘します。また、「障害受容」の本質的な問題が、「障害」を否定的に捉える関係性から生じる「孤立化」であるという指摘もあります。そうであるなら、「支援ネットワーク」のなかで新たな可能性を共に考えていくことのできる対話（者の存在）によって、「障害」は個人に突きつけられる問題ではなく、自己の肯定的な経験として生きるものとなるのではないでしょうか。

（田島明子）

◆引用・参考文献
1）上田 敏．障害の受容―その本質と諸段階について．総合リハビリテーション，8（7)，1980，515-21.
2）田島明子．障害受容再考：「障害受容」から「障害との自由」へ．三輪書店，2009，212p.
3）南雲直二．障害受容：意味論からの問い．荘道社，1998，184p.
4）渡邊芳之．"発達障害児の親と障害受容"．障害受容からの自由：あなたのあるがままに．田島明子編著．CBR．2015，74-84.
5）4）と同書籍．"家族の障害受容を考える"．158-209.

5

家族の理解
4. 社会的養護・要保護児童・要支援児童

近年、さまざまな理由により自宅へ退院できない子どもが増えています。令和元年の調査では、医療型乳児院ではより多くの医療的ケア児等を受け入れており、その他の乳児院でも、施設内では嘱託医や看護師を中心に、また外部の病院への通院・入院、障害児療育関係機関への訪問などの連携のもとで対応していることがわかっています[1]。

乳児院などへの転院ができず、医療機関に長期的に入院している子どもたちもいます。入院という環境下での発達支援には限界があります。これから医療的ケア児等コーディネーター（以下、コーディネーター）として子どもと家族にかかわる皆さんも、どこかで自宅に帰ることが困難な状況、いわゆる社会的養護が必要な子どもと出会うことがあるでしょう。また自宅での生活が困難となり、社会的養護が適応される場合もあります。ここでは社会的養護についても知識を深め、子どもと家族への応援体制を地域で構築できるよう知識をつけていきましょう。

1. 社会的養護

1）社会的養護の定義、基本理念、原理

社会的養護とは、保護者のない児童や、保護者に監護させることが適当でない児童を、公的責任で社会的に養育し、保護するとともに、養育に大きな困難を抱える家庭への支援を行うこととされます[2]。

❶ 子どもの最善の利益のために

❷ 社会全体で子どもを育む

図1 社会的養護の基本理念

社会的養護の基本理念は、児童福祉法第1条「全て児童は、児童の権利に関する条約の精神にのっとり、適切に養育されること、その生活を保障されること、愛され、保護されること、その心身の健やかな成長及び発達並びにその自立が図られることその他の福祉を等しく保障される権利を有する」および児童の権利に関する条約第3条「児童に関するすべての措置をとるに当たっては、（略）児童の最善の利益が主として考慮されるものとする」に基づくものです（図1）。

こども家庭庁によると、6つの原理が説明されています[3]（図2）。

❶ 家庭養育と個別化：

すべての子どもは、適切な養育環境で、安心して自分をゆだねられる養育者によって養育され、「あたりまえの生活」を保障していく。

❷ 発達の保障と自立支援：

未来の人生を作り出す基礎となるよう、子ども期の健全な心身の発達の保障を目指す。愛着関係や基本的な信頼関係の形成が重要である。自立した社会生活に必要な基礎的な力を形成していく。

❸ 回復を目指した支援：

虐待や分離体験などの悪影響からの癒しや回復を目指した専門的ケアや心理的ケアが必要である。安心感をもてる場所で、大切にされる体験を積み重ね、信頼関係や自己肯定感（自尊心）を取り戻す。

❹ 家族との連携・協働：

親と共に、親を支えながら、あるいは親に代わって、子どもの発達や養育を保障していく取り組みである。

❺ 継続的支援と連携アプローチ：

アフターケアまでの継続した支援と、できる限り特定の養育者による一貫性のある養育、さまざまな社会的養護の担い手の連携により、トータルなプロセスを確保する。

❻ ライフサイクルを見通した支援：

入所や委託を終えた後も長く関わりをもち続ける。虐待や貧困の世代間連鎖を断ち切る支援をする。

図2 社会的養護の原理　　　　　　　　　　　　　　　　　　　　（文献3 p3より一部引用）

良好な家庭的環境		家庭と同様の養育環境		家庭
施設	施設（小規模型）	養子縁組（特別養子縁組を含む）		実親による養育
		小規模住居型児童養育事業	里親	
児童養護施設 大舎（20人以上） 中舎（13〜19人） 小舎（12人以下） 1歳〜18歳未満 （必要な場合 0歳〜20歳未満）	**地域小規模児童養護施設（グループホーム）** ●本体施設の支援の下で地域の民間住宅などを活用して家庭的養護を行う ●1グループ4〜6人	**小規模住居型児童養育事業（ファミリーホーム）** ●養育者の住居で養育を行う家庭養護 ●定員5〜6人	**里親** ●家庭における養育を里親に委託する家庭養護 ●児童4人まで	
乳児院 乳児（0歳） 必要な場合幼児 （小学校就学前）	**小規模グループケア（分園型）** ●地域において、小規模なグループで家庭的養護を行う ●1グループ4〜6人			

図3 家庭と同様の環境における養育の推進の仕組み　　　　　　（文献3 p4より抜粋）

2)社会的養護の仕組み

　2016（平成28）年改訂児童福祉法により、国・地方公共団体（都道府県・市町村）の責務として、家庭と同様の環境における養育の推進等が明記されました。児童が家庭において健やかに養育されるよう、保護者を支援するとともに、家庭における養育が適当でない場合、児童が家庭における養育環境と同様の養育環境で継続的に養育されるよう、必要な措置を講じます。措置が適当でない場合には、児童ができる限り良好な家庭的環境で養育されるよう、必要な措置を講じるとされました。措置制度は、都道府県等の事業として行われており、財源は、措置費（国庫負担2分の1）となっています。

　社会的養護には、「施設養護」と「家庭養護」があります（図3）。

（1）施設養護

　児童福祉施設において養育を行います。主な施設には、乳児院、児童養護施設、児童自立支援施設、母子生活支援施設等があります。

（2）家庭養護

　子どもを自らの家庭に迎え入れるなど、より家庭に近い環境で養育を行います。主に、里親、小規模住宅型児童養育事業（ファミリーホーム）、養子縁組があります。

　社会的養護の基盤づくりは、家庭養育優先原則に基づき、家庭での養育が困難または適当でない場合は、養育者の家庭に子どもを迎え入れて養育を行う里親ファミリーホーム（家庭養護）を優先します。児童養護施設、乳児院等の施設についても、できる限り小規模かつ地域分散化された家庭的な養育環境の形態（家庭的養護）に変えていくものです。これは、大規模な施設での養育を中心とした形態から、一人ひとりの子どもをきめ細かく育み、親子を総合的に支援していけるよう、ハード面とソフト面を共に変革していくことを目指しているからです。

　施設は、社会的養護の地域の拠点として、家庭に戻った子どもへの継続的なフォロー、里親支援、自立支援やアフターケア、地域の

表1 社会的養護の現状

施設養護　（現員数）					
乳児院	児童養護施設	児童心理治療施設	児童自立支援施設	母子生活支援施設	自立援助ホーム
乳児（特に必要な場合は、幼児を含む）	保護者のない児童、虐待されている児童その他環境上養護を要する児童（特に必要な場合は、乳児を含む）	家庭環境、学校における交友関係その他の環境上の理由により社会生活への適応が困難となった児童	不良行為をなし、またはなす恐れのある児童および家庭環境その他の環境上の理由により生活指導等を要する児童	配偶者のない女子またはこれに準ずる事情にある女子およびその者の看護すべき児童	義務教育を終了した児童であって、児童養護施設等を退所した児童等
2,351人[1]	23,008人[1]	1,343人[1]	1,103人[2]	5,293人[1]（3,135世帯）	1,061人[2]

家庭的養護　（委託児童数）	
里親	ファミリーホーム
家庭における養育を里親に委託	養育者の住居において家庭養護を行う（定員5〜6名）
6,080人[1]	1,718人[1]

※1 福祉行政報告例（2022〔令和4〕年3月末現在）　※2 家庭福祉課調べ（2023〔令和5〕年10月1日現在）　（文献3 p6を参考に筆者作成）

表2 施設の概要

施設	児童福祉法 （昭和22年法律第164号）条文		特　徴
乳児院	第37条	乳児院は、乳児（保健上、安定した生活環境の確保その他の理由により特に必要のある場合には、幼児を含む。）を入院させて、これを養育し、あわせて退院した者について相談その他の援助を行うことを目的とする施設とする。	乳児院は、保護者の養育を受けられない乳幼児を養育する施設である。乳幼児の基本的な養育機能に加え、被虐待児・病児・障害児などに対応できる専門的養育機能をもつ。 乳児院の在所期間は、1カ月未満が6.5%、6カ月未満を含めると25.7%となっている。短期の利用は、子育て支援の役割であり、長期の在所では、乳幼児の養育のみならず、保護者支援、退所後のアフターケアを含む親子関係再構築支援の役割が重要となっている。 児童相談所の一時保護所は、乳児への対応ができない場合が多いことから、乳児については乳児院が児童相談所から一時保護委託を受け、アセスメントを含め、実質的に一時保護機能を担っている。また、乳児院は、地域の育児相談や、ショートステイ等の子育て支援機能をもっている。
児童養護施設	第41条	児童養護施設は、保護者のない児童（乳児を除く。ただし、安定した生活環境の確保その他の理由により特に必要のある場合には、乳児を含む。以下この条において同じ。）、虐待されている児童その他環境上養護を要する児童を入所させて、これを養護し、あわせて退所した者に対する相談その他の自立のための援助を行うことを目的とする施設とする。	児童養護施設は、保護者のない児童や保護者に監護させることが適当でない児童に対し、安定した生活環境を整えるとともに、生活指導、学習指導、家庭環境の調整等を行いつつ養育を行い、児童の心身の健やかな成長とその自立を支援する機能をもつ。虐待を受けた子どもは65.6%、何らかの障害をもつ子どもが36.7%と増えており、専門的なケアの必要性が増している。入所児童の平均在籍期間は5.2年、10年以上の在籍期間の児童が14.6%となっている。 社会的養護が必要な子どもを、できる限り家庭的な環境で、安定した人間関係のもとで育てることができるよう、施設のケア単位の小規模化（小規模グループケア）やグループホーム化などを推進している。
児童心理治療施設	第43条の5	情緒障害児短期治療施設は、軽度の情緒障害を有する児童を、短期間、入所させ、又は保護者の下から通わせて、その情緒障害を治し、あわせて退所した者について相談その他の援助を行うことを目的とする施設とする。	児童心理治療施設は、心理的・精神的問題を抱え、日常生活の多岐にわたり支障を来している子どもたちに、医療的な観点から生活支援を基盤とした心理治療を行う。施設内の分級など学校教育との緊密な連携を図りながら、総合的な治療・支援を行うとともに、その子どもの家族への支援を行う。比較的短期間（平均在所期間2.2年）で治療し、家庭復帰や、里親・児童養護施設での養育につなぐ役割をもつ。また、通所部門をもち、在宅通所での心理治療等の機能をもつ施設もある。入所児は、何らかの障害等がある子どもが72.9%を占めている。 児童心理治療施設では、児童精神科等の医師に常時連絡がつき対応できる体制があり、また、心理療法担当職員の配置が厚く、アセスメント、コンサルテーション、心理療法やカウンセリングを行うことができる。仲間作りや集団生活が苦手で、さまざまな場面で主体的になれない子どもに、施設内での生活や遊び、行事を通じて、主体性を取り戻す手助けを行う。学校教育は、施設内の分教室や分校をもつ場合がほとんどだが、近隣の学校の普通学級、特別支援学級に通う場合もある。
児童自立支援施設	第44条	児童自立支援施設は、不良行為をなし、又はなすおそれのある児童及び家庭環境その他の環境上の理由により生活指導等を要する児童を入所させ、又は保護者の下から通わせて、個々の児童の状況に応じて必要な指導を行い、その自立を支援し、あわせて退所した者について相談その他の援助を行うことを目的とする施設とする。	子どもの行動上の問題、特に非行問題を中心に対応する児童自立支援施設は、1997（平成9）年の児童福祉法改正により、「教護院」から名称を変更し、「家庭環境その他の環境上の理由により生活指導等を要する児童」も対象に加わった。通所、家庭環境の調整、地域支援、アフターケアなどの機能充実を図りつつ、非行児への対応はもとより、他の施設では対応が難しくなったケースの受け皿としての役割を果たしている。職員である実夫婦とその家族が小舎に住み込み、家庭的な生活のなかで入所児童に一貫性・継続性のある支援を行うという伝統的な小舎夫婦制や、小舎交代制という支援形態で展開してきた施設であり、小規模による家庭的なケアを一世紀以上にわたって実践してきた。また、専門性を有する職員を配置し、「枠のある生活」を基盤とするなかで、子どもの健全で自主的な生活を志向しながら、規則の押し付けではなく、家庭的・福祉的なアプローチによって、個々の子どもの育ち直しや立ち直り、社会的自立に向けた支援を実施している。少年法に基づく家庭裁判所の保護処分等により入所する場合もあり、これらの役割から、児童福祉法では、都道府県等に児童自立支援施設の設置義務が課せられており、大多数が公立施設となっている。

続く ➡

表2 施設の概要　続き

施設	児童福祉法 (昭和22年法律第164号)条文		特　徴
母子生活支援施設	第38条	母子生活支援施設は、配偶者のない女子又はこれに準ずる事情にある女子及びその者の監護すべき児童を入所させて、これらの者を保護するとともに、これらの者の自立の促進のためにその生活を支援し、あわせて退所した者について相談その他の援助を行うことを目的とする施設とする。	母子生活支援施設は、従来は、生活に困窮する母子家庭に住む場所を提供する施設であり、「母子寮」の名称であったが、1997(平成9)年の児童福祉法改正で、施設の目的に「入所者の自立の促進のためにその生活を支援すること」を追加し、名称も変更された。近年では、DV被害者(入所理由が配偶者からの暴力)が入所者の50.7%を占め、精神障害や知的障害のある母や、発達障害など障害のある子どもも増加している。「母子がいっしょに生活しつつ、共に支援を受けることができる唯一の児童福祉施設」という特性を活かし、保護と自立支援の機能の充実が求められている。
自立援助ホーム	第6条の2 第1項	児童自立生活援助事業とは、第25条の7第1項第3号に規定する児童自立生活援助の実施に係る義務教育修了児童等(義務教育を終了した児童又は児童以外の満20歳に満たない者であって、第27条第1項第3号に規定する措置のうち政令で定めるものを解除されたものその他政令で定めるものをいう。以下同じ。)につき第33条の6第1項に規定する住居において同項に規定する日常生活上の援助及び生活指導並びに就業の支援を行い、あわせて第25条の7第1項第3号に規定する児童自立生活援助の実施を解除された者につき相談その他の援助を行う事業をいう。	自立援助ホーム(児童自立生活援助事業)は、義務教育を終了した満20歳未満の児童等や、大学等に在学中で満22歳になる年度の末日までにある者(満20歳に達する日の前日に自立援助ホームに入居していた者に限る)であって、児童養護施設等を退所したものまたはその他の都道府県知事が必要と認めたものに対し、これらの者が共同生活を営む住居(自立援助ホーム)において、相談その他の日常生活上の援助、生活指導、就業の支援等を行う事業である。
	第33条の6	都道府県は、その区域内における義務教育終了児童等の自立を図るため必要がある場合において、その義務教育終了児童等から申込みがあったときは、自ら又は児童自立生活援助事業を行う者(都道府県を除く。次項において同じ。)に委託して、その義務教育終了児童等に対し、厚生労働省令で定めるところにより、義務教育終了児童等が共同生活を営むべき住居において相談その他の日常生活上の援助及び生活指導並びに就業の支援を行わなければならない。ただし、やむを得ない事由があるときは、その他の適切な援助を行わなければならない。(以下略)	

(文献4、5)

子育て家庭への支援など、高機能化と多機能化を図り、機能転換を目指すものです。

ソーシャルワークとケアワークを適切に組み合わせ、家庭を総合的に支援する仕組みづくりが求められています。

3)社会的養護の現状

こども家庭庁[3]によると、保護者のない子ども、被虐待児など家庭環境上養護を必要とする子どもなどに対し、公的な責任として、社会的に養護を行う対象の子どもは、約4万2千

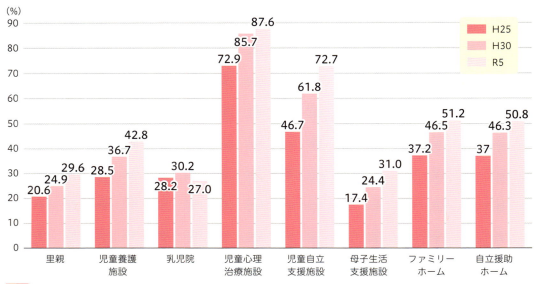

図4 社会的養護を必要とする子どものうち、障害等のある子どもの割合 （文献3 p12より抜粋）

人と報告されています。その内訳は、p65 表1の通りです。施設の概要は表2に示しました。

2016（平成28）年改正児童福祉法により、国・地方公共団体の責務として、家庭と同様の環境における養育の推進等が明記されたことは前述した通りですが、社会的養護を必要とする児童の約8割が施設入所しているのが現状で、里親等委託率※は2022（令和4）年3月末現在では、23.5％にとどまっています。

※里親等委託率＝里親＋ファミリーホーム／児童養護施設＋乳児院＋里親＋ファミリーホーム

4）障害がある子どもの増加

社会的養護を必要とする子どもにおいて、全体的に障害等のある子どもが増加しています。里親においては29.6％、児童養護施設においては42.8％が、障害等ありとなっています（図4）。

2. 要保護児童と要支援児童

1）定義

要保護児童とは、児童福祉法第6条の3第8項で「保護者のない児童又は保護者に監護させることが不適当であると認められる児童」と定義されています。具体的には、保護者の家出、死亡、離婚、入院、服役などによって保護者が不在である子どもや、虐待を受けている子ども、家庭環境などに起因して非行や情緒障害を有する子どもなどが含まれます。通告を受け、状況等を確認し、緊急性や要保護性が高いと判断されたときは、一時保護の対象となる場合もあります。

要支援児童とは、児童福祉法第6条の3第5項で「保護者の養育を支援することが特に必要と認められる児童（第8項に規定する要

保護児童に該当するものを除く）」と定義されています。具体的には、強い育児不安や、子どもの養育の知識が不十分で、不適切な養育環境であるなどが含まれます。

要保護児童と要支援児童は、特定妊婦とともに、児童福祉法第25条の2に基づいて、市区町村の要保護児童対策地域協議会で、当該児童の状況および支援実施状況が把握され、関係機関が支援内容を協議して支援に努めなければなりません。また、要保護児童または要支援児童およびその保護者を対象に、養育が適切に行われるよう、養育支援訪問事業により養育に関する相談、指導、助言その他必要な支援を行うこととなります。

なお、特定妊婦とは、児童福祉法第6条の3第5項で「出産後の養育について出産前において支援を行うことが特に必要と認められる妊婦」と定義されています。具体的には、妊娠中から家庭環境におけるハイリスク要因を特定できる妊婦で、経済基盤の不安定さ、家庭環境の複雑さ、知的障害や精神障害等により、育児困難が予測されるなどが含まれます。

2）要保護児童数の推移

要保護児童数全体の推移[3]としては減少傾向にあります。過去10年で、里親等委託児童数（里親とファミリーホーム）は約1.6倍増加しています。一方、児童養護施設と乳児院の入所児童数は、共に約2割減少しています（図5）。

3）虐待を受けた子どもの状況

全国の児童相談所おける児童虐待に関する

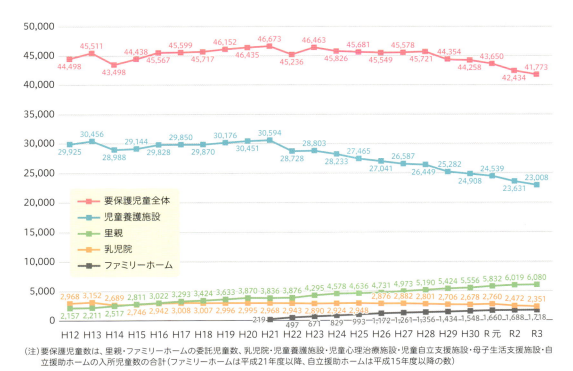

（注）要保護児童数は、里親・ファミリーホームの委託児童数、乳児院・児童養護施設・児童心理治療施設・児童自立支援施設・母子生活支援施設・自立援助ホームの入所児童数の合計（ファミリーホームは平成21年度以降、自立援助ホームは平成15年度以降の数）

（出典）
・里親、ファミリーホーム、乳児院、児童養護施設、児童心理治療施設、母子生活支援施設は、福祉行政報告例（各年度3月末現在）
・児童自立支援施設は、平成20年度までは社会福祉施設等調査、平成21年度以降は家庭福祉課調べ（各年度10月1日現在）
・自立援助ホームは、家庭福祉課調べ（平成19年度、平成20年度は全国自立援助ホーム連絡協議会調べ）

図5　要保護児童数の推移

（文献3　p10より抜粋）

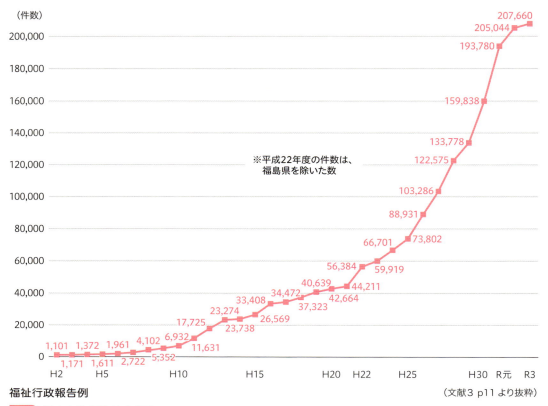

福祉行政報告例　　　　　　　　　　　　　　　　　　　　　　　　　　　　　　　（文献3 p11 より抜粋）

図6 児童虐待相談対応件数

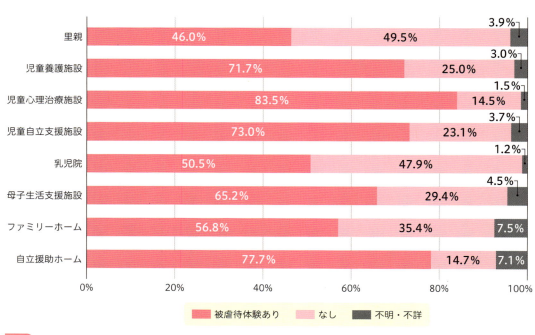

図7 児童養護施設入所児童等調査結果（令和5年2月1日）　　　（文献3 p11 より抜粋）

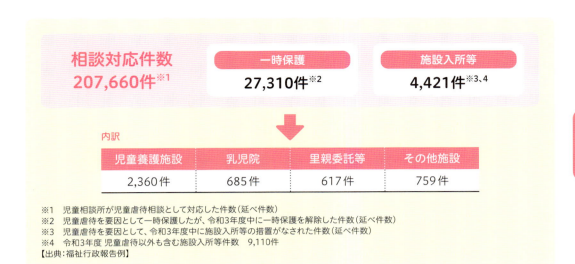

図8 令和3年度 児童虐待相談対応の内訳　　　　　　　　　　　　　　　　　　　　　　（文献3 p7より抜粋）

相談件数は、児童虐待防止法施行前の1999（平成11）年に比べて、2021（令和3）年には、約18倍に増加しています（図6）。

里親に委託されている子どものうち約4割、乳児院に入院している子どものうち約4割、児童養護施設に入所している子どもの約7割は、被虐待経験があることが報告されています（図7）。児童虐待の増加に伴い、児童虐待防止対策の一層の強化とともに、虐待を受けた子どもなどへの対応として、社会的養護の量と質の拡充が求められているのです（図8）。

4）子ども・子育て支援新制度と社会的養護

2012（平成24）年8月に成立した子ども・子育て支援法では、要保護児童も含め、市町村が地域の子ども・子育て家庭を対象として事業を行い、都道府県は社会的養護など専門性の高い施策を担う仕組みが示されています（図9）。児童相談所を中心とした社会的養護は、市町村の児童家庭相談や子育て支援と一連につながるものですので、密接に連携し推進していく必要があります。

5）医療的ケア児と家族における要保護児童と要支援児童の現状と課題

医療技術の進歩等により増加している医療的ケア児は、日常的に医療的ケアを必要とします。出生後から長期入院していた医療的ケア児は、近年は在宅医療への移行支援が進められています。在宅療養は、家族と過ごす時間が増え、子どもの疾患や年齢に適した療養支援や発達支援が得られやすい環境であるというメリットがあります。しかしながら、在宅で共に暮らす医療的ケア児の家族にとっては、「常時気が抜けない」「慢性的な睡眠不足」「自分のための時間をもてない」など、身体的にも精神的にも社会的にも大きな負担を抱えることになります。子どもの成長とともに親も年を重ね、身体が大きくなった子どもの介助負担には厳しさが増していきます。このような、医療的ケア児の長期入院や在宅での家族の負担増大は、保護者による養育を困難にさせる要因の1つとなり、社会的養護を必要とする子どもの増加にも繋がるのです。

医療的ケア児及びその家族に対する支援に関わる法律（以下、医療的ケア児支援法）は、

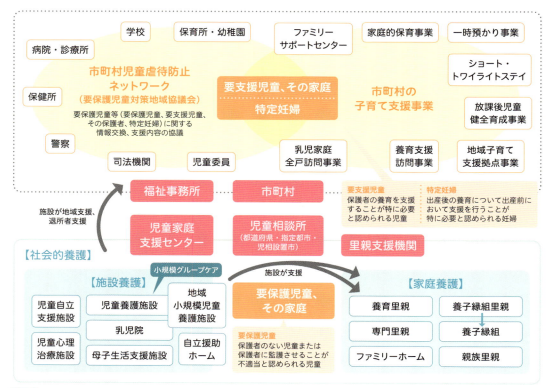

図9 子ども・子育て支援新制度と社会的養護の仕組み　　　　　（文献3 p205より抜粋）

　自治体等に対して医療的ケア児およびその家族に対する支援を「責務」として定めました。地域では、行政、医療機関、教育機関、相談支援事業所などが、多職種で医療的ケア児の支援を行います。地域における医療的ケア児への支援を総合調整するコーディネーターがキーパーソンとなり、支援に関わる関係機関との連携・調整役を担っています。コーディネーターのさらなる活躍が期待され、養成や配置による人材確保が進められています。さらに、医療的ケア児支援法の基本理念に基づき、地域共生社会の考え「共に生きる」社会の実現が求められます。医療的ケア児に関する周知により理解を広げていくことが課題です。これらの実現が、医療的ケア児とその家族を支え、医療的ケア児の社会的養護への課題の一助となるでしょう。

（鈴木　茜）

◆参考文献
1) 全国乳児福祉協議会．障害児入所施設の在り方に関する検討会 第4回（令和元年6月26日）ヒアリング資料5 障害児入所施設の在り方に関する意見等．https://www.mhlw.go.jp/content/12204500/000521475.pdf（8月19日参照）
2) こども家庭庁．社会的養護．https://www.cfa.go.jp/policies/shakaiteki-yougo（2月23日参照）
3) こども家庭庁．資料集「社会的養育の推進に向けて（令和6年6月）」．
https://www.cfa.go.jp/assets/contents/node/basic_page/field_ref_resources/8aba23f3-abb8-4f95-8202-f0fd487fbe16/d1cfefda/20240610_policies_shakaiteki-yougo_97.pdf（6月14日参照）
4) こども家庭庁．社会的養護の施設等について．
https://www.cfa.go.jp/policies/shakaiteki-yougo/shisetsu-gaiyou（2月23日参照）
5) e-GOV 法令検索．児童福祉法．https://elaws.e-gov.go.jp/document?lawid=322AC0000000164（2月23日参照）

6 成長を見通した 支援チームの作りかた

1. 生活課題の受け止め

相談支援専門員でもある医療的ケア児等コーディネーター（以下、コーディネーター）が、ある期間に担当したケース概要の一部を、年代別に図1に示しました。

相談は、障害種別・状態像・年代を限定せず、より幅広い属性の対応が勧められています。地域には、同時期にこのような多様な生活上の困難を抱えたケースが存在していることがわかります。

2. ケースのさまざまなアプローチ

これら個別ケースから発信された、生活課題（生活上の困難）に対するコーディネーターの活動は、ソーシャルワークそのものです。

それは、社会福祉の対象領域の言説が参考になります（図2）。

主体的側面、つまり、当事者の立場に立つときに見えてくる「生活上の困難」として、病気を治したい、医療的ケア児を預けて常勤で働きたい等が、「社会福祉固有の対象領域」です。利用する社会制度との関係を「社会関係」と呼び、対象とするのは、社会関係の「不調和」、「欠損」、「欠陥」が生じたときです。

かぜを治したいときに、受診をすれば、病院など医療機関で治療が提供されます。この場合、双方に社会関係が結ばれて解決に向かうことができます。ですが、例えば、ひとり親家庭の父が、医療的ケア児を育てながらフルタイムで働きたいと望んだ場合だと、十分な育児支援・発達支援を簡単には調達できないでしょう。

このように、さまざまな形で生み出される個人と、それを取り巻く環境との不適応・不均衡を示す状態、これらを「調整」することが主たる働きです。

図1 一定期間に担当したケースの概要

乳幼児期

2歳　外国籍
多胎児(遺伝子疾患児・健常児)　入院付き添い要請中のきょうだい児の育児　教育・発達支援制度と文化の理解
訪問看護　児童発達支援　通訳ボランティア
居宅介護(ヘルパー)

3歳　島嶼部在住　先天性心疾患
心内修復術終了　酸素療法終了間近　きょうだい児と同じこども園へ入園希望
居宅介護(ヘルパー)　児童発達支援　訪問看護

0歳　先天性心疾患　NICU退院
人工呼吸器管理　経管栄養　吸引　姉の登降園時の見守り等
児童発達支援　訪問看護　居宅介護(ヘルパー)
喀痰吸引等研修

6歳　染色体異常　先天性心疾患
人工呼吸器管理　経管栄養　気管切開　手術の為長距離移動支援　入浴補助用具購入助成　通学移動支援
居宅介護(ヘルパー)　居宅訪問型児童発達支援
日常生活用具給付　訪問看護　児童発達支援

7歳　自閉スペクトラム症
登校困難　居場所づくり
放課後等デイサービス　訪問看護

14歳　重度心身障害児
ひとり親世帯　転入
訪問看護　居宅介護　放課後等デイサービス

2歳　染色体異常
ひとり親家庭　入院時兄弟預かり先　企業型保育園の特性理解
訪問看護　保育所等訪問支援

4歳　上下肢肢体不自由
知的発達目覚ましい　児童発達支援センター入園不可　保育園一時保育・児童発達併用後　地域保育園入園
訪問看護　児童発達支援事業　保育園

2歳　染色体異常
皮膚過敏　憤怒発作　移動不可　視覚障がい
訪問看護　居宅訪問型児童発達支援

学齢期

19歳　帰国子女　ひとり親家庭
知的障がい　自閉スペクトラム症
卒業後の居場所
放課後等デイサービス
就労継続支援B型
生活介護

17歳　知的障がい
出生時極低出生体重　卒業後の進路支援
放課後等デイサービス
就労継続支援A型

17歳　知的障がい
自閉スペクトラム症　家族間DV加害　措置入所　成人移行の居場所　支援体制づくり
訪問看護

17歳　先天性心疾患
心内修復完了　デバイス無　運動制限有　肢体不自由校卒　こだわり行動への支援　卒業後の居場所　就業　経済基盤の確立
放課後等デイサービス
生活介護
就労継続支援B型

14歳　頭部奇形難病
段階的形成手術20回以上　ネグレクト　親権変更　移行期医療課題
弁護士
地域子育て支援拠点

20歳　大学生　遺伝性筋疾患
膀胱留置カテーテル　在宅支援コーディネート
訪問看護　移動支援
居宅介護(ヘルパー)

成人期

10代　動ける医ケア児だったが気管切開閉塞
主たる養育者死去により障害児施設入所　外部から訪問し数年にわたり関係づくり　卒業前に退所・地域移行支援　居場所づくり　発達障がい特性支援
障害児入所施設
医療機関(小児)
障害児入所施設
児童相談所

30代　海で頚髄損傷　四肢麻痺
膀胱留置カテーテル　単身生活コーディネート
訪問診療　生活介護
訪問看護　就労継続支援A型
重度訪問介護

20代　消化器難病　急性増悪繰返す
セカンドオピニオン導入し術後安定　ひとり親に　子育て支援　債務整理　摂食障害　精神科・内科合併症　医療機関調整
居宅介護　訪問看護
母子支援施設　法テラス

40代　知的障がい　血液難病　触法障害
服役後地域移行・定着　がん治療　搾取被害　権利擁護
居宅介護　訪問看護
成年後見制度
就労継続支援B型

40代　出生時鎖肛　潰瘍性大腸炎
大腸全摘出　IVH・ストマ自己管理　在宅就労
就労継続支援A型
訪問看護
居宅介護(ヘルパー)

壮年期

20代　交通事故後高次脳機能障害
環境整備支援　一般就労
就労継続支援A型
一般企業

50代　権利擁護
若年性認知症　介護保険移行
就労継続支援B型　介護保険

30代　家族内トラブルで自死
救命後四肢麻痺　気管切開　長期療養後居場所無　単身生活保護　在宅就労でCAD技術獲得
訪問診療　訪問歯科診療
就労継続支援A型　生活介護

30代　中学時代急性潰瘍性大腸炎発症
パルス療法　精神科通院　親によるDV　虐待通報・対応　ストマの管理　居場所　就労支援
訪問看護　疼痛外来
ストマ外来　就労継続支援B型

50代　先天性心疾患
服薬治療　父母後期高齢者　心機能低下　心停止数回　自宅転倒頻回　退院支援
移行期医療支援センター
介護保険制度
看護小規模多機能

60代　脳性麻痺　四肢麻痺
親の高齢化・介護と看取り支援単身生活移行支援　介護保険移行
訪問診療　訪問看護
生活介護　重度訪問介護

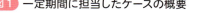

医療的ケア児等コーディネーター(相談支援専門員)

*すべてのケースについて、掲載許可をいただきました。

図2 ソーシャルワークとアプローチ

主体的側面(当事者)に立つときに見えてくる生活上の困難
(例:病気を治したい・医ケア児を預けたい)が社会福祉固有の対象領域

利用する社会制度
(例:医療機関・保育園等)との関係は「社会関係」

社会福祉が対象とするのは、
「社会関係の**不調和**」
「社会関係の**欠損**」
「社会制度の**欠陥**」が生じた場合

**さまざまな形で生み出される個人と
それを取り巻く環境との
不適応・不均衡を示す状態
これを「調整」することが社会福祉の主たる機能**

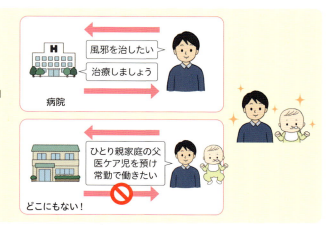

岡本栄一ほか.　新版 社会福祉原論. ミネルヴァ書房, 1992より筆者作成.

3. 本人家族の生活課題と地域資源の連携・発展

　地域には、子どもと家族の多様な生活課題（生活上の困難）があります（図3-①）。各事例に対して相談機関は、互いにつながり合うことなくそれぞれの支援を始めます（図3-②）。ですが、同じ子どもと家族を中心に、生活課題の解決を共通目的とし、専門性に基づく役割をそれぞれが担い、チームとして取り組むことで社会資源がつながることができます（図3-③）。

　このような動きは、同時期に並行して地域で起こり、具体的解決の実践が重ねられるこ

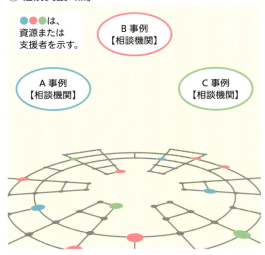

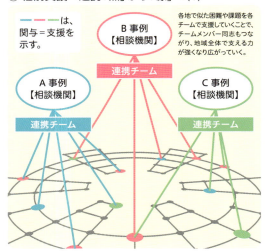

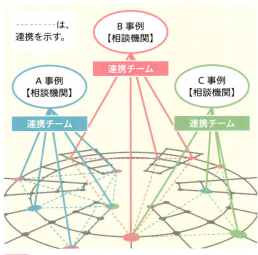

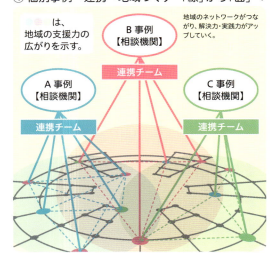

図3　地域資源の連携と発展

上原 久．多機関との連携のあり方：講義の位置づけと目的．16-9．
https://www.mhlw.go.jp/content/12000000/000351110.pdf

とで、地域資源の結びつきは広がり、解決する力が高まっていきます（図3-④）。

4. 地域診断（支援を重ねて知るケースの課題と地域資源の実際）

図4は、p74 図1をもとに課題の一部を単純に表し、グループに分けました。

例えば、赤枠で囲んだ事例は、先天性心疾患のケースです。コーディネーターが0歳、3歳、6歳、17歳、50代のケースを同時に支援しています。

もちろん、個別性はありますが、同じ疾患で異なるライフステージの支援を同時に経験することで、大きく①先天性心疾患という病態・その暮らし・生活上の課題、②その時々の地域の医療・社会資源の特徴、③成長・加齢による変化がこの先どうなっていくのか等、

乳幼児期

2歳　外国籍
多胎児（遺伝子疾患児・健常児）　入院付き添い要請中のきょうだい児の育児　教育・発達支援制度と文化の理解
`訪問看護` `児童発達支援` `通訳ボランティア` `居宅介護（ヘルパー）`

3歳　島嶼部在住　先天性心疾患
心内修復術終了　酸素療法終了間近　きょうだい児と同じこども園へ入園希望
`居宅介護（ヘルパー）` `児童発達支援` `訪問看護`

0歳　先天性心疾患　NICU退院
人工呼吸器管理　経管栄養　吸引　姉の登降園時の見守り要
`児童発達支援` `訪問看護` `居宅介護（ヘルパー）` `喀痰吸引等研修`

6歳　染色体異常　先天性心疾患
人工呼吸器管理　経管栄養　気管切開　手術の為長距離移動支援　入浴補助具購入助成　通学移動支援
`居宅介護（ヘルパー）` `居宅訪問型児童発達支援` `日常生活用具給付` `訪問看護` `児童発達支援`

7歳　自閉スペクトラム症
登校困難　居場所づくり
`放課後等デイサービス` `訪問看護`

14歳　重度心身障害児
ひとり親世帯　転入
`訪問看護` `居宅介護` `放課後等デイサービス`

2歳　染色体異常
ひとり親家庭　入院時兄弟預かり先　企業型保育園の特性理解
`訪問看護` `保育所等訪問支援`

4歳　上下肢肢体不自由
知的発達目覚ましい　児童発達支援センター入園不可　保育園一時保育・児童発達併用後　地域保育園入園
`訪問看護` `児童発達支援事業` `保育園`

2歳　染色体異常
皮膚過敏　憤怒発作　移動不可　視覚障がい
`訪問看護` `居宅訪問型児童発達支援`

学齢期

19歳　帰国子女　ひとり親家庭
知的障がい　自閉スペクトラム症　卒業後の居場所
`放課後等デイサービス` `就労継続支援B型` `生活介護`

17歳　知的障がい
出生時極低出生体重　卒業後の進路支援
`放課後等デイサービス` `就労継続支援A型`

17歳　知的障がい
自閉スペクトラム症　家族間DV加害　措置入所　成人移行後の居場所　支援体制づくり
`訪問看護`

17歳　先天性心疾患
心内修復術完了　デバイス無　運動制限有　肢体不自由　校卒　こだわり行動への支援　卒業後の居場所　就業　経済基盤の確立
`放課後等デイサービス` `生活介護` `就労継続支援B型`

14歳　頭部奇形難病
段階的形成手術20回以上　ネグレクト　親権変更　移行期医療課題
`弁護士` `地域子育て支援拠点`

20代　大学生　遺伝性筋疾患
膀胱留置カテーテル　在宅支援コーディネート
`訪問看護` `移動支援` `居宅介護（ヘルパー）`

成人期

10代　動ける医ケア児だったが気管切開閉塞
主たる養育者死去により障害児施設入所　外部から訪問し数年にわたり関係づくり　卒業前に退所・地域移行支援　居場所づくり　発達障がい特性支援
`障害児入所施設` `医療機関（小児）` `障害児入所施設` `児童相談所`

30代　海で頸髄損傷　四肢麻痺
膀胱留置カテーテル　単身生活コーディネート
`訪問診療` `生活介護` `訪問看護` `就労継続支援A型` `重度訪問介護`

20代　消化器難病　急性増悪繰返す
セカンドオピニオン導入し術後安定　ひとり親に子育て支援　債務整理　摂食障害　精神科・内科合併症　医療機関調整
`居宅介護` `訪問看護` `母子支援施設` `法テラス`

40代　知的障害　血液難病　触法障害
服役後地域移行・定着　がん治療　搾取被害　権利擁護
`居宅介護` `訪問看護` `成年後見制度` `就労継続支援B型`

40代　出生時鎖肛　潰瘍性大腸炎
大腸全摘出　IVH・ストマ自己管理　在宅就労
`就労継続支援A型` `訪問看護` `居宅介護（ヘルパー）`

壮年期

20代　交通事故後高次脳機能障害
環境整備支援　一般就労
`就労継続支援A型` `一般企業`

50代　権利擁護
若年性認知症　介護保険移行
`就労継続支援B型` `介護保険`

30代　家族内トラブルで自死
救命後四肢麻痺　気管切開　長期療養後居場所無　単身生活保護　在宅就労でCAD技術獲得
`訪問診療` `訪問歯科診療` `就労継続支援A型` `生活介護`

30代　中学時代急性潰瘍性大腸炎発症
パルス療法　精神科通院　親によるDV　虐待通報・対応　ストマの管理　居場所　就労支援
`訪問看護` `疼痛外来` `ストマ外来` `就労継続支援B型`

50代　先天性心疾患
服薬治療　父母　後期高齢者　心機能低下　心停止数回　自宅転倒頻回　退院支援
`移行期医療支援センター` `介護保険制度` `看護小規模多機能`

60代　脳性麻痺　四肢麻痺
親の高齢化・介護と看取り支援単身生活移行支援　介護保険移行
`訪問診療` `訪問看護` `生活介護` `重度訪問介護`

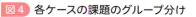
図4　各ケースの課題のグループ分け

医療的ケア児等コーディネーター（相談支援専門員）

＊すべてのケースについて、掲載許可をいただきました。

生活者としての具体的な困難をつぶさに理解していくことができます。

　時間を軸にした課題の流れを知ることで、新たに地域に生まれ育ってくる子どもたちの将来を見通し、未来に必要とされる支援を考察することができます。

　先天性心疾患の子どもは、「動ける医療的ケア児」と呼ばれる状態から、心内修復術を終え、医療機器を必要としない状態へ、成長とともに移行する場合も見られます。また、子どもから大人の診療科への移行が新たな課題として注目されています（p98 図7参照）。

　図4での例示は20ケースほどですが、並行して①自閉スペクトラム症と合理的配慮の構築（青枠）、②先天性腸疾患の支援（紫枠）、③上下肢共に肢体不自由である介護度の高い場合の支援とその単身生活支援の構築（黄色枠）、④ネグレクト・虐待等の権利擁護（緑枠）といった支援があります。課題解決が幾重にも重なり、より困難さがある対応もあれば、上下肢肢体不自由であっても高い知的発達がある場合には、施策で重点的にサポートされる重症心身障害に該当しないため、逆にすべての支援機関から受け入れられず、進路が宙に浮いてしまう困難も見られました。

　加齢に伴い重症化した場合は、よりケア度が高い上下肢肢体不自由のケースで経験した支援や資源が参考になります（黄色枠）。また、成長時の環境や経験で十分な刺激を得られず、発達支援が必要となり、こだわりが強い状態が現れてきたら、自閉スペクトラム症（青枠）・高次脳機能障害・認知症の対応等で支援したチーム構成員や資源が参考となります。

　コーディネーターは、乳幼児期・学齢期・成人期・壮年期へ、特に、ライフステージの移行時に支援を求められます。ですが、医療・福祉サービスの資源は、人口比率から見て圧倒的多数を占める介護保険の市場に合わせた発展をしています。新たな人材やサービス資源が必要となったときには、すでにある介護保険サービスを含む資源等もよく理解し、新たに携わる契機をつくることで資源を開拓することが可能な場合もあります。

　一つひとつのケースに関わることで、コーディネーターは、制度・社会資源・地域の成熟度等による不調和・欠損等、ケースを横断して生じている共通課題、つまり地域課題を、さらに具体的に知ることになるのです。

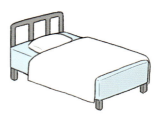

5. ケース実践経験の積み重ねが資源を育てる

p74 図1およびp80 図6には、関与した代表的な社会資源が記載されています。医療的ケア児はケア度・個別性が高く、アウトリーチ型の資源活用が必要です。特に、医療的な配慮を必要とするため、訪問看護ステーションなど、訪問型の医療サービスは多くのケースを支援しています。

私たちは支援を経験することで、多様な特性課題の対応を身に着けていきます。課題に合わせて、すでに支援しているサービス提供内容を拡大し、専門性が異なる場合には、さらに新たな専門性をもつステークホルダーが支援チームへ参加することで課題解決に応えていきます。そして、共に関わることで新たな支援方法の具体を獲得していくのです（表1）。

表1 当該地域における環境をとらえる視点

医療的ケア児を取り巻く環境		
I. 地域（児と家族の生活圏）の概要	II. 制度に基づく活用可能な社会資源	III. 教育・療育体制
1 医療的ケア児等実態調査結果	1 児童福祉法事業	1 療育、保育、就学相談の状況
2 医療的ケア児等協議会の状況	2 障害者総合支援法事業（介護給付、訓練等給付、相談支援、自立支援事業）	2 居宅訪問型保育および未就学児への発達支援（児童発達支援事業の状況）
3 市町村の医ケア児等への理解・取り組み状況（福祉計画などの確認）	3 地域生活支援事業	3 小・中・高等学校の受け入れ状況（県立、市立特別支援学校なども含む）
4 小児医療体制（医療圏域、周産期・小児医療体制、在宅医療体制）	4 小児慢性疾病児童等自立支援事業	4 療育、保育、学校の外部との窓口（担当者）の確認
5 活用可能な社会資源（フォーマル、インフォーマル）	5 難病患者等居宅生活支援事業	5 学校と事業所などの連携状況（児童発達支援、放課後等デイサービス、訪問看護など）
6 障害児者災害支援体制	6 母子保健事業	
7 市町村の要保護児童対策地域協議会状況	7 生活困窮者支援事業	
8 保健医療福祉の連携状況		

令和元年度厚生労働行政推進調査事業費補助金（厚生労働科学特別研究事業）.
医療的ケア児等コーディネーターに必要な基礎的知識の 可視化及び研修プログラム確立についての研究 報告書より.

6. ケース課題　社会資源支援の展開

　これまで見てきたケースの、実践を積み重ねることでたどる支援技術を、図5-1に示しました。

　支援は、個別課題の解決（ミクロ）から、利用者を取り巻く地域との関係づくり（メゾ）を経て、組織的・政策的な反映（マクロ）へと展開することが示されています（図5-2）。

　マクロな解決として、政策提言が示されていますが、身近な政策提言への道として設置されているのが、市町村・都道府県で設置され、ケースを通した課題解決を目指し、身近な地域で開催される仕組みが、自立支援協議会（図6）です。また、表2は、コーディネーターが地域資源へ働きかける際の指針となります。

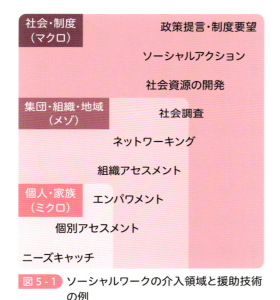

図5-1　ソーシャルワークの介入領域と援助技術の例

社会福祉法人長野県社会福祉協議会．地域を基盤としたソーシャルワーク機能強化に向けた「総合相談体制整備事業」報告書．2019, 48. を著者改変．

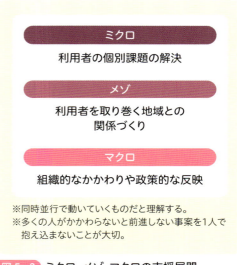

図5-2　ミクロ、メゾ、マクロの支援展開

令和4年度相談支援従事者指導者養成研修配布資料を参考に作成．

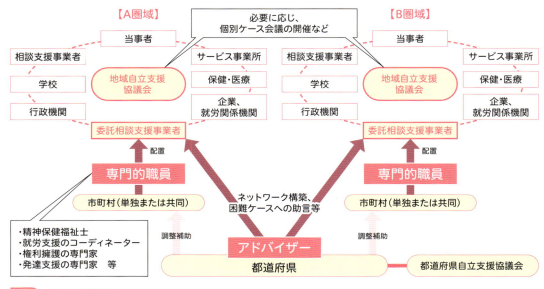

図6 自立支援協議会

厚生労働省社会・援護局障害保健福祉部．
障害者自立支援法による改革〜「地域で暮らす」を当たり前に〜　障害福祉サービスの支給決定・サービス利用のプロセス．
https://www.mhlw.go.jp/bunya/shougaihoken/jiritsushienhou02/4.html

表2　地域を基盤としたソーシャルワークの8つの機能

1	広範なニーズへの対応	制度の狭間に対応する	5	予防的支援	福祉教育と専門職の学び
2	本人の解決能力の向上	本人の抱える課題を中心	6	支援困難事例への対応	省察的実践家としての信頼関係
3	連携と協働	多職種連携と住民の協働	7	権利擁護活動	地域特有の資源や強さ、回復力・復元力を重視
4	個と地域の一体的支援	住民とともに取り組んでいく	8	ソーシャルアクション	政策を動かし施策に反映

岩間伸之．地域福祉援助をつかむ．有斐閣，2012，20．を著者改変．

7. まとめ

　コーディネーターに期待される役割は、図7の「相談支援」で表されます。対象児のライフステージに合わせた、地域の関係機関を面的につなぐ「横のつながり」と課題解決の過程で得られる支援者それぞれの専門性の育ち、乳幼児期・学齢期・青年期へと、対象児の時間軸を未来につなぐ「縦のつながり」の要となることです。

　ケースに寄り添うことで、各ステージにおいては、「気づきからの丁寧な発達支援」「家族を含めたトータルな支援」「子育てしやすい地域づくり」を行い、縦のつながりでは「継続的・総合的なつなぎの支援」が求められています（図8）。

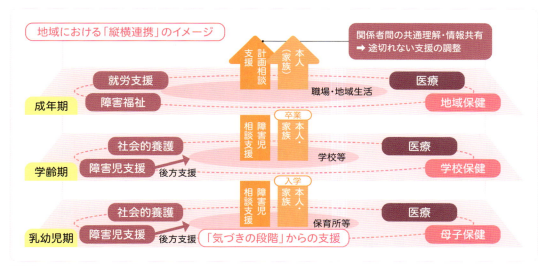

図7 地域連携体制における障害児相談支援事業の重要性

厚生労働省．第10回障害児支援の在り方に関する検討会
資料3 報告書案参考資料（平成26年7月），
https://www.mhlw.go.jp/stf/shingi/0000050856.html

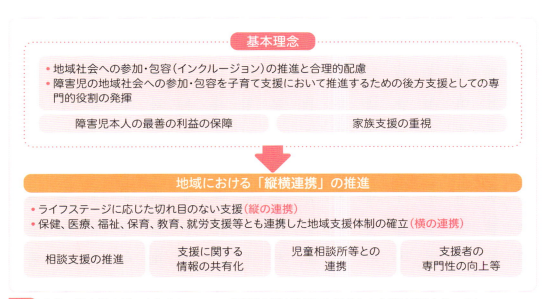

図8 今後の障害児支援の在り方について～「発達支援」が必要な子どもの支援はどうあるべきか～

厚生労働省．今後の障害児支援の在り方について（報告書）
～「発達支援」が必要な子どもの支援はどうあるべきか～の取りまとめについて．報告書概要（平成26年7月16日），
https://www.mhlw.go.jp/stf/shingi/0000050945.html

（西村　幸）

7 市町村を含む地域支援体制の整備

個別支援から始まる地域支援体制整備

　医療的ケア児を支援する地域支援体制を整備するためには、障害者総合支援法に基づく協議会や医療的ケア児等支援のための市町村（圏域）での協議の場において、支援が提供されない課題などについて把握・検討し、支援が届けられるよう資源開発をする必要があります。実態把握では、医療的ケア児の数や医療情報等の把握から一歩踏み出し、2024（令和6）年度からの障害福祉計画の目標にも位置づけられた、個別事例として地域関係者とリアリティある状況を共有し、地域で支援体制を整えていくための志気と仕組みの強化を進める必要があります（図1）。

　個別支援から地域を概観し、不足している資源を特定して協議会などへ情報を提供し、地域資源について明らかにしていく方法であり、地域生活者として医療的ケアがあっても、地域で学び育つインクルージョンの認識を共

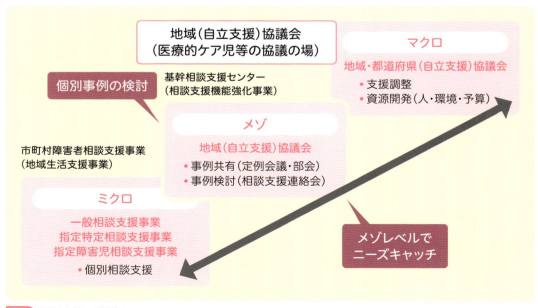

図1　個別支援〜協議会へ

有することが重要です。

医療的ケア児の地域支援の整備には、「医療的ケア児及びその家族に対する支援に関する法律」により、市町村において不足している社会資源を創出することが期待されています。2016（平成28）年に行った調査研究により、子どもが活用できる社会資源の開発には「地域診断とチームづくり」「ケアマネジメント」「医療・福祉の領域からの助言や指導」「医療安全の推進」「ソーシャルワーク」の5つの実践ができる人材が必要であることが示唆されました（図2）。これは単独で実践できるものではなく、保健・医療・福祉職がチームを結成し、地域で社会資源を創出するコンサルテーションチームが必要です[1]。医療的ケア児等コーディネーター（以下、コーディネーター）には、地域支援体制の整備に対する役割が期待されていますが、個別支援から地域支援体制を整備する役割としてミクロな視点から地域を見つめ、どのような資源が必要かをアセスメントすることが期待されているといえます。

医療的ケア児に対する個別支援は、状態像が多様なことから個別性が高く、普遍化しづらい要素を多く含んでいます。また、自治体によって制度運用のローカルルールが存在する

ことも多く、一概に支援体制整備の要点を語ることは困難です。そのため、個別支援から地域の特徴をつかむ力が必要となります。地域の特徴をつかむためには、子どもと家族への支援にあたった「数」、すなわち経験値が必要となります。

初めて支援を担当する際には、まず目の前の子どもと家族のための地域資源をリサーチします。具体的には、当該地域や事業所、自治体、医療機関の特徴をつかみます。2回目の経験では、初回の支援経験で得た知見を生かして必要な支援を調整します。そして、3回目以降になると、それまでの支援で感じた、各関係機関の特徴を地域に落とし込んで俯瞰できるようになってきます。換言すれば、ケースの集積により地域特性を把握できるようになるのです。

このようにコーディネーターが支援の経験から得た知見は、「定性的な情報」となります。集積される情報として、医療・保健・福祉機関や市町村との連携状況を筆頭に、退院調整会議を通して得られる医療機関の地域連携の状況、サービス担当者会議での検討内容などがあります。また、医療的ケア児支援のための協議の場や障害者総合支援法に基づく協議

第1章　コーディネーターが知っておきたい基本の知識

コンサルテーションチーム	・社会資源の創出・地域作り ・地域状況を診断し、地域を作る視点
アドバイザー	・助言 ・コーディネーターの育成支援
医療的ケア児等コーディネーター	・個別支援（小さなケアマネジメント） ・個別支援から地域を作る視点 ・地域特徴を掴む

図2　コーディネーターの立ち位置

会などでの議題や議論の内容などもあります。これらの情報を、行政が主体となり実態把握し、医療的ケア児の人数や利用しているサービスといった、定量的な情報とすり合わせながら、地域支援体制整備の戦略を創り出していきます。

　戦略を創り出す場として期待されるのが、前述の医療的ケア児等の協議の場や障害者総合支援法に基づく協議会などとなります。一方、各地で同様な取り組みがなされ、都道府県における医療的ケア児支援センターを通じて、各地の実践情報を受け取ることも可能となってきています。

　では、具体的にどのように個別支援を実践し、地域を概観するか、その要点について以下に説明します。

1) 個別支援から始まる地域を概観する

　コーディネーターは、母子保健・児童福祉法・障害者総合支援法・医療保険制度・教育制度など、多岐にわたる制度を活用し、成長と発達、予防的視点も盛り込んだ「サービス等利用計画」（障害児支援利用計画含む）が立案できる力を想定しています。

　また、一連のサービス調整やサービス担当者会議・支援の開始からモニタリングし、退院直後の不安定期から安定期への見通しを保護者や支援者と共有できるように、医療との連携を図ります。コーディネーターは、支援チームをまとめる力も期待されています。

　さらに、コーディネーターには、既存の支援プランに予測できるクライシス（危機）への

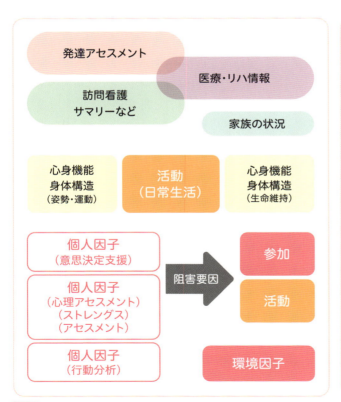
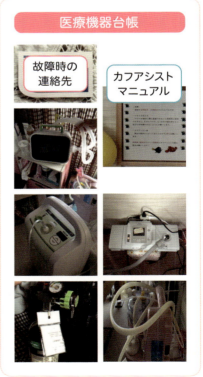

図3　平時の医療支援と成長発達支援（支援計画）に加えて、災害時・急変時を見据えた計画（クライシスプラン）によるトータルプラン

支援を加えたトータルプランを作成することが期待されています（図3）。

　クライシス（危機）で最も想定される状況は家族の変調です。具体的には、家族の急な病などで、一時的に子どもの世話をすることが困難な状況になることがあります。また、災害などもクライシスに該当します。クライシスについては、個々の家庭の状況に応じてアセスメントし、対応策をチームで検討していきます。このプロセスから地域を概観するためには、当該地域 の母子保健、児童福祉法や障害者総合支援法、医療保険制度に基づく社会資源の状況や相談窓口について、あらかじめ把握しておくとよいでしょう。

2）退院調整会議に参画し医療機関の連携状況を知る

　2015年度の調査結果より、多くの医療的ケア児は、NICU（新生児集中治療室）、PICU（小児集中治療室）への入院経験があることがわかっています（図4）。しかし、いかに医療的ケアの必要性が高くても、地域で家族と暮らすことが基本です。コーディネーターには、医療的ケア児が退院後に家族と共に暮らすことを想定して関わる視点が重要となります。言い換えれば、病院という場から地域、自宅という場への移行を支援するということです。そのため、まずは退院直後の移行期を乗り切るための支援体制、チームを作ります。医療機関からの在宅移行期は、子どもの状態が不安定となりやすい時期でもあります。なぜなら、入院中は24時間看護師が子どもの状態、健康管理を担当していますが、退院後は主に保護者が状態や健康の管理を行うこととなるからです。医療機関とは異なる自宅という場で、保護者が子どもの健康管理の要点を理解するまでには、多少の時間を要します。その際に不可欠なのが保護者に寄り添って健康管理を支援する人材であり、多くの場合に訪問看護の

○ 経管栄養、気管切開、人工呼吸器等が必要な児童のうち約9割がNICU・ICU（PICU含む）の入院経験があり、NICU等退院児の約6割以上が吸引や経管栄養を必要としており、約2割が人工呼吸器管理を必要とするなど特に高度な医療を必要としている。

NICU等の入院経験の有無 （N=894）

区分	人	%
NICU・ICU（PICU含む）への入院経験あり	797	89.2
NICU・ICU（PICU含む）への入院経験なし	86	9.6
無回答	11	1.2

NICU等退院児の状態像 （N=797［複数回答］）

区分	人	%
吸引	520	65.2
吸入・ネブライザー	326	40.9
経管栄養（経鼻、胃ろう、腸ろう）	580	72.8
中心静脈栄養	25	3.1
導尿	121	15.2
在宅酸素療法	265	33.2
咽頭エアウェイ	19	2.4
パルスオキシメータ	319	40.0
気管切開部の管理（バンド交換等）	321	40.3
人工呼吸器	159	19.9
服薬管理	649	81.4
その他	124	15.6
無回答	6	0.8
計	797	100

図4　医療的ケア児の状態像

平成27年度厚生労働省社会・援護局委託事業「在宅医療ケアが必要な子どもに関する調査」速報値

退院支援の段階	第1段階 (外来)	第2段階 (入院時24時間以内)		第3段階 (受容支援と自立支援)	第4段階 (サービス調整)	
				入院後3日～退院まで	必要となった段階～退院まで	
支援過程	図6参照	①支援が必要な患児の特定(退院困難事例の特定)	②情報収集アセスメントにより退院後に起こり得る問題の特定	③患児・家族の意思決定支援、退院支援計画の立案	④退院に向けた準備の実施(退院後の生活に向けた病棟内での医療ケアに関する支援)	⑤医療・介護・福祉制度やサービスの調整退院後の療養環境の準備

外来看護師 →

退院調整担当者
病棟看護師 →

外来や病院内での入院支援過程のモニタリングや助言を行う

連携会議のタイミング	必要時連携会議(情報共有)		院内連携会議(退院支援カンファレンス)	院内外連携会議(退院支援カンファレンス)	

図5 入退院支援のプロセス　　　　　　　　　　（文献2を参考に作成）

　導入が検討されることとなります。
　図5に一般的な入退院支援の過程を示しました。現在の医療保険制度では、入院直後から退院支援の必要性が検討されます。そこで支援の対象と判定された場合に、退院支援が開始されます。通常は入院中に医療機関が主催する退院調整会議の場において、退院後の生活を見通した支援の方策が検討され、退院支援計画を策定していきます。コーディネーターは、退院調整会議に「参加」というより「参画」するという姿勢で臨み、在宅への移行期支援を入院中から実践することが求められます。その際、子どもと家族を通して主治医、看護師、パラメディカルスタッフと顔の見える関係性を徐々に構築していくことが重要です。
　最近では、感染症対策からオンライン会議も増えており、対面せずオンライン上での調整なども進むなかで、協議会などを活用し日常的に地域支援者との関係性を構築しておくことで、退院調整会議で退院後の相談窓口として、コーディネーターが主治医や看護師などへス

コーディネーター（調整役のイメージ）

訪問、電話、メール、オンライン
初めて関わる事業所等の担当者には、訪問して対面でのコミュニケーションが基本

事業所等の特徴を知る
事業内容、人員体制などの把握

地域資源の活用
実績がなかったり、経験は少ないが、協力への意思（意欲）が見られる場合は、事業所への研修や事業所内会議などへの参加も効果がある

関係機関の想いを聴く
どんな支え方があるのか？
どのような支援を考えているか？

（ズレの修正）
↓
方向の一致

図6 支援機関との調整で大切にしていること

ムーズに連絡を取ることが可能となります。

3）支援機関の調整から地域を概観する

地域で子どもと家族に対する支援機関の調整の際に、大切にしていることを図6に提示しました。図6の各事項に留意しつつ支援機関調整を進めることで、地域が見えてきます。初めて関わる事業所や機関については、顔の見える関係の構築や先方の現状を知るためにも訪問をすることが原則です。

また、事業所や機関の特徴について、ホームページや訪問時の様子から情報を収集し、事業所の支援経験の有無や、未経験でも受け入れに積極的であるか、消極的な場合は、何をどのようにすれば対応が可能となるのかなどを把握します。研修参加への意欲や事業所、機関の想いを協議会や検討の場で聴く機会をもつことで、理解が深まるでしょう。いわゆる支援機関アセスメントから、支援者の力を引き出す必要があります。

調整の際、コーディネーターは、支援チームとなる機関、事業所に対し、エンパワメントの視座でかかわることが肝要です。ここでいうエンパワメントとは、「すべての人、集団、社会の潜在能力と可能性を引き出し、ウェルビーイング実現に向け力づける環境作り」を指します[3]。また、コーディネーターは、子どもの成長と発達を見越した発達支援の調整を行うことが期待されています。なぜなら、成長とともに子どもの状態像は変化することも多く、定期的に支援の内容について評価、修正が必要となるからです。

そのためには、発達の状況を評価しながら、多職種の視点をサービス等利用計画へ反映させるとともに、担当する支援機関の支援計画にも反映してもらいトータルケアへの先導を担

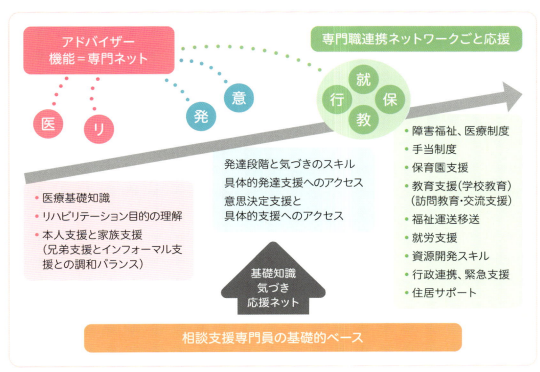

図7 成長と発達を見越した発達支援の調整機能

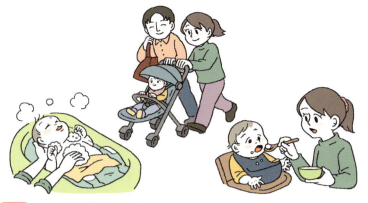

図8 意思決定が必要な日常生活場面

直接支援のすべてに意思決定支援の要素が含まれている

意思が尊重された生活体験の積み重ね

います。これは、子どもの状態に応じた発達支援を導入するタイミングを、訪問や会議などを通して見極め、具体的な支援へとつなげていく段階において必ず行う必要があります（図7）。

その際、発達支援機関が備え持ってきた支援力が子どもに適切に提供されるよう、サービス調整と協力を求め、具体的な支援（いわゆる事業所が立案する個別支援計画）が、将来の意思決定支援の準備として、どのように位置づけられるのか、共有を図ることが重要です。子どもの成長を振り返り確認するなかで、支援した経過からの効果や労いも、家族と共に支援者が味わえる機会を提供することも大切な役割であるといえます（図8）。

つまり、個別支援計画内容について、本人・家族へ説明がなされ、評価、修正、個別支援会議が適切に運用されているか、モニタリングすることが重要です。また、子どもの発達段階に応じて保育・教育など（小中高のそれぞれの段階）と連携し、支援を進めていくことが、その後の就労や社会生活に近づくためのアクションであり、コーディネーターの活動が共生社会づくりの実践者であることも、実践をもって知ることにつながります。

（橋詰　正）

◆参考文献
1) 谷口由紀子ほか．医療的ケア児等相談支援者に対するスーパーバイザーの役割と機能．淑徳大学福祉紀要，2016．
2) 戸村ひかり．よくわかる退院支援．学研メディカル秀潤社，2019，184p．
3) 安梅勅江．エンパワメントのケア科学：当事者主体チームワーク・ケアの技法．医歯薬出版，2004，6．
4) 宇都宮宏子監修．退院支援ガイドブック．学研メディカル秀潤社，2015，232p．
5) 野中 毅ほか．サービス管理責任者児童発達支援管理責任者指導者養成研修資料（R5年度）一部加筆．

8 都道府県等における 小児等医療体制の基本的概念

1. 小児医療体制について理解する意義

　医療的ケア児は、日常生活において医行為を必要とする子どもです。これらの医行為については、医師が「在宅管理」を行うことになります。つまり、医療的ケア児は必ず定期的に医療機関を受診しているということになります。在宅管理については、病院や診療所（クリニック）の医師（多くは小児科医）が外来診療で行う場合と、在宅療養支援診療所（在支診）などの在宅医（地域によりますが成人診療科医師の場合も多い）が、訪問診療で行う場合があります。在宅で体調の悪化があった場合、多くは大学病院、小児病院、地域総合病院の小児科に入院することになります。このように、医療的ケア児のほとんどが「小児医療」を受けていることから、医療的ケア児の支援においては小児医療体制について知っ

ておく必要があります。

　皆さんのいる地域の小児医療体制については、都道府県が策定する「医療計画」が参考になります。医療計画は5年ごとに策定され、2024（令和6）年度からは第8次医療計画になります（2024年度からは6年ごとに策定されます）。医療計画は、厚生労働省が定める「5疾病5事業および在宅医療」を中心に記載されますが、このうち医療的ケア児に関わるのは5事業のうちの「小児医療」「周産期医療」「災害時医療」と「在宅医療」になります。都道府県の医療計画はホームページで閲覧できるほか、策定においてはパブリックコメントも募集されますので、チェックしてみてください。図1は、北海道の第7次医療計画における小児医療連携体制です。

2. 小児医療連携体制を把握するための3つの要点

　小児医療、特に医療的ケア児に関する医療については、単独の医療機関で完結することはまれで、小児医療を提供する機関が連携する必要があります。これらについても、都道府県の医療機関に記載されている内容が参考になります。小児医療連携体制を把握するため

の要点として、1）医療圏域、2）周産期（新生児）医療体制、3）主たる医師間の連携、があります。

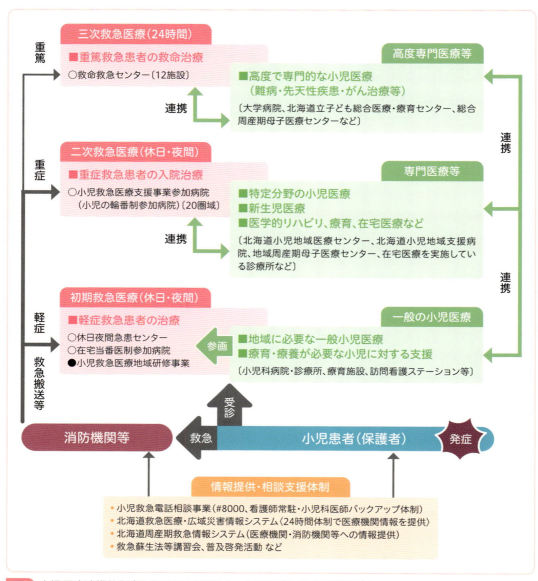

図1 小児医療連携体制（平成31年4月現在）　北海道 第7次医療計画より

（北海道医療計画〔平成30年度〜令和5年度）＜中間見直し＞．令和3年3月 北海道．第3章．90．
https://www.pref.hokkaido.lg.jp/hf/cis/iryokeikaku/minaoshi.html〔3月26日参照〕）

1）医療圏域

　医療圏域とは、医療のありかたを規定する医療法で定義されているもので、一般の患者さんがまずはじめに受診する診療所などの一次医療圏、一般の入院にかかわる医療を提供する単位である二次医療圏（令和3年10月時点で全国335医療圏）、特殊な医療を提供する単位として都道府県ごとに1つ（北海道のみ6つ）設定される三次医療圏があります。

　医療的ケア児は、小児慢性特定疾病などの基礎疾患を有するため、三次医療圏における特殊な医療を必要とする場合が多いですが、平時の在宅管理や感染症罹患などによる臨時入

院については二次医療圏で完結する場合が多く、逆に、一次医療圏で完結することは少ないです。医療的ケア児等コーディネーター（以下、コーディネーター）として押さえておくべきは「二次医療圏」と考えてよいでしょう。

2) 周産期（新生児）医療体制

多くの場合、先天性疾患や新生児期に発症する疾患や合併症が原因となって「医療的ケア児」という状態になります。その意味で、周産期（新生児）医療体制についてもおさえておく必要があります。都道府県における周産期医療体制についても、医療計画で確認することができます。新生児期に医療が必要となる場合、NICU（新生児集中治療室）で治療を受けることになりますが、NICUのなかでも比較的高度な医療を提供するのが二次医療圏ごとに整備されている「地域周産期センター」であり、さらに高度な医療、あるいはリスクの高い妊婦に対する医療を提供するのが三次医療圏ごとに整備されている「総合周産期センター」です。

これらの周産期センターでの治療後も医行為が必要な状態であると、「医療的ケア児」として退院を目指すことになります。NICUから一般小児科病棟を経由して退院を目指す場合が多いですが、状態によってはNICUから直接退院になることもあります。大学病院などでは、退院後の感染罹患による臨時入院を受けられない場合もあり、周産期センターのある病院から地域総合病院の小児科を経由し、以降はその転院先の病院で外来診療や臨時入院をすることもあります。

3) おもな医師間の連携

NICUから退院した子どもの場合、平時は地域総合病院の小児科医が外来診療で、あるいは、在宅医が訪問診療で、定期的な体調の確認および在宅で必要となる薬剤の処方や医療・

衛生材料の支給を行います。周産期センターの新生児科医は、数カ月に一度程度の発達外来（フォローアップ外来）で発達のチェックをすることが多いです。その他、てんかんの合併がある場合は大学病院や小児病院の小児神経科医、先天性心疾患がある場合には小児循環器科医、経口摂取不良や胃食道逆流があって胃瘻造設が必要な場合は小児外科医、気管切開を行った場合には耳鼻科医など、医療的ケア児は複数の専門外来を受診することが多いです。

体調悪化時の臨時入院については、総合病院の小児科病棟に入院することが多いですが、「在宅療養後方支援病院」の届け出をしている病院もあります。在宅療養後方支援病院は、在宅医療を提供している医療機関と連携し、あらかじめ緊急時の入院先とすることを書面や外来受診で確認した患者について、24時間の対応を行い必要に応じて入院診療を行います（図2）。

4) 医師間の連携の現状と課題

地域総合病院小児科や在宅医が在宅管理を行う場合、主治医が明確になっていることが多いです。医療的ケア児が保育所や児童発達支援事業所、あるいは学校に通う場合、事業所や学校の看護師、保育士、教員などに医療的ケアの指示書を出す必要がありますが、1人の主治医が、複数の医療的ケアすべてについて指示を出すことも多くあります。在宅医が小児科医ではなく成人診療科医師であっても、事業所や学校、相談支援専門員、コーディネーターなど、地域の支援者との連携は病院小児科医よりも在宅医のほうが慣れているため、在宅医に医療的ケアの指示を出してもらうのがよいと思います。在宅医は、必要に応じて病院小児科医や専門医に相談をします。

一方、大学病院や小児病院のみでフォローする場合、専門外来の診療で関わる医師は多くても、「主治医（平時の体調管理に責任をも

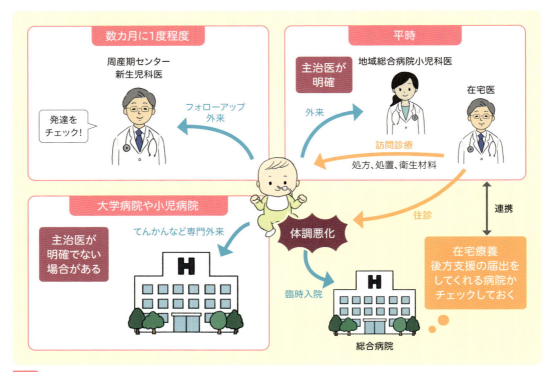

図2 医師間の連携

つ医師）」が誰なのかわからないことがあります。このような場合、事業所や学校における医療的ケアの指示書が複数診療科からそれぞれ出されることが多く、体調が変化した際に連絡する診療科がわかりにくいという課題が生じることがあります。専門医のうち誰か1人に主治医になってもらうか、あるいは、事業所や学校との連携を担う主治医として在宅医を新たに確保するのもよいと思います。

都道府県によっては、地域医療介護総合確保基金を活用して、小児等在宅医療連携拠点事業を実施しているところもあります（図3）。医療の事業ではありますが、医療的ケア児支援も含むかたちで事業を展開している都道府県が多いです。

5）短期入所（レスパイト）

保護者などケアを担当する者が休息を取る目的で、障害児を一定期間事業所等に預けることを「レスパイト」といいます（ショートステイと呼ぶこともあります）。医療的ケア児のレスパイトは通常、福祉の事業である医療型短期入所事業所で実施されます。医療型短期入所事業は、かつて「重症心身障害児施設」と呼ばれていた医療型障害児入所施設や、有床診療所の病床を活用して実施されています。短期入所は福祉の事業なのですが、宿泊を伴う場合は医療の仕組みである病床を使用しなければいけないという規定があります。宿泊を伴わない短期入所として「医療型特定短期入所事業」というものもあります。居住地域に短期入所施設がない、施設が少なく希望に合わせた利用ができない、3歳未満の乳幼児が利用できる施設が少ない、保護者の急病や葬儀などの際の臨時利用が難しいなど、「医療型短期入所の不足」は全国に共通する課題です。

小児科病棟など、病院の病床を活用して医

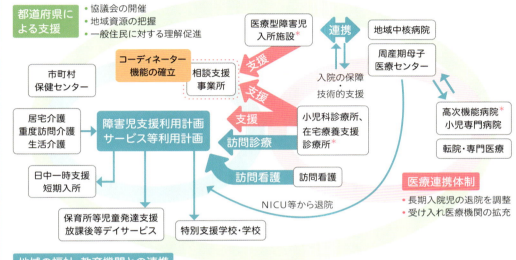

図3 小児等在宅医療連携拠点事業の概要　　　　　　　　　　　　　　　　（文献1を参考に作成）

療型短期入所を行う「空床利用型」という方法もありますが、一般の入院と比較して報酬が少ないといった理由等からあまり普及していません。医療保険を利用して、病院の病床で「レスパイト入院（医療評価入院）」が行われているところもあります。また、成人領域の仕組みである地域包括ケア病棟や、高齢者を対象とした病院で、医療的ケア児のレスパイト入院を実施しているところもあります。

その他のレスパイトとして、福祉型短期入所の活用、介護保険の仕組みである看護小規模多機能事業所（看多機）の活用、訪問看護ステーション等が実施する独自事業（家族の自己負担）などがあります。その他、一部の自

治体では「在宅レスパイト事業」として、平時に利用している訪問看護ステーションが、夜間も含めて自宅（患家）において保護者の代わりにケアをするための費用を、年間利用時間上限を定めて支給しています。

　コーディネーターとして医療的ケア児とその家族に関わる場合、レスパイト先確保の問題には頻回に遭遇します。病院から退院する際の退院前合同カンファレンスで議題に上がることもありますが、本人、保護者ともに在宅生活にまず慣れることを重視して議題に上げないこともあります。訪問診療や訪問看護で保護者にレスパイト先確保の必要性について伝えることもありますが、コーディネーターからも保護者に確認するのがよいでしょう。なお、「子どもの権利擁護」という観点からは、きょうだいの運動会などの行事や家族旅行などに際して、短期入所の利用を安易に勧めるのではなく、医療的ケア児も同行できる方法を保護者とともに検討することも必要です。

3. 小児慢性特定疾病

　小児慢性特定疾病は、「慢性に経過する」「生命を長期にわたって脅かす」「症状や治療が長期にわたって生活の質を低下させる」「長期にわたって高額な医療費の負担が続く」疾患とされ、2021（令和3）年11月時点で16疾患群788疾病が対象となっています。対象疾病や医療費助成の内容、自治体ごとの窓口については小児慢性特定疾病情報センターのホーム

必須事業（第19条の22第1項）

相談支援事業

【相談支援例】
- 自立に向けた相談支援
- 療育相談指導
- 巡回相談
- ピアカウンセリング　等

小児慢性特定疾病児童等自立支援員

【支援例】
- 関係機関との連絡・調整および利用者との橋渡し
- 患者個人に対し、地域における各種支援策の活用提案　等

任意事業（第19条の22第2項）

療養生活支援事業	相互交流支援事業	就職支援事業	介護者支援事業	その他の自立支援事業
ex ・レスパイト （第19条の22第2項第1号）	ex ・患児同士の交流 ・ワークショップの開催　等 （第19条の22第2項第2号）	ex ・職場体験 ・就労相談会　等 （第19条の22第2項第3号）	ex ・通院の付き添い支援 ・患児のきょうだいへの支援　等 （第19条の22第2項第4号）	ex ・学習支援 ・身体づくり支援　等 （第19条の22第2項第5号）

図4 小児慢性特定疾病自立支援事業　　　　　　　　　　　　　　　　　（文献3を参考に作成）

ページ[2]に詳しく記載されています。

　小児慢性特定疾病を抱える児童への「自立支援事業」については児童福祉法で規定されており、実施主体は都道府県・指定都市・中核市・児童相談所設置市となっています（図4）。自立支援事業には二種類あり、「必須事業」はすべての該当自治体が行うべきもので、相談支援事業と小児慢性特定疾病児童等自立支援員の配置があります。以前は任意事業と呼ばれていた「努力義務事業」は、自治体の特性に合わせて実施するもので、療養生活支援、相互交流支援、就職支援、介護者支援（レスパイト）などがあります。自立支援事業については、情報ポータル[3]に詳しく記載されています。こちらのホームページには、「就園・就学・就労のための情報共有シート」がダウンロードできる形で掲載されているので、活用しましょう。

　医療的ケア児のうち、小児慢性特定疾病を抱える児の割合についてはデータがありませんが、おそらく半数以上になると思います。2021（令和3）年に札幌市で実施した調査では、小児慢性特定疾病を抱える児のうち約3割が医療的ケア児でした。医療的ケア児支援と小児慢性特定疾病自立支援は、対象となる児童の状態や必要となる支援の内容も共通点が多いため、コーディネーターは小児慢性特定疾病児童等自立支援員と連携することが望ましいです。

　「小児慢性特定疾病を抱える医療的ケア児の自立支援」の例として、二分脊椎（脊髄髄膜瘤）で導尿を必要とする児や1型糖尿病でインスリン注射を必要とする児に関する学校での支援があります。疾患および合併症の程度にもよりますが、就学時には看護師による医療的ケアの実施が必要な場合が多い一方、小学校高学年になると本人が自立して、あるいは教員や介助員による「介助」のもとで医療的ケアを実施できるようになることが多いです。病院外来での指導もなされますが、学校生活に合わせた支援も必要となるため、コーディネーターあるいは小児慢性特定疾病児童等自立支援員が関わり、本人、保護者、担任、養護教諭、学校看護師、主治医、外来看護師などによる支援を調整できるとよいでしょう。

　地域における小児慢性特定疾病児童等の支

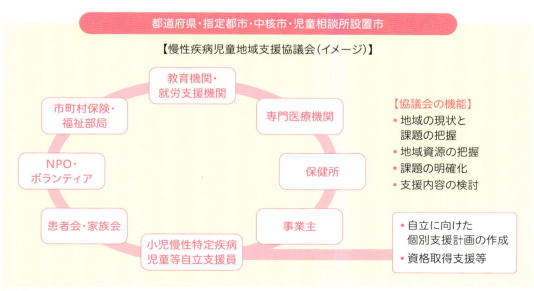

図5　慢性疾病児童地域支援協議会　　　　　　　　　　　　　　　　　　（文献3を参考に作成）

援内容等について関係者が協議するために、各実施主体（都道府県、指定都市、中核市、児童相談所設置市）に、慢性疾病児童地域支援協議会が設置されています（図5）。地域の現状と課題の把握、地域資源の把握、課題の明確化、支援内容の検討等を行い、小児慢性特定疾病児童等自立支援事業を進めています。

コーディネーターも、協議会の傍聴や会議録の閲覧（自治体のホームページに掲載されています）などを通じて、小児慢性特定疾病を抱える医療的ケア児の自立支援についての情報収集をするよう心掛けましょう。

小児慢性特定疾病と同様の特徴をもつ成人の疾患が「指定難病」になります。指定難病の疾病数は、2021（令和3）年11月時点で338疾病となっています。小児慢性特定疾病と指定難病には、目的、実施主体、対象年齢、認定基準、患者自己負担上限額に違いがあるとされます[4]。小児慢性特定疾病は18歳までが対象（20歳まで延長が可能）となりますが、それ以降は同名の指定難病に切り替えるか、あるいは、別の指定難病として申請し直す必要があります。まれにですが、小児慢性特定疾病からの切り替えができない場合もあります。これらにより、医療費の負担額が一気に増加することがあるので注意が必要です。18歳の誕生日が近づいた時点で、20歳までの延長申請をする際に、指定難病への切り替えなどの準備を始めるのがよいでしょう。その他の福祉制度や税の控除などについても、18歳もしくは20歳で内容が変わることがあるため、コーディネーターとしても制度などの情報を提供できるようにしておきましょう。

4. 移行期医療

近年、小児期発症の疾患または障害を抱える子どもが、成人期に移行するときに生じるさまざまな問題が「移行期（トランジション）問題」として議論される機会が増えています。このうち、医療については「移行期医療」の問題と呼ばれます。

前項 p91 2.の3）、4）で述べた通り、医療的ケア児の医療については、病院小児科医が関わる場合が多く、一部では在宅医も関わる、といった状況です。日常的な在宅管理について担当する「主治医」は、病院小児科医が務める場合と、在宅医が務める場合があります。前者の場合、移行期において「主治医の交代」という問題が生じます。

これまでは、移行期の年齢（15〜18歳）、あるいは成人になっても、病院小児科医が主治医を継続することが多くありました。しかしながら、小児科病床の減少や医療的ケア者数の増加などにより、小児科病棟に成人患者が入院することが難しくなってきており、「体調悪化の際にそれまで通り主治医の病院に入院できると思っていたが、急に断られた」という事態が生じることが増えてきました。この場合、他の病院に入院を依頼することになりますが、病院小児科医が相談できるのは他の病院の小児科医であることが多く、成人患者の入院先を見つけることは容易ではありません。

日本小児科学会は、移行期医療に関する提言[5]において、移行期医療の概念図を示しています（図6）。移行期における医療のありかたとして、「完全に成人診療科に移行する」「小児科と成人診療科の両方にかかる」「小児科に継続して受診する」の3つが挙げられています。ここでいう「成人診療科」には、訪問診療を行う医療機関も含まれると考えてよいでしょう（地域によっては小児科医が訪問診療

を行っているところもあります）。成人診療科が関わることは、入院先の確保という点でも意義が大きいと思います。

日本小児科学会では2023年の提言改訂版[6]において、「成人移行支援の概念図」を示しています（図7）。「医療的ケア児」から「医療的ケア者」へと移行するにあたり、支援のありかたに関して「自律・自立」を意識する必要があります。診療スタイルについても、「家族（保護者）中心」から「患者中心」へと移行しなければいけません。移行期に差し掛かったら、コーディネーターとしても「成人移行支援」を意識しながら対応することが望ましいです。

県によっては、移行期医療支援センターを設置しているところもあります（図8）。ただ、「センターの業務にばらつきがある」、「関係者による連携体制の構築が十分でない」「移行期医療の普及啓発が十分でない」「移行年齢や移行困難な疾患や状態像がある」などといった課題が指摘されています[8]。個別事例の移行支援を、すべてセンターで対応できるわけではありませんが、個別事例にかかわるコーディネーターからの情報をセンターに共有することは重要です。

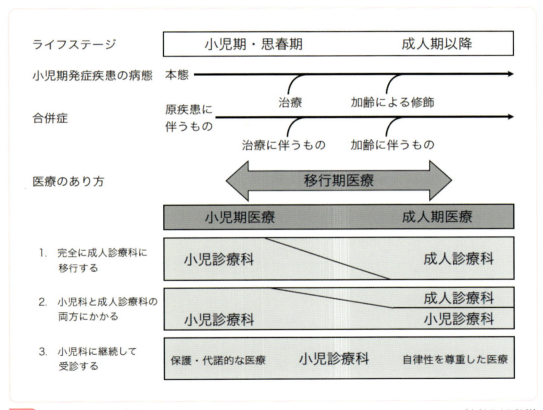

図6 移行期医療の概念図 （文献5より転載）

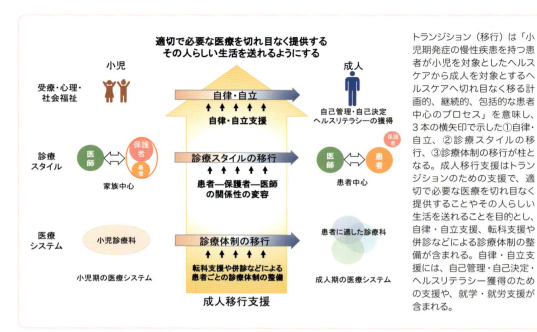

図7 成人移行支援の概念図[6]

日本小児科学会ホームページより転載．https://www.jpeds.or.jp/modules/guidelines/index.php?content_id=144

	自治体の窓口	設置場所（業務委託先）	設置診療科 小児／成人	センター長	連携	特徴	特徴・課題
東京都	東京都	東京都立小児総合医療センター	小児期診療科	小児循環器	東京都立多摩総合医療センター	隣接総合病院と連携	成育・大学病院などと連携
埼玉県	埼玉県	埼玉県立小児医療センター	小児期診療科	代謝内分泌それぞれの分野	埼玉赤十字病院	隣接総合病院と連携	分野によりばらつき
神奈川県	かながわ県民センター	国立病院機構箱根病院	成人期診療科	神経難病	神奈川難病相談支援センター・県内の病院	難病相談支援センター主導	県内医療機関に移行医療対応可否調査
千葉県	千葉県	千葉大学医学部附属病院	成人期診療科	神経内科（代謝内分泌・血液）	大学の難病支援関連および県内の病院	大学病院	難病を背景に成人診療科との連携が良好
長野県	長野県	信州大学医学部附属病院	成人期診療科	循環器内科	長野県立こども病院	こども病院と大学病院	こども病院から出張こども病院でも治療
静岡県	静岡県	静岡県立こども病院	小児期診療科	心臓血管外科	静岡県立総合病院移行期医療部	こども病院と総合病院	こども病院から出張移行期医療部がある
大阪府	大阪府	大阪母子医療センター	小児期診療科	小児内分泌	府内の難病医療提供体制病院	こども病院と関連施設	いち早く立ち上げ協議会

図8 2021年度時点での移行期医療支援センター[7]（2023年度 兵庫県、北海道にも設置）

（土畠智幸）

◆引用・参考文献
1）厚生労働省．小児在宅医療に関する施策について（平成 28 年 3 月 16 日）．
https://www.mhlw.go.jp/content/12200000/000365987.pdf（3 月 26 日参照）
2）小児慢性特定疾病情報センター．https://www.shouman.jp/（3 月 26 日参照）
3）小児慢性特定疾病児童等 自立支援事業 情報ポータル．https://www.m.ehime-u.ac.jp/shouman/（3 月 26 日参照）
4）盛一亨徳．小児慢性特定疾病と指定難病．モダンメディア，66（3），2020，12-7．
5）横谷進ほか．小児期発症疾患を有する患者の移行期医療に関する提言．日本小児科学会雑誌，118（1），2014，98-106．
6）賀藤 均ほか．日本小児科学会移行支援に関する提言作成ワーキンググループ委員会報告．小児期発症慢性疾患を有する患者の成人移行支援を推進するための提言．日本小児科学会雑誌，127（1），2023，61-78．
https://www.jpeds.or.jp/uploads/files/20230130_iko_teigen.pdf
7）檜垣高史ほか．小児慢性特定疾病患者の自立支援等に関する検討．令和元〜3 年度厚生労働行政推進調査事業費補助金（難治性疾患政策研究事業）「成育医療からみた小児慢性特定疾病対策の在り方に関する研究」分担研究報告書．29．https://www.shouman.jp/research/pdf/r1_3reports/04_buntan03.pdf（3 月 26 日参照）
8）令和 4 年度難病等制度推進事業．移行期医療支援体制実態調査 事業報告書(令和 5 年 3 月)．PwC コンサルティング合同会社，39p．https://www.mhlw.go.jp/content/001085834.pdf（3 月 26 日参照）

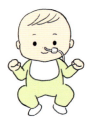

第 2 章

アセスメントの基本と実践

1

医療的ケア児等コーディネーターのアセスメントの視点

　ここでは、初心者の医療的ケア児等コーディネーター（以下、コーディネーター）が、医療的ケア児と家族をどのようにとらえていけばよいのか？　基本的なアセスメントの視点について説明します。

　経験豊かなコーディネーターのアセスメントの視点については、p112から紹介している「事例から読み取るコーディネーターのアセスメント視点と実際」を参照してください。

1.　令和6年　主たる制度改正の内容

　2024（令和6）年に、こども家庭庁より、「在宅の医療的ケア児とその家族の支援に向けた主な取組」として、NICU・GCUから在宅へ円滑に移行するための支援や地域における生

活の基盤整備等の「在宅生活支援」、医療的ケア児を受け入れる障害児通所、保育園、学校等の基盤整備などの「社会生活支援」、「経済的支援」が提示されました（図1）。

2.　改正から見える支援の方向性

1）厚生労働省事業

　p104 図2では、NICU等に長期入院している小児が家族とともに在宅で生活していくために、必要な知識および技術を保護者が習得するためのトレーニング等を行う「地域療養支援施設運営事業」、NICU等に長期入院していた小児の在宅移行後、家族の介護等による負担を軽減するため、小児の定期的な医学管理および一時的な受け入れの体制を整備している医療機関に対して必要な経費を補助する、

「日中一時支援事業」（医療機関でのレスパイトケア）について紹介されています。

　この2つの厚生労働省が管轄する事業は、医療機関に対するものです。各都道府県で、どの医療機関が指定を受けているかについては、都道府県のホームページなどで確認しましょう。特に日中一次支援事業については、退院後の保護者の負担軽減のために活用できる制度です。

在宅における医療的ケア児とその家族を支えるため、NICU・GCUから在宅へ円滑に移行するための支援や地域における生活の基盤整備等の在宅生活支援、医療的ケア児を受け入れる障害児通所、保育園、学校等の基盤整備といった社会生活支援、経済的支援等の取組が実施されている。

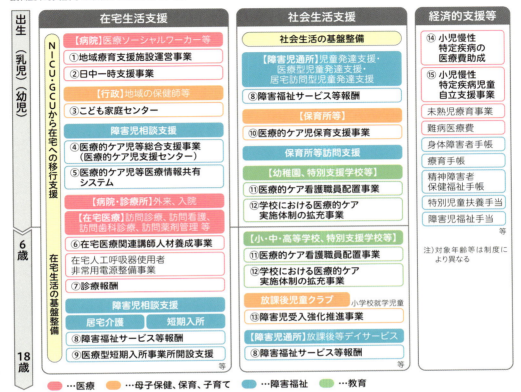

図1 在宅の医療的ケア児とその家族の支援に向けた主な取組 （文献1 p1より抜粋）

2）こども家庭庁の事業

令和6年4月より設置された「こども家庭センター」は、妊産婦および乳幼児の健康の保持増進に関する包括的な支援および、すべての子どもと家庭に対して虐待への予防的な対応から、個々の家庭に応じた継続的な相談や支援まで切れ目なく対応することを目的に設置されます。

また、医療的ケア児や重症心身障害児の地域における受け入れが促進されるよう、地方自治体の体制の整備を行い、医療的ケア児等に対する支援者の養成、地域で関係者が協議を行う場の設置、医療的ケア児等の家族に対する支援等を総合的に実施することを目的とした「医療的ケア児等総合支援事業」があります。この事業は、各都道府県に医療的ケア児等支援センターの設置を行う事業として位置づけられています。このように医療的ケア児の支援を行うには、こども家庭センターや医療的ケア児等支援センターとの連携が必須となります。自身の活動地域のセンターとは顔の見える関係性を構築しておくとよいでしょう。

救急時や予想外の災害等に遭遇した際に、適切な対処を受けられるよう、医療情報共有システムを運用することも明記されています（図2）。

① **地域療育支援施設運営事業**（令和6年度予算案：261億円の内数）【厚生労働省予算】

NICU等に長期入院している小児が家族とともに在宅で生活していくために必要な知識及び技術を保護者が習得するためのトレーニング等を行う地域療養施設の運営費を補助する。

② **日中一時支援事業**（令和6年度予算案：261億円の内数）【厚生労働省予算】

NICU等に長期入院していた小児の在宅移行後、家族の介護等による負担を軽減するため、小児の定期的な医学管理及び一時的な受入れの体制を整備している医療機関に対して必要な経費を補助する。

③ **こども家庭センター**（令和6年度予算案：子ども・子育て支援交付金（こども家庭庁）及び重層的支援体制整備事業交付金（厚生労働省）2,208億円の内数）

妊産婦及び乳幼児の健康の保持増進に関する包括的な支援及び、全てのこどもと家庭に対して虐待への予防的な対応から個々の家庭に応じた継続的な相談や支援まで切れ目なく対応する。（令和6年4月より設置）

④ **医療的ケア児等総合支援事業**（令和6年度予算案：177億円の内数）【こども家庭庁予算】

医療的ケア児や重症心身障害児の地域における受け入れが促進されるよう、地方自治体の体制の整備を行い、医療的ケア児等に対する支援者の養成、地域で関係者が協議を行う場の設置、医療的ケア児等の家族に対する支援等を総合的に実施。（令和6年2月現在、47都道府県が医療的ケア児支援センターを設置）

⑤ **医療的ケア児等医療情報共有システム**（令和6年度予算案：0.6億円）【こども家庭庁予算】

救急時や予想外の災害等に遭遇した際に、適切な対処を受けられるよう、医療情報共有システムを運用。

⑥ **在宅医療関連講師人材養成事業**（令和6年度予算案：21,079千円）【厚生労働省予算】

地域包括ケアシステムを支える在宅医療を推進するため、在宅医療・訪問看護に係る専門知識や経験を豊富に備え、地域の人材育成を推進することができる講師を養成し、地域の取組を支援する。
また、地域における先進的な事例の調査・横展開を行うなど、在宅医療の更なる充実を図る。

⑦ **診療報酬改定**

現行の診療報酬による評価に加え、令和6年度改定において、医療的ケア児（者）に対する入院前支援の評価の新設、歯科診療特別対応加算の算定対象への医療的ケア児等の追加等を実施。

図2 医療的ケア児の支援に向けた主な取組

（文献1 p2より抜粋）

3. アセスメントの視点

子どもは保護者に依存しながら成長します。保護者は地域のなかで、子どもを育んでいきます。

医療的ケア児への支援をアセスメントする際、医療的ケアは重要ではありますが、そこにとらわれてばかりいると、子どもの発達のニーズが見えてこないことがよくあります。子どもへの支援をアセスメントする際、大きく分けて次の2つの視点ですが、①「保護者と子どもの関係性」、②「保護者と子どもと地域との関係性」でとらえてみましょう。これについては後述します。

図3を見てください。子どものウェルビーイングの維持、増進のためには「子どもの発達上のニーズ」「ペアレンティング能力」「家族・環境要因」の3つに着目する必要があります。コーディネーターは、子どもと家族をまるっと包括的にとらえるための全体像、つまり枠組みを知っていることが重要です。また、コーディネーターが発達で見立てるのは、子どもがどの資源につながると発達が促されるかということです。ですので、詳細な発達のアセスメントは、それぞれの専門職に委ねることになります。ペアレンティング能力についても、詳細なアセスメントは保健師など専門職に委ねたほうがよいかと思います。

図3の「家族・環境要因」については、コーディネーターが状況を把握すべき項目となります。特に地域の社会資源については、知っていることで支援の濃淡や幅に違いが出てきます。

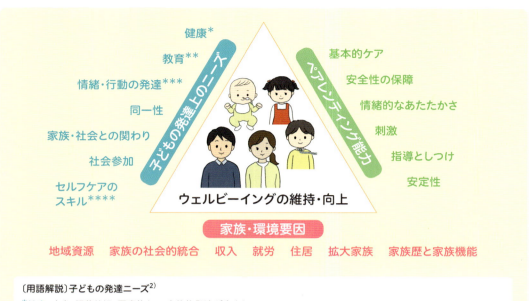

図3 アセスメントの枠組み　　　　　　　　　　　　　　　（文献3を参考に一部改変）

1) 子どもの発達上のニーズ

子どもの発達は、図4の左端の大項目「脳の育ち」「体の育ち」「発達の過程」の3つに大別して評価するとわかりやすいです。この視点は年齢関係なく、出会った子どもの発達の現状を知るために必ず評価したほうがよい項目になります。これにより図3の健康、情緒と行動について具体的にアセスメントすることが可能となります。

(1) 脳の育ちを支援する

脳の育ちは、子どもの感覚、味覚、生活リズムについて情報収集するところから始まります。通常、子どもは授乳の際の母とのスキンシップや抱っこを通して触覚、固有受容覚[*1]、前庭覚[*2]が刺激され、身体を心地良く揺らし、自分以外の誰かに触れる感覚から発達していきます。その後、自分で身体を揺らし始め、手や足を自分で上げる動作をし始めます。これらはすべて脳への刺激となり、さらなる発達につながっていきます。

医療的ケア児の大半は、NICU（新生児集中治療室）やPICU（小児集中治療室）から退院する子が約9割といわれています。集中治療中は、自分で動きたくても動けない場合が多く、身体の動きが制限されています。もちろん病棟のなかでも、なるべく感覚を刺激するような取り組みもなされてはいますが、通常のお子さんの状況と比較すると、刺激が少ない状況であることは否めません。また、退院後も感覚へのアプローチがなされないまま成長しているお子さんもいます。そのため、出会ったときに客観的に脳の育ちを評価する必要があります。そのときに、図4をもとに、脳の育ちを見てみましょう。

発育・発達の様子　～子ども自身の生きる営みに目をむけて～

発育の5原則：①順序性　②速度の多様性　③感受期がある　④発達の方向性（大きい運動から細かい運動へ）　⑤いろいろな相互作用で発育する

子育てファイル

	新生児期	2か月	4か月	7か月	10か月	1歳	1歳半	2歳	2歳半	3歳	4～6歳
その時期の特徴	外界に適応するために各機能を調節する時期。呼吸・体温など生命維持が主体。レム睡眠(ウトウト寝)の繰り返し。	一生のうちで最も成長する時期。「快・不快」の感情、信頼感の芽生えにより、色々なサインを出すようになる。	昼と夜の区別がついて、夜はまとめて4～5時間眠れるようになる。	「恐れ」の感情が芽生える。養育者への反応が強くなり人見知りが始まる時期。短期間の記憶ができるようになる(夜泣き)。	探す・見つけるなど探究心旺盛になり、体を動かし探索したい時期。しぐさや言葉を理解するようになり、繰り返しの刺激で大人の真似をするようになってくる。	言語や歩行の獲得により生活範囲が拡大する時期(しつけの開始)。「不安」「恐怖」の感情が芽生え後追いがみられる。	「愛情」「得意」「嫉妬」など人間らしい感情が芽生える時期。全身を使って遊びバランス感覚を養う時期。行動や操作面で方向転換にあたる営みができるようになる。	自我が芽生える時期(反抗期)。心に「自分」という意識が強くなり、反抗することが多くなる。同時に「喜び」の芽生えにより、褒められることで自信につながる。	自分のことを自分でやりたがるが、うまくできずにイライラする時期。単語の数が増え、ことばでのやりとりが増えてくる。	自分の考え、判断で行動しようとする意思が強くなる時期。友だちがほしくなってきて、子ども同士で遊ぶようになってくる。	友達と遊ぶのが楽しい時期。集団のルールを覚える。5歳過ぎくらいから、大人にいわれたことをやろうという課題意識が芽生える。
脳の育ち：脳	370～400g →	栄養・刺激によって神経回路をつくっていく →		700g（出生時の約2倍）	→	850～900g →	音・色・嗅・味・温度・体性感覚などの感受性が高まり、たしかめる行動が増える →			約1,000g →	（大人　1,200～1,400g）
脳の育ち：感覚（脳の栄養）：触覚	原始系(反射)→識別系のネットワークに切り替わってくる（触覚は妊娠2～3か月から出現する感覚）		手を口に持っていく	手にした物を口に持っていき何でも口で確認する時期（誤飲に注意する）		色々な手触りのもので楽しく遊べるようになる（砂・水・泥・石・草・粘土など）		痛いところを指さす・熱さを避けるようになる	袋やポケットの中に手を突っ込みたがる	手探りで「素材」「形」「大きさ」の弁別ができるようになる	
固有受容覚	力加減、手足の動きや位置の感覚	うつ伏せで頭を持ち上げようとする→首のすわり		床あそびが楽しい時期（座る・寝ころがる・這う）→体重移動をしながら、平衡感覚も養う	物と物をぶつけて遊ぶ	コップやスプーンを自分で持ちたがる	砂や水をすくって別の器に入れる	手をつないで歩くと歩調を合わせる（速い、ゆっくり）	両腕交互の肩たたき（強い・弱いの調整）	二つのコップに同じように水を注ぎ分ける	指示されずに自分の意思で道具を操作できる
前庭覚（平衡感覚）	からだの傾きや回転などを感じる感覚（姿勢のコントロールなど）	ゆっくりした揺れを喜ぶ	注視～追視の出現（意識的に目で追う）		高い高いを喜ぶ	リズムに合わせて体を動かすようになる	オモチャを拾いあげる、歩いていて方向転換できるなど複雑な動作ができるようになる	斜め姿勢の獲得（坂道を下る・ブランコを押す・鉄棒にぶら下がるなど）	大人の体と両手を借り、支え宙返りができるようになってくる	三輪車をこげるようになる　ジャングルジムに一段登る	ブランコ・シーソーなど不安定な動体にのってバランスをとる
視覚	30cm先の画面を筒状に見ている	0.02の薄暗い状態　動くものをじっと見る（無意識）	奥行きがわかる（遠近感）	視力　0.05程度　なんとなく形を認識できる		視力　0.2程度　形や色の違いを認識できる	視力がアップしてきて色々なもの見たがる			0.6～1.0	6歳～立体視力の完成
聴覚	妊娠7か月頃から発達	低い音より高い音に反応する		急速に発達				音の高低を区別し、メロディーを口ずさむ		大人と変わらないくらいメロディーの記憶など	
味覚	甘味・旨み～本能的に好き　苦味・酸味～本能的に嫌い（毒物発見の味覚）		⇒ 食べることによって味覚を感じ好き嫌いを判断していく				偏食が多くなってくる（快・不快の記憶から、食べたい・食べたくないと判断）→無理強いせず、快の経験になるよう工夫してみる（繰り返しの経験）			味の違いが増す	10歳　味覚の完成
生活リズム	レム睡眠（ウトウト寝）5～30分繰り返し	昼と夜の区別がつくようになってくる　夜にまとめて4～5時間寝るようになる（リズムを作ってあげる）		夜にまとまって眠れるようになってくるが、夜泣きが始まることもある（発達の節目）			早寝早起きは、大事なホルモン分泌に関わっている　★精神安定・日中の覚醒作用・やる気を高める・体をつくる・夜尿生成の抑制など			夜間10時間、昼間2時間程度の睡眠リズムがつく	5～6歳　自律神経の体内時計のセットが完成
体の育ち：体格		体重～出生時の2倍近く	体重～出生時の2倍以上　身長～出生時より15cm↑			体重～出生時の3倍		体重～出生時の4倍		成長ホルモンのはたらき↑　筋肉組織が強くなってくる	
免疫機能	抗体を作る機能が弱い	2か月～予防接種	B型肝炎ワクチン　ヒブワクチン　小児用肺炎球菌ワクチン　BCG(母から抗体をもらえない)　四種混合ワクチン(後遺症が重い)＆(破傷風は3か月で母からの抗体消失)			MR（麻疹風疹混合）ワクチン　8か月で母からの抗体消失　水痘ワクチン				日本脳炎ワクチン	4歳　抗体を作る機能が大人並み
消化機能：歯	乳歯萌出後5年間はエナメル質がギザギザ → 酸におかされ、むし歯になりやすい					前歯を使って「噛みきる」練習	奥歯がはえる	犬歯がはえる	20本はえそろう	歯の状態に合わせて、噛む練習と能力を獲得する　6歳～永久歯がはえる（12歳くらいまでに全部永久歯になる）	
胃の大きさ	30～50cc程度 →　胃の形～とっくり型　胃の入口の筋肉が弱いため吐きやすい	120cc →	200cc →			200～250cc →　食べ物をこなす力が強くなってくる		300～350cc	350～400cc	400～500cc　大人と同じ胃の形になる	550～650cc（大人　1200～1600cc）
消化酵素	色々な食品を食べることで、消化酵素の種類・分泌がよくなる	3か月～糖の消化酵素↑（唾液）		6か月～母体からの貯金鉄↓　たんぱく質・脂肪の消化酵素↑		胆汁分泌↑　脂肪を消化しやすくなる					糖の消化酵素が大人並みになる
排泄機能：排尿能力	膀胱の大きさ　30～50cc（大人　500cc）　膀胱に尿がたまると反射的に出る。早寝早起きの生活リズムで深い睡眠になると、夜尿を作らないホルモンが増える → 夜の尿量が減少してくる					200cc　尿意を感じるが、我慢できない	サインを出したり、排尿を予告する（モゾモゾ・手や動きが止まるなど）	250～400cc　排尿間隔が2時間程度空いてくる	尿意がわかり我慢できるようになる	尿意もわかり我慢できる→日中は自分の意思で排尿できるようになる	3歳半～　ひとりで排尿できるようになる　4歳半～　大人と同じ機能になる
排便能力	腸の長さ　3m（大人　6～7m）　6か月までは、反射的に排便をする（2～10回/日）			離乳食開始～便が固くなる→反射的にいきむ（顔を赤くする）	排便回数　2～3回/日	腸の長さ　4m	排便リズムができ便意を感じるようになるが我慢は難しい	自分の意思で肛門括約筋を操作できるようになるが、我慢は難しい		便意を感じても、トイレまで我慢できるようになる	4歳半～　ひとりで排便できるようになる

発達の過程

全身の運動
- うつ伏せで45度頭を上げる
- 首がすわる
- うつ伏せで床から胸をあげる
- 寝返り
- お座り
- はいはい
- つかまり立ち
- 伝い歩き
- 後ずさり歩き
- ひとり歩き
- 歩く・走る・のぼるなどで180度方向転換
- 階段をのぼる
- ボールを前に投げる
- その場でジャンプ
- 片足立ち　2歳：1秒程度　3歳：2～3秒保持　6歳：片足立ち10秒保持
- 三輪車をこぐ
- 4歳：片足ケンケン　5歳：スキップ
- でんぐり返し

手先の運動
- 追視
- 両手を合わせて遊ぶ
- ガラガラを握る
- 側にあるオモチャに手を伸ばしつかむ
- 親指を使ってつかむ
- 食器をひっくり返したり、スプーンでかき回して食べる
- コップから飲む
- 小さいものを2指でつまむ
- なぐり描き（持ち方～わしづかみ）
- あまりこぼさずスプーンで食べる
- 砂や水を道具をつかって器にうつす
- グルグル描きに発展
- ねじる・曲げる・ちぎる動作
- みかんの皮を自分でむける
- 8個の積み木を積む
- のばす・丸める動作
- 真似して○を描く
- 顔を描くと、手・足が出始める
- ハサミで切り抜き

ことば
- 泣く（声を出す）
- 泣き声以外の声を出す（アー、クーなど）
- 声を出して笑う
- 誰かと話すようなおしゃべり（なん語）
- 意味なくパパパ、マママなどと言う
- 身近な人が発した発音を真似ようとする
- 意味のあることばを言う
- 「ワンワン」「ブーブー」など2つ重ねの単語
- パパ・ママ以外に3語言う
- 2語文を話す
- たずねると氏名を答える（苗字＋名前）
- 自分のことを「ボク」「ワタシ」と言う
- 同年代の子どもと会話ができる
- その日にあったことを話す

ことばの理解

おしゃべりができない赤ちゃん時代。表情や動作が、お子さんのサイン。そのサインもお子さんによって様々です。

- かん高い声を出す
- 声や音のする方に振り向く
- 「ダメ」で手を止める
- 大人が話していると口元を見つめる
- 変化の出るオモチャを喜ぶ（何でもオモチャ）
- 大人の言う簡単なことばがわかる（おいで・チョウダイ）
- 「ママはどこ？」などと話しかけるとそちらを見る
- 興味のあるものや見てほしいものがあると指差しや行動で示す
- 絵本を見て知っているものを指差す
- 身体部位がわかる（指さし）
- 食事の時、言えば「いただきます」まで待てる
- 「○○ちゃんいくつ？」と聞くと指で示そうとする
- 自由に絵を描き、何を描いたか聞くと答える
- 大きい・小さいがわかる
- 性別がわかる
- 指示されてひとりで服を着る
- 約束・依頼・説得がわかり始める
- ジャンケンの勝ち負けがわかる
- 赤・青・黄・緑がわかる

人との関わり
- 目が合う
- あやされると笑う
- 人に対して興味を示す
- 側に誰もいないと泣く
- ほしいものに手を伸ばす
- イナイイナイバーを喜ぶ
- 人見知り
- お母さんを探し求める（後追い）
- 大人の使っている物を同じように使おうとする（クシなど）
- オモチャを引っ張ろうとすると抵抗する（自分の要求がある）
- バイバイ・イヤイヤなどの身振りをする
- ボールのやりとり遊びをする
- 相手の喜んだ顔をみて同じことを繰り返す（物の手渡しなど）
- いつもと違うことがあるとき、お母さんの顔を見て反応を確かめる
- 簡単な家事のお手伝い
- 見立て、なりきり遊び（ごっこ遊び）　親とする → お友達とするようになる
- 好きなこと、おもしろいことには粘り強く挑戦
- 物の取り合い（けんか）が多くなる
- 友達や兄弟のそばで遊びたがる
- 上着・靴などを自分でつける
- 親を確認しながら行ったり来たり → 親から離れて遊べる
- 同年代の子と同じことをしたがる
- 手伝いをしたがる（役割をもちたがる）
- 気に入らないことがあっても、気持ちをたて直せる
- 指示されなくてもひとりで服を着る
- 出会い（お迎え・来客）を心待ちにする
- 同年代の子どもと遊ぶ
- 自制心が形成されてくる
- 順番を守って行動できる

図4　発育・発達の様子（北海道美瑛町）

（文献4　p6より転載）

視覚と聴覚の元である視神経と聴神経は、見たこと、聞いた音を直接脳へ取り込みます。そのため、脳の発育には必要となります。視覚と聴覚については、入院中に眼底検査や聴力検査を受けて退院する子どもも増えています。視覚、聴覚の状況も脳の育ちには必要です。眼底検査や聴覚検査結果について、保護者や医療機関へ確認し、状況を把握しましょう。

脳の育ちは、遊びや療育を通して育っていきます。脳の育ちを支援するのは、保育士、児童指導員や福祉職、セラピスト（理学療法士、作業療法士、言語聴覚士）が主となって行います。

（2）体の育ち

図4に沿って見ていきましょう。身長と体重は子どもの発育を評価するのに必要です。医療的ケア児のなかには、骨折しやすい子どももいます。その目安として活用できるのはBMI[*3]

値です。BMIが18.5以下の場合は、骨折しやすいといわれており低栄養な状態であるといえます。

次の項目「免疫機能」では、予防接種の状況やどんな感染症にこれまで罹患したかについて情報を収集しましょう。この項目は、保育園や児童発達支援事業所や放課後等デイサービスなどに通所する際にも必要な情報となります。また、人工呼吸器を使用している子どもや通院が困難な子どもの場合、予防接種は、訪問診療医に依頼することも可能です。どこでどのように予防接種を進めていくか、また通所や通園の際、どの感染症に注意すべきかについて、多事業所間で共有する重要な情報となります。

次は「消化機能」について見ていきましょう。令和6年度の診療報酬改定では、小児への訪問歯科診療の報酬が見直されました。つまり、幼少期から歯の手入れや口腔機能の維持向上

第2章　アセスメントの基本と実践

＊1　固有受容覚

自分の身体の位置や動き、力の入れ具合を感じる感覚であり、筋肉や関節によって情報が脳に伝えられる。これは「カラダ内部の眼」ともいわれている。具体的には、以下の2つの役割がある。
①自己存在感：自分の存在を感じることで、抱っこを求めたり、行動を調整したりする。
②身体のイメージの把握：他人の行動をまねたり、自分の身体のイメージを把握したりするのに役立つ。この感覚が未発達だと、物の扱いが乱暴になったり、小声で話すことが苦手になったりすることがある。遊びを通じて前庭覚と固有覚を育むことで、バランス感覚や力の調整能力を向上させ、自信をもって遊びや運動に参加できるようになる。
参考：① https://blog.vision-wurzel.com/koyuujuyoukaku/
　　　② https://blog.conoas.co.jp/vestibular_proprioceptive/

＊2　前庭覚

身体のバランスや体感スピードをつかさどる感覚である。耳の内耳にある半円管という検出器官によって、身体の傾きや体感スピードを脳に伝えている。子どもたちは前庭覚が常時機能しているため、身体のバランスをとったり、身体の向きを変えて遊んだりすることができる。例えば、前転をする際にも前庭覚が活躍している。前庭覚は目の動きとも密接に関係しているため、前転中は目を開けておくことが大切である。
参考：② https://blog.conoas.co.jp/vestibular_proprioceptive/

への支援が必要であるという認識のもと、報酬改定が行われたということです。歯科の必要性については、本テキストp156 3章1に目を通してください。

生まれたときの子どもの胃の形状は筒状です。それが、ミルクを一気に飲み、食事をすることに伴い、形状が変化していきます。特に、医療的ケア児では、医師から処方された栄養剤を経鼻経管栄養や胃瘻、腸瘻から注入する場合が多く、就学後に学校給食をミキサーで流動にして胃瘻や腸瘻から注入することもあります。

通常の場合は、ミルクを哺乳し離乳食を体験することで消化酵素が出るようになります。離乳食を体験しないまま、通常の食事を注入することで体調が変化する子どももいます。最近では、主たる栄養源は医師から処方される栄養剤でとり、消化吸収機能を育てる意味合いで、離乳食から始め、さまざまな食品を注入する子どもも増えています。いずれにしても栄養の考えかたは主治医によって異なりますので、主治医、看護師に本人の栄養に対する考えを確認しましょう。

排せつ機能について、生まれたての子どもの膀胱は、30〜50ccしか尿をためることができません。ですから、膀胱に尿がたまると反射的に排尿します。早寝早起きの生活リズムで深い睡眠になると、夜に尿をつくらないホルモンが増えていくこともわかっています。6カ月までは、反射的に排便をするので1日に2〜10回と、回数が多いのが一般的です。この体の育ちを主に支援するのは看護師の役割です。体格、免疫機能、消化、排せつ機能を育てていくことは、子どもの健康管理に直結します。コーディネーターは、体の育ちの状況について看護師に確認し、支援の方向性を看護師と協働して検討していきましょう。

（3）発達の過程

p106 図4の左端の大項目にある「全身の運動」「手先の運動」「ことば」「ことばの理解」「人との関わり」について評価して、支援の方向性を検討します。発達の評価は、保育士やセラピスト、児童指導員、発達心理士など専門家と連携し、評価しましょう。

コーディネーター自身が子どもの発達状況をアセスメントするというわけではなく、専門家の意見を集約し、発達支援の方策を検討して支援策を実施できるよう、連携機関と計画を共有することが役割です。また、発達の状況を保護者が理解しやすいようにp106 図4を使って、左端の項目から説明し、今どの段階

＊3　BMI（Body Mass Index、ボディ・マス指数、体格指数）
　肥満や低体重（やせ）の判定などに用いられる。体格を表す指標として国際的に用いられている指数で、次の計算式で求められる。
［体重（kg）］÷［身長（m）の2乗］
　身長はcmではなくmで計算する。BMIチェックツールでも算出できる。

　計算方法は世界共通だが、肥満の判定基準は国によって異なり、WHO（世界保健機構）の基準では30以上を「肥満」としている。一方、日本人は欧米人よりもBMIが平均的に低いことが特徴であり、日本肥満学会の基準では25以上を肥満と定義している。肥満だけでは治療の対象とはならず、治療が必要な「肥満症」とは区別される。また、18.5未満は「低体重」（やせ）に分類される。

（文献5より引用改変）

| 児童福祉の理念 | ※児童福祉法第1条から第3条については、昭和22年の制定当初から改正されていない。 |

第1条　すべて国民は、児童が心身ともに健やかに生まれ、且つ、育成されるよう努めなければならない。
2　すべて児童は、ひとしくその生活を保障され、愛護されなければならない。

（第1項：児童を健全に育成する義務）
○児童は未完成の社会的な弱者として基本的人権が保護されるべきであり、児童が将来の社会を担うべきものであるという社会的意義を認め、国民が、それぞれの立場において育成に責任を負っていることを明らかにしたもの。
　・「心身ともに健やかに生まれ」：児童の健全な出生及びその前提としての母体の保護等を意味する。
　・「心身ともに健やかに育成され」：児童が生まれてから成人に達するまでの間、心身ともに健全に成長するよう親をはじめ周囲のすべてが努力しなければならないことを意味する。

（第2項：児童の権利）
○第1項に対応し、すべての児童がひとしくその生活を保障され、愛護される権利を有することを宣言、確認する規定である。
○児童は、親に対してのみでなく、国及び地方公共団体に対しても上記の権利を有するものである。ただし、本条はプログラム的規定であり、請求のためには具体的に法令に定められていることが必要である。〔憲法第25条第1項※に照応。〕

※憲法第25条第1項—すべて国民は、健康で文化的な最低限度の生活を営む権利を有する。
　・「ひとしく」：児童も一人の人間として尊重され、平等に権利を有することを意味する。
　・「愛護」：国及び地方公共団体により、「福祉をはかられる」ことをも意味する。

| 図5 | 児童福祉法の目的と理念 | （文献6 p6より抜粋） |

| 表1 | 家族の状況（現状・主養育者の状態・主養育者の行動）マルトリートメントの視点から |

現状	主養育者の状態	主養育者の行動
①家族の構成（シングル・核家族・大家族）	①夜間の睡眠時間	①ほかの家族に対する否定的な言動
②きょうだい児の有無・発達段階（兄・姉・弟・妹）	②健康上の問題	②周囲に対する攻撃的な行動・言動
③家族の発達段階	③身体的な苦痛を抱えている	③子どもに対する否定的な言動
④夫婦関係	④過去にうつ・不安障害の既往	④子どもに過剰な訓練を課す
⑤経済状況	⑤時間の制限を受けている	⑤サポートの過剰要求と否定
⑥本人以外に家族内に介護を要する人がいる	⑥支援者との会話の確立に困難がある	⑥検査の中断・中止を含む医療無視
⑦きょうだいの育ちの状況		⑦子どもの食（栄養）に関する関心の低下
⑧家庭内に重度の疾患を抱えている人がいる		
⑨子どもの状態が不安定で、頻回な受診・入院を余儀なくされている		

（文献7を参考に一部改変）

にあるのか？　発達を促進するためには、今後どのような支援が必要かについて説明するといいでしょう。

（4）医療的ケア児と苦痛（つらさ）

　多くの医療的ケア児（人工呼吸器装着児、気管切開をしている子ども、重症心身障害児の多くは呼吸に苦しさを感じています。また、ガスが腸内にたまり、おなかが張って苦しいと感じている子どももいます。しかし、子どもたちは苦痛を訴えることができない場合が多いです。苦痛（つらさ）がある場合は、先につらさを改善することが肝要です。なぜなら、苦しいと感じている子どもが遊びに集中したり、

遊びを楽しんだりできるでしょうか？　医療的ケア児の発達のアセスメントを行う際、まずは医療従事者に「この子は呼吸やおなかが張って苦しいということはありませんか？」と確認しましょう。もし苦痛がある場合は、まず苦痛を改善する方法を医療職に検討してもらいましょう。

2)ペアレンティング*4能力

　令和6年6月にこども家庭庁から、「相談支援専門員の多職種連携の更なる促進について、令和6年6月12日」が自治体へ・医療機関と相談支援事業所の連携に関する一層の取組促進について通知されたところです。以下の書式も提示されていますので参考にしてください。

　児童福祉法第1条によれば、「すべて児童は、ひとしくその生活を保障され、愛護されなければならない」。つまり、愛されて護られるべきであるということです（図5）。

　p105 図3で活用されている用語は、①基本的なケア、②安全性の保障（子どもの挑戦的な行動に対して保護者の対応方法や安全を守るための対処行動など）、③情緒的なあたたかさ、④刺激（親が定期的に子どもといっしょに本を読んだり遊んだり、話をしたり、テレビを見たりすること）、⑤指導としつけ、⑥安定性（子育て力が安定していること）の6つです。

　子どもの成長と発達のため、子どものニーズに保護者が対応するには、保護者自身の健康が基盤となります。しかし医療的ケア児の保護者は、医療的ケアの実施や深夜のケアのため、睡眠不足や、睡眠の不足からくる慢性疲労と呼ばれる状況にある場合があります。

　表1を見てみましょう。主養育者の状態という項目を注視してください。夜間の睡眠時間、保護者の健康上の問題、腰痛や頭痛など身体的な苦痛を主養育者が抱えている、過去にうつや精神的に不安定になったことがある、時間の制約を受けているなどがあると、子育て力が低下する可能性があるといわれています。そこで、保護者の子育て力を見る際、まずは主養育者の状態をアセスメントしましょう。ただし、批判的に状態を見るのではなく、なぜそのような状態になっているのか？　何をどのように改善すれば、主養育者の状態は良くなり、子育て力が上がるのかについて肯定的に検討することが肝要です。

　主介護者の状態を理解するためには、家族と本人の24時間のスケジュールについて、家族から聞き取りながら、いっしょに24時間週間スケジュールを共有しながら支援策を考えるといいでしょう（p123、4の項目を参照）。

　またペアレンティング能力をアセスメントする際、保護者の強み、得意なことを知りましょう。

3)地域における資源、
　 制度の運用の現状を知る

　子どもと家族の生活環境は、利用できる資源によって、家族のストレスを軽減したり、逆

---

*4　ペアレンティング

　幼い子どもに対して行われる、養育や世話行動、情緒的なかかわりを指す。主に母親が行うものがマザリングと表されるが、父親による子どもへのかかわりや養育行動はファザリング（fathering）と呼ばれることがある。また、父母に限らず、あるいはそれを区別せずに、より広く養育にかかわる行動としてペアレンティング（parenting）と表されることもある。子育てには母親以外にも、多様な、かつ複数の大人・養育者がかかわっており、そうした養育はアロマザリング（allomothering）やアロペアレンティング（alloparenting）などと呼ばれる。

に増加させたりすることもあります。

　コーディネーターの強みは地域をよく知っていることです。例えば、訪問看護ステーションでは、古くから子どもに対応しているステーションもあれば、開設したばかりで実績はないけれど、子どもと家族を応援したいと熱心な事業所もあります。通所も保育園も医療的ケア児の受け入れが可能なところもあれば、そうでないところもあります。近所の人がとても協力的なところもあれば、行政も個々に考えかたに違いがあります。地域は多様なのです。その地域の多様さを誰よりも知っていることが、コーディネーターの強みです。

　p103 図1 を見てみましょう。出生から成人までの縦軸に対して、「在宅生活支援」、「社会生活支援」、「経済的支援等」の縦軸に各制度が盛り込まれています。p103 図1 に提示され

ている機関や制度が、皆さんの活動地域でどのように展開されているのかについて知り、各事業所や機関を訪問し、地域で医療的ケア児と家族の応援隊を作っておくといいでしょう。

　地域を知り、地域で仲間を作っていくためには、まず出会った子どもと家族の支援策をチームで考え実践することです。

　コーディネーターとして初心者であっても、子どもと家族に向き合い、必要な支援策をチームで届けることができるようにチーミング（チームを作り育てる）を実践することは、地域で医ケア児と家族への支援策を豊かにすることにつながります。言い換えれば、1人の子どものための支援、資源、チームが、次の子どもの支援につながっていきます。

（谷口由紀子）

◆引用・参考文献
1）こども家庭庁．在宅の医療的ケア児とその家族の支援に向けた主な取組.
「医療と障害福祉の効果的な相互連携方策についての調査研究」に、「入院時情報提供書」「退院時情報提供書」の参考様式・記入例が紹介されています（掲載先 https://www.murc.jp/library/survey_research_report/koukai_240426/））（8月5日参照）
2）Department of Health in England．Framework for the Assessment of Children in Need and their Families.
https://bettercarenetwork.org/sites/default/files/Framework%20for%20the%20Assessment%20of%20Children%20in%20Need%20and%20Their%20Families%20-%20Guidance%20Notes%20and%20Glossary.pdf
（7月2日参照）
3）ジュリー・テイラーほか．子育て困難家庭のための多職種協働ガイド：地域での専門職連携教育（IPE）の進め方．西郷泰之訳．明石書店，2018，8.
4）美瑛町教育委員会．すどりーむ～美瑛町子育てファイル～．http://www.town.biei.hokkaido.jp20220328163407.pdf
（7月2日参照）
5）厚生労働省．生活習慣病予防のための健康情報サイト e ヘルスネット．BMI（最終更新日：2024年2月15日）.
https://www.e-healthnet.mhlw.go.jp/information/dictionary/metabolic/ym-002.html（7月2日参照）
6）厚生労働省．児童福祉法の目的と理念（その1）．参考資料1.
https://www.mhlw.go.jp/file/05-Shingikai-12601000-Seisakutoukatsukan-Sanjikanshitsu_Shakaihoshou tantou/0000096702_1.pdf（7月2日参照）
7）Akiko Araki．et al．The objective factors of maltreatment against children with disabilities in Japan：The literature review．14th International Family Nursing Conference，Washington DC（USA），2019.

2

事例から読み取るコーディネーターの
アセスメント視点と実際

1. 退院時カンファレンスから
家族のスケジュール作成まで

医療的ケア児等コーディネーター養成研修を受講された方から、「受講したけれど、医療的ケア児等コーディネーター（以下、コーディネーター）として、どのように活動していいのか具体的なことがわからない」といった意見をよく聞きます。そこで、医療機関でよく出会う子どもと家族の要素を盛り込んだ架空事例を通して、どのような実践ができるのか考えてみたいと思います。こちらの架空事例は、医療機関で医療的ケア児者に日ごろ接している医師たちにお願いして作成いただいたものです。

架空事例に対しては、全国で活動している8名のコーディネーターに集まってもらい、先輩コーディネーターが事例をどのようにとらえ、どんな支援を考えるのかを話し合ってもらいました。その座談会で抽出された要素を、実際に支援する際の視点の参考になればと本書で共有します。

ここでは、まず時系列で退院支援調整でのコーディネーターの関わりから、地域に戻っての動きを俯瞰するため家族のスケジュールをどう組み立てていくのか、そのための家族へのヒアリングのコツなども、各コーディネーターから提示いただきました。

1. 退院支援調整を医療機関から依頼されたらどうする？

NICU退院後のチャージ症候群・重症新生児仮死の事例で考えてみます。チャージ症候群とは、難病指定されており、CHD7遺伝子の配列の異常が原因で、成長障害・発達、視力障害や心不全など、さまざまな体の症状が出てくる病気です。架空事例の概要は、次の通りです。これら事例を頭に入れつつ、退院調整からかかわるコーディネーターとして何を想定して動くとよいか、考えながら読み進めてください。2事例に共通している点は、医療依存度の高い子どもへの退院支援という点です。

CASE ❶　NICU退院後のチャージ症候群

事例紹介

- **CHARGE 症候群**（チャージ）
- **月齢 3、女児**
- **家族背景**

母親 28 歳、父親 30 歳（自営業・土日休み）、同胞なし。両親ともに特記すべき既往症はなし。
不妊治療後に初めての妊娠、出産を控えていた。
地域産婦人科医院で妊婦健診を受けており、妊娠 20 週で胎児異常（心奇形、口唇口蓋裂、尿路奇形、腹水）を指摘され、当院産科受診し精査を受けた。

退院前カンファレンス

参加者
- **家族**：両親
- **院内スタッフ**：小児科医師、泌尿器科医師、病棟・患者支援室看護師、医療ソーシャル・ワーカー
- **院外スタッフ**：訪問看護師、相談支援専門員、地域保健師

退院時の状況
- 体重：3,382g
- 栄養：経鼻胃管よりミルク 100mL × 5（7・11・15・19・23 時）30 分注入
- 口鼻腔吸引：約 2 時間毎
- 経鼻胃管：週 1 回交換
- 膣ドレーン留置：月 1 回交換
- 膀胱皮膚瘻

体動があり、経管栄養・頻回の口鼻腔吸引、おむつ交換などケアがある上に、尿路感染症も起きやすく、上気道感染時には急激に呼吸状態が急激に悪化する可能性がある。ケアの内容が変化する可能性も高い。
発達支援・嚥下訓練のために PT/ST の導入も考慮する必要がある。

CHARGE症候群（チャージ）

- **C**oloboma（眼の異常）
- **H**eart defects（心臓の異常）
- **A**tresia of choanae（口腔と鼻腔のつながりの異常）
- **R**etarded growth and development（成長や発達が遅いこと）
- **G**enital abnormalities（性ホルモンが不十分であること）
- **E**ar anomalies（耳の異常）
の頭文字より名付けられる**症候群である。必ずすべての症状が揃うわけではなく**、これらの症状の多くをもつことを特徴とする。

チャージ症候群（指定難病 105）
http://www.nanbyou.or.jp/entry/4138（8月19日参照）

親への説明

- 全身状態は落ち着いたが、唾液の飲み込みが悪く誤嚥性肺炎、尿路感染症のリスクが高い。
- 今後、何度も手術を受ける必要があり、安全に行うためには体重増加が重要である。
- 気道感染や、手術時の挿管を契機として気管切開となるリスクがある。
- 経口が進まなければ胃瘻造設が必要となる場合がある。
- 今後も頻回の病院受診が必要となる。
- 自宅から当院までは 1 時間以上かかるため、予防接種のためのクリニック、緊急時対応してもらえる病院に対する情報提供を行う。
- 家族を支援してくれる親族が近所にいないので、訪問看護の導入は必要である。
- **夜間も頻回の吸引が必要であり、吸引機の準備、親の負担軽減のための短期入所の利用が必要だが……**

退院後の経過

- 退院後は、上気道炎・上気道炎を契機とする喘息のために 1 年間に 7 回入院した。
- うち 2 回は集中治療室で呼吸管理を受けた。
- 最終入院後、6 カ月後の 1 歳 8 か月で口唇裂の手術を受けるも、抜管困難となり、気管切開の手術を受けた。
- 気管切開後も、尿路感染、喘息のために毎月入院加療を受け、新たに喘息の治療も導入された。

予測されるおおよその状態

発達段階	乳幼児期	学童期	青年期	成年移行期
予測される状態	・繰り返す気道感染、尿路・感染 ・経管栄養 ・膣形成術、口蓋裂修復術 ・視力障がい ・難聴	・発達遅延 ・繰り返す気道感染、尿路感染 ・胃瘻造設 ・腎機能の悪化 ・意思疎通の困難さ	・発達遅延 ・二次性徴の遅れ ・嚥下機能の障害 ・腎機能の悪化 ・意思疎通の困難さ	・発達遅延 ・性機能の障害 ・嚥下機能の障害 ・移行の困難さ ・意思疎通の困難さ
状態安定の要因	・体重増加 ・嚥下機能の改善 ・手術の成功	・入院回数の減少 ・嚥下機能の改善	・入院回数の減少 ・地域とのつながり	・地域とのつながり ・自立生活支援 ・健康状態の維持
不安定の要因	・体重増加不良 ・唾液の垂れ込みと気道過敏性 ・母親の育児負担	・嚥下機能の障害 ・繰り返す感染症	・嚥下機能の障害 ・繰り返す感染症	・嚥下機能の障害 ・繰り返す感染症 ・呼吸、腎、心不全

第 2 章　アセスメントの基本と実践

CASE ❷ 重症新生児仮死

事例紹介

- ○ 重症新生児仮死、低酸素性虚血性脳症
- ○ 月齢3、男児
- ○ 家族背景

母親は36歳、父親は40歳で地域で企業を経営している。同胞なし。不妊治療後に初めての妊娠、出産を控えていた。地域産婦人科医院にて妊婦健診を受けており、妊娠経過で特に異常は指摘されなかった。自宅敷地内に父方両親が居住、高齢であり協力は難しい。児の状況説明も未。母方祖母は隣県在住、支援は可能。祖父は児入院中に他界。

退院前カンファレンス

- 家族：両親
- 院内スタッフ：小児科医師2名、病棟・外来看護師8名、退院支援職員（医療ソーシャル・ワーカー）1名
- 院外スタッフ：訪問診療医師1名・看護師3名、訪問看護師（2ステーション）2名、相談支援専門員2名、地域保健師1名、在宅人工呼吸器業者1名 （計23名）

入院中の一日のケア

時間	5	6	7	8	9	10	11	12	13	14	15	16	17	18	19	20	21	22	23	24	1	2	3	4
吸引																								
栄養																								
内服																								
便誘導																								
クーリング																								
沐浴 気切バンド 交換																								
口腔ケア																								
腹臥位																								

資料：三重大学病院小児トータルケアセンター改変

本事例から考慮される社会資源

- 「生活（育児）を支える」支援と「収入を支える」支援に分ける。
  生後3カ月で自宅退院→障害者手帳の取得ができていない
- 生活（育児）を支えるサービス

今は医療系サービスのみ！ 在宅支援診療所と訪問看護（複数個所）で、こども医療の適応

- 吸引器および吸入器は、身体障害者手帳が未取得のため自己負担で購入
- 障害児相談支援は、退院時に障害者手帳がなくても対応可
- 退院後に居宅介護利用を検討するには障害者手帳の取得要

産科医療補償制度

- **補償対象**（2015年1月1日以降に出生した児）
  1. 出生体重1,400g以上、かつ在胎週数32週以上で出生
  2. 在胎週数28週以上で出生・・・個別審査（詳細略）
- **除外基準**（詳細略）
  先天性要因、新生児期要因、妊産婦過失、天災・非常事態
  ……**生後6カ月未満の死亡は補償対象外**
- **重症度基準**
  身体障害者障害程度等級の**1～2級相当の脳性麻痺**
- **申請期間**
  満1歳の誕生日より**満5歳の誕生日まで**
  重症例は**生後6カ月より**可能
- **補償金額**
  総額3,000万円（一時金600万円、分割金120万円×20年）

退院時の状況

- **体重**：4,454g
- **栄養**：経鼻胃管よりミルク70～100mL×5（7・11・15・19・23時）
- **内服**：カルボシステイン・アンブロキソール・ブロムヘキシン・ピコスルファートナトリウム
- **点眼**：ヒアルロン酸ナトリウム・バンコマイシン
- **気管切開部ガーゼ・ホルダー**：毎日交換
- **口鼻腔・気管吸引**：約3時間毎
- **経鼻胃管**：週1回交換
- **気管カニューレ**：週1回交換
- **体温**：低めであるため温電法

気管切開・24時間人工呼吸器管理・経管栄養・体温管理
排痰困難であり、理学療法・体位交換・吸入等を要する

在宅で使用する医療機器

- 吸引器・吸入器・在宅用人工呼吸器・酸素濃縮器・バックバルブマスク・SpO2モニター・栄養ポンプ

医療系サービス

在宅療養支援診療所とは
① 患者さんを直接担当する医師または看護師が、患者さんおよびその家族と24時間連絡を取れる体制を維持すること。
② 患者さんの求めに応じて24時間往診の可能な体制を維持すること。
③ 担当医師の指示のもと、24時間訪問看護のできる看護師あるいは訪問看護ステーションと連携する体制を維持すること。
④ 緊急時においては連携する保険医療機関において検査・入院時のベッドを確保し、その際に円滑な情報提供がなされること。
⑤ 在宅療養について適切な診療記録管理がなされていること。
⑥ 地域の介護・福祉サービス事業所と連携していること。
⑦ 年に1回、在宅でお看取（みとり）した方の人数を地方厚生（支）局長に報告すること。

メリット

- 定期的な訪問（訪問診療）と緊急時の対応（往診）を行いながら、在宅生活を医学的見地から支援が可能
- 医療材料等の管理・処方等も対応

デメリット

- 入院施設がない
- 後方病床の確保が困難
- 急性期病院で使用した薬剤や医療材料が引き継がれない（ジェネリックや同等の医療材料になる可能性）

訪問看護（訪問リハビリ）

看護師などが居宅を訪問して、主治医の指示や連携により行う看護（療養上の世話または必要な診療の補助）である。病気や障がいがあっても、医療機器を使用しながらでも、居宅で暮らせるように多職種と協働しながら在宅生活を支援する。

- 健康状態のアセスメント
- 日常生活の支援
- 心理的な支援
- 家族等介護者の相談・助言
- 医療的ケア
- 病状悪化の防止（予防的看護）
- 入退院時の支援
- 社会資源の活用支援
- 認知症者の看護
- 精神障害者の看護
- リハビリテーション看護
- 重症心身障害児者の看護
- エンドオブライフケア　など

> 1日1回90分まで　週3回まで
> ステーション1カ所より看護師1名

↓

> 下記要件を満たす場合、上記制限は撤廃

↓

> 特定疾病（別表第七の疾病「厚生労働大臣の定める疾病等」に記載されている別表第八の状態

週4回以上
最多3カ所の訪問看護ステーションを利用することができる。
1日に複数回の訪問を行うことができる。
※主治医が複数回必要と認めた場合
※1日2回もしくは3回以上の場合は、難病等複数回訪問加算ができる。
複数名で訪問看護を提供した場合は複数名訪問看護加算が算定できる。
医療機関から外泊時の訪問看護基本療養費の算定が可能
退院日に訪問看護が可能（退院支援指導加算算定）

医療系サービスは「こども医療」が適応されるため利用負担なし。訪問看護は、別表第七、第八（p142参照）に該当すれば、1日に複数回、複数箇所利用することが可能

 やはり

さらに環境整備を整えるためには、**障害者手帳**は必須

一般的には、身体障害者手帳は明らかに回復の見込みがない場合（四肢の欠損等）を除いて、発症から半年経過した時点で後遺障害が残存し、そのため日常生活にどの程度制限を受けているかで等級が判断される。
療育手帳に年齢制限はないが、3歳未満では知的能力の評価が困難であるため障害の判定ができない場合が多い。そのため**3歳以上**で申請することが多い。
染色体異常の場合は0歳でも療育手帳を交付される場合がある。

退院後

障害者手帳を取得できれば、
- 吸引器・吸入器 → **身体障害者手帳で購入**（日常生活用具給付）
- 車いす（バギー）→ **身体障害者手帳で購入**（補装具）
- 居宅介護サービス（ホームヘルパー）
- 医療型短期入所 → **身体障害者手帳および療育手帳**

ポイントは
相談支援事業所（相談支援専門員）を中心とした
サービス事業所との連携を図ること!!

課題

- 介護者やきょうだい児等にトラブルがあり、児のケアができなくなった場合の対応
- 災害時
- 発達段階の応じたサービスの提供の見直し（児の意思確認等）

考慮しうる社会資源（まとめ）

必要な社会資源	法令	必要な手帳
吸引器および吸入器の購入	障害者総合支援法	身体障害者手帳（呼吸器障害）3級以上
車いすなど屋内および屋外の移動手段	障害者総合支援法	身体障害者手帳（肢体不自由）3級以上
住宅環境の整備	障害者総合支援法	同上
療育および訓練等通所系サービス	児童福祉法	療育手帳/愛の手帳/みどりの手帳
居宅介護サービス（ホームヘルパー）	障害者総合支援法	身体障害者手帳（肢体不自由）・療育手帳
医療型短期入所（ショートステイ）	障害者総合支援法	身体障害者手帳及び療育手帳
サービス等の相談および計画調整	児童福祉法	身体障害者手帳/療育手帳/精神障害者保健福祉手帳
在宅支援診療所	医療保険（こども医療/重度障害）	身体障害者手帳/療育手帳/精神障害者保健福祉手帳
訪問看護	医療保険（こども医療/重度障害）	身体障害者手帳/療育手帳/精神障害者保健福祉手帳

収入を支える支援

子どもを育てていく保護者に対してさまざまな手当がある

児童手当（令和6年度）
児童手当は、家庭等における生活の安定に寄与するとともに、次代の社会を担う児童の健やかな成長に資する制度です。

対象となる児童の年齢等		児童1人あたりの月額
3歳未満（3歳の誕生日の属する月まで）		15,000円
3歳～高校生	第1子、第2子	10,000円
	第3子以降	30,000円

児童扶養手当（令和6年度）
父母の離婚・死亡などによって、父または母と生計を同じくしていない児童について、手当を支給する制度です。その目的は、母子家庭・父子家庭等の生活安定を図り、自立を促進することにあります。

	1人	2人目加算	3人目加算
全額支給	45,500円	10,750円	10,750円 ※R6・11月～
一部支給	10,740円から45,490円（所得に応じて決定）	5,380円から10,740円（所得に応じて決定）	3,230円から6,440円（所得に応じて決定）

特別障害児扶養手当（令和6年度）
- 精神または身体が障害の状態（政令で定める程度以上）にある20歳未満の児童について、児童の福祉の増進を図ることを目的として、手当を支給する制度です。

重度障害児（1級）：55,350円／月
中度障害児（2級）：36,860円／月

障害児福祉手当（令和6年度）
20歳未満で身体または精神に重度の障害があるため、日常生活において常時介護を必要とする状態で、手当の判定基準に該当する方。
支給額：15,690円／月

手帳がない発達障害のお子さんも特別児童扶養手当を申請することは可能です。その際には、役所の子育て支援の窓口でお渡しする用紙に、かかりつけ医に診断書を書いてもらって申請いただいたうえで、指定の判定医の診断をうけていただく必要があります。

特別児童扶養手当と併給することができますが、障害福祉手当のほうが条件が少し厳しいです。

予測されるおおよその状態

発達段階	乳幼児期	学童期	青年期	成年移行期
予測される状態	・個々の家族の生活を獲得（生活をつくる時期から生活の場が拡大していく時期へ） ・療育開始 ・きょうだい児誕生 ・合併症（てんかん、感染症など）	・就学に際して学校や放課後等デイサービス（放デイ）とのやりとり ・就学に伴う生活リズムの変化 ・成長に伴うケア方法の変更（入浴方法等） ・合併症の反復	・学校卒業後の進路 ・成長に伴う医療的ケアの変化（胃瘻、喉頭気管分離など） ・家族の身体的負担の増加	・身体機能の衰え ・親の体調不良・高齢化
状態安定の要因	・訪問看護師による濃密な支援 ・相談支援専門員との連携 ・小児科かかりつけ医、二次病院等の確保	・学校・放デイとの連携 ・ケア方法、支援体制の見直し ・医療的ケアの見直し（胃瘻、喉頭分離など）	・相談支援専門員との連携 ・これまでの制度利用の見直し	・相談支援専門員との連携 ・成人診療科への移行
不安定の要因	・きょうだい誕生時の子どもの預け先確保困難 ・病院スタッフ異動	・学校・放デイでの医療的ケアの壁 ・療育終了後のリハビリ先の確保 ・病院スタッフ異動	・サービス利用変更や医ケア変化への親の適応困難 ・小児病棟での入院困難	・サービス利用変更や医療的ケアの変化への親の適応困難 ・成人病棟への順応

1）最初の依頼の電話で確認すること

コーディネーターA

医療機関には、まず重症新生児仮死やCHARGE（チャージ）症候群の疾患や予後についての説明を保護者がどれくらい理解できているかを確認します。また、コーディネーターについてどのように理解されているかを確認します。

コーディネーターB

同じ疾患の子どもが地域で暮らしている姿や将来的な見通しについて保護者が知ったり見たりできる環境は、ピアな関係づくりや保護者のエンパワメントにもつながります。主治医や医療機関の関係者には「同じ疾患をもちながら地域で生活している方がいるか？」について確認して情報を得ておきます。

2）退院時カンファレンスから始まる多職種協働

　多くの職種の方が退院前カンファレンスで顔を合わせる大きな利点は、子どもを支援する支援者の顔が見えるという点です。家族はもちろんのこと、毎回、主治医やコーディネーター、訪問看護または行政担当者なども同じではないので退院前カンファレンスで顔を合わせ、子どもの状態を確認するということは非常に大切な場となります。退院前カンファレンスでは、どのような職種を参集するのか用意しておくことも必要です。

　時期的には相談支援専門員や研修医または訪問看護の実習生など、将来を担う人材育成の場にもなります。

コーディネーターC

退院支援カンファレンスに呼ばれた場合は、母子保健と障害担当の保健師とセットで会議に呼んでもらうようにしていました。私がすべての制度を理解しているわけではないので、精通している担当者も巻き込んで協働したほうがいいと思います。なぜなら保護者の困りごとや子どもの状態によって、母子保健で活用できる支援や総合支援法の制度活用のほうが利点が多い場合など、家庭と子どもの状況により制度の利用には濃淡があるからです。
コーディネーターが基本相談を行い、保護者のニーズを他の制度の担当者と共有することで、個別性を重視した重層的な制度の活用につながります。ここでのポイントは、他制度の担当者と「いっしょに」保護者の話を聞く場と機会を設けることにあります。
担当者が持ち帰って検討する際も、医療従事者、母子保健保健師、障害担当保健師で同じ話を聞いているので伝言ゲームにならず、認識のずれも生じないので結論が出やすいことも利点です。また、入院中に難病や小児慢性特定疾病の制度を活用できる可能性について、みんなで検討することができます。

コーディネーターD

退院後の家族全体の生活の流れを共有することも大切です。1日24時間のなかで、児のケア、両親の仕事や家事などの情報を共有します。

3）退院後の支援計画に影響を及ぼす判定スコアの活用

コーディネーターC

小児科のドクターによっては、児童福祉法や総合支援法下での主治医による「判定スコア」(p34)の必要性や意義についての認識に差がある場合があります。そのため、コーディネーターから、主治医に判定スコアの提示を数回依頼しなければならない場合があります。判定スコアは、支援内容を考える上でも重要で、先に主治医から提示してもらえるよう意識しておくことが肝要です。

コーディネーターB

新生児仮死の子は手帳が使えないという問題があります（ローカルルールで脳原性の障害の判定は生後6カ月以降の判定になり、手帳につながらない子どももいるため）。そういった場合は、小児慢性特定疾病などの制度へアクセスすることもあります。小児慢性特定疾病を活用しようとしても、行政が認めないこともあります。そんなときは、判定スコアを活用して、「障害者手帳○級相当」と判断して障害者総合支援法にのせることもあります。

4）子どもの状態から予測される予後や状態・対処法の共有

コーディネーターA

主治医から保護者へ今後予測されることや、必要な処置や手術について説明されていることは把握しつつ、可能であればコーディネーターも、今後、子どもに予測されることと対処方法を知っておいたほうが見通しをつけやすいです。また、保護者も主治医からの説明で理解したつもりでも、退院後、刻々と変化する状況や状態によっては混乱することが多々あります。そのため、主治医からの予後や今後予測されることなどの説明を保護者が受ける際、コーディネーターも同席させてもらえるようにしましょう。そこで保護者と情報を共有し、対策などについて理解していくことが退院後の生活支援には必要になってきます。

コーディネーターD

主治医から保護者に説明された内容は、主治医が丁寧に説明していても、保護者の認識との間に差異が生じ不信感につながる場合もあります。保護者が子どもの状態を受け入れていく過程で、主治医の説明した内容と乖離したり齟齬が生じ、それによる不安感の増大などもよく見られるので、そこを退院支援担当者や病棟看護師などといっしょに対応策を考え、早期に保護者の認識のずれを修正していく作業が、退院後の保護者の心理的安定や生活の基盤づくりにつながると感じています。

2. 自宅での生活のイメージづくり

● 子どもの状態に応じた環境を整えるための支援

コーディネーターC

自宅での子育ての環境を確認することは、保護者が暮らしのイメージを理解することにつながるため大切にしています。退院する際、試験外泊をすることが多いと思いますが、使用する機器や衛生材料などをあらかじめ準備する視点が必要かと思います。

● 同じような状況で生活されている家庭へつなぐ

コーディネーターB

退院後の生活について、具体的なイメージをもってもらえるよう、同じ疾患ではなくても、同じような状況で生活されているご家庭へ訪問し、浴室や子どもの療養環境を見てもらっています。親育ち、ペアレンティングを意識した支援が必要です。横のつながりが、子育て力を高めることにつながります。各都道府県にある医療的ケア児支援センターや母子保健を担当している行政機関へも働きかけましょう。

コーディネーターD

家族の背景を踏まえた不安の軽減策として、母親の支援は多いのですが、父親の支援も重要です。母親を支える父親の支援策や父親同士の関係構築を退院前に行うことは重要で、父親が母親を支援することの必要性や意義を、父親同士で伝えてもらうことも効果的です。

● 家族で暮らすことをイメージするための週間スケジュールの作成

コーディネーターA

保護者と子どもが自宅でいっしょに暮らすイメージは、医療機関で丁寧に支援されて作られていることが多いです。そこでできたイメージを、コーディネーターとしてさらに具体的な支援につなげることで、より一層いっしょに暮らせるとイメージできる保護者が多いように感じています。具体的には、週間スケジュール表を保護者といっしょに作成していくなかで、イメージがより具現化していきます。

＊週間スケジュールについては、別項目(p123)にて詳しく解説します。

1）災害支援

各家庭近くの自治体ハザードマップを確認しながら、起こり得る自然災害を共有し、有事の際の対応を検討していきます。

コーディネーターC

試験外泊の際、電力会社や消防担当者と家族との出会いをつなぎます。避難行動要支援者の避難支援制度について情報提供することで、災害時の避難行動について考える機会をもてます。想定する避難先へのルート、発災直後から避難先への所要時間、避難先の電源の状態を確認し、環境整備へとつなげていきます。個別避難計画は自治体が主体となって作っていくものですが、作成にはコーディネーターの関与も必要です。

各自治体での医療的ケア児災害時マニュアルの作成も、この時点でコーディネーターは自治体担当者に伝える必要があります。これは災害時に普段その子どもに支援を行っていない支援者が見ても必要なケアが明記されているものになります。例えば、避難するときの必需品のリスト、緊急時の連絡先一覧などです。

2）退院時に制度の活用が困難な場合の対応策

使えない制度を提案してしまい、ガッカリさせてしまうことはラポール形成の大きな壁になってしまいます。まず、制度が活用できるか否か、地域の状況や自治体の考えを知っておくことも大切です。

医療依存度が高い子どもは、退院時に吸引器やパルスオキシメータなど高額な機器の購入が必須となります。重症新生児仮死などの場合は、生後6カ月を過ぎないと手帳の申請に至らないため、自治体独自の制度で活用できるものがないかを探していきます。その際、コーディネーターだけでは、見つけられないこともあるため、医療的ケア児支援センターや他地区で活動するコーディネーターの仲間に相談したり、子どもに関わる多職種と共同し、専門的な見地からの意見を求めましょう。
自治体独自の制度でも活用できない場合は、時に全国や地域レベルでデータを収集し、「生きるため」に必要とすることを自治体に伝え、交渉します。このときもコーディネーター単独でなく、多職種と共同することが大切です。

機器を取り扱っている業者へ活用できる支援制度がないかを確認します。訪問看護の事業所でも助けになる情報をもっている場合があるので、頼れる事業所をもち、相談することも重要です。

3）状態に不安定さがある子どもは、長期で支援を継続できる事業所へつなぐ

コーディネーターD

状態が不安定な子どもは、居宅訪問型や通所の児童発達支援を活用することも想定されます。その際、体調不良などで入院することになり、長期間休みがちとなる場合もあることをあらかじめ説明しておくことが大事です。受け入れる事業者としては、看護師を雇用していく負担や事業所の収入が減ることも想定されます。事業所の管理者が、運営上の見通しをもって医療的ケア児を預かることができるよう経営上のリスクを伝えることもコーディネーターとして重要です。

そこで、契約前にコーディネーターが医療的ケア児の状態の不安定さや、途中で長期間休む可能性を説明することで、安易な利用契約解除を防ぎ、子どもを支援してくれる事業所を確実に確保することにつながります。

3. 退院後につなぐ先との関係をつくっておく

自宅での生活をイメージしつつ、コーディネーターとしては、日ごろから、地域の事業所や支援者とつながりを作っておくことがとても重要になります。そこで作ったつながりが、各家庭への支援につながる場合があるからです。

● 妊娠中から必要な支援へつなぐ

コーディネーターB

妊娠中から胎児に障害がある可能性がわかった段階で、コーディネーターと母のつながりを作っていきたいと働きかけています。精神疾患や薬物依存の既往のある妊婦や、家庭全体に支援が必要な特定妊婦などは保健師が妊娠中から介入することもあるので、役割分担で行うとよいと思います。コーディネーターはサービスの調整だけが役割ではないので、支援が必要と予測できる場合は、早期にコーディネーターが家族と関係を構築していくことが、地域で子どもと暮らしていけるステージにつながると思います。

● 子育てヘルパー・短期入所事業所

コーディネーターD

保護者は「家庭や暮らしを維持するため自分の休息時間の確保や、他のきょうだいにかける時間、また、仕事や生活のための時間をどのように確保できるのか知りたい」と思っています。

その時間の確保は、医療的ケア児への支援だけを行えば実現するというものではありません。保護者には、子ども・家族どちらか単体への支援ではなく、家庭全体を支援する制度についてコーディネーターから提案しましょう。

コーディネーターA

まずは、コーディネーター自身が支援している地域にある制度を保護者に紹介します。例えば、短期入所事業所はその1つでもあり、子育てヘルパーという選択肢もあります。子育てヘルパー（育児支援ヘルパーなど、自治体により名称はさまざま）は、多くは子ども家庭支援課などの管轄で行われており、地域特有の支援策です。障害や児童福祉法下の制度ではないですが、有償サービスとして、多くの子育て中の母たちが声を上げて地域でできた制度です。
そういった有償・無償のサービスを、家族の希望によって組み合わせて使うことを考えます。

●医療的ケア児をみてくれている保育園または幼稚園

コーディネーターD

青森市では医療的ケア児を日中保育をしてくれる保育園が数カ所あり、共働き家庭への重要な機能を果たしてくれています。

●長時間レスパイト

コーディネーターC

福岡市では、地域支援事業で訪問看護師が医療的ケア児宅にて長時間滞在し、支援を行う制度が創設されています。そのような制度の利用についても保護者へ説明し、自宅での生活の際の、具体的な支援策をイメージしてもらっています。

●児童発達支援事業所

コーディネーターA

医療依存度の高い子どもの場合は、保護者へのピアカウンセリング効果を狙い、同じような障害をもつ子どもの親同士のつながりをもってもらうことを目標に、まず児童発達支援事業の活用を促しています。

●看護職との連携

コーディネーターD

例えば、主治医から体重増加の指示があると、保健師や訪問看護師と連携し、かかわっていけるようコーディネーターがつなぎます。また言語聴覚士にもつないで、摂食嚥下支援を行うことも検討できます。訪問看護ステーションでは、リハビリテーション職を雇用しているステーションもあります。

●訪問歯科

コーディネーターB

予防歯科を念頭に、歯科衛生士へつなぎます。特に嚥下障害を抱える子どもたちは、抜けた歯が口に残り、誤嚥することも考えられます（p157参照）。

コーディネーターA

治療が必要になったときに拘束されることに強く抵抗することも考えられるので、他者からの口腔ケアや口腔内を確認されることに慣れておくことが必要です。
自らの口腔状態について訴えることが困難なため、支援者が日ごろから状態を観察し、虫歯を予防していくこと、異常に早くから気づけることが大切です。

● 通院の問題

コーディネーターC

父の仕事の状況により、平日の受診に同行することが難しいことも多々あるご家庭があります。母が受診に連れていくことが想定されますが、移動支援・通院介助など自治体によって活用できる制度が異なります。また制度を活用する際は、いつごろまで制度を活用するか、活用することでのメリットなどを行政の担当者が理解しやすいようあらかじめ資料を作成して説明することもあります。

4. 退院後の家族の暮らしのイメージを共有する 家族全員の24時間・週間スケジュールを作る

　長期的に支援していくとなると、医療的ケア児本人への支援だけでなく、家族全員を含めた支援がポイントになります。そこで、家族の週間スケジュールと、24時間のスケジュールを把握しておくことが大事になってきます。どこでケアの手が足りなくなるのか、継続した支援のためには、どこでレスパイトを入れるとよいのかなどを考えるためにもスケジュール表は必要です。これまで家族を支援してきたコーディネーターにスケジュールを作るためのコツについて話していただきましたので、ポイントをQ＆A形式で紹介します。

★スケジュール確認・作成時の注意点 Q&A

Q スケジュールはどうやって作っていくとよいですか？

A スケジュールの確認は簡単なようで、かなりプライバシーにかかわることも聞いたりするので、一度にすべて確認するというよりは、関係性を作りながら徐々に聞くようにしています。

A 医療的ケア児のスケジュールと両親、きょうだいのスケジュールを1つの紙にいっしょに書き込んでいきながら、生活のイメージを作っていくため、医療的ケア児と家族のスケジュールを可視化することができます。

Q 週間スケジュールは、誰と共有しますか？プライバシーもあるので共有の範囲に悩みます。

A 保護者と共有する相手を相談して決めていきます。少なくとも、日中支援に入っている事業所とは共有したいです。それ以外は、保護者の意向を尊重します。

Q スケジュールを描くときの要点は何ですか？

A ケアの内容から聴き取りをしていき、24時間の時間軸に当てはめていきます。そして、どこの時間帯は誰にケアを代行してもらうことが可能かという視点でまず大枠を作成します。時間軸で見る視点と曜日軸で見る視点が必要になります。なぜなら、両親の仕事の休みの日などは、週末で固定されている場合と平日の場合、また変則性の場合もあるため、週間スケジュールでみていくことが大事です。

A どの時間帯が一番つらいかについて、保護者に尋ねておきます。そして、これは外せないというスケジュールをまず聞きます。例えば医療器具の交換のための受診などは優先しなければならないため、外すことはできないですよね。

A 家族で過ごす時間を優先します。きょうだいの通学時間や学校行事、習い事の時間なども把握しておきスケジュールを組み立てます。

★先輩コーディネーターが実践する家族のヒアリング方法や工夫

コーディネーターB

コーディネーターも自身の生活を踏まえて、大変だと思われる時間帯を想定して具体的に質問していきます。例えば、朝の時間帯について「お母さん、朝、大変じゃない？　お父さんは何時ごろ出勤するの？」など、起こり得るイベントの時間帯から聞いていくとスムーズです。

コーディネーターD

「お母さん眠れている？」など母の生活をリアルに聞いていきながら、母の大変さや家族の大変さに共感しながら聞いています。例えば「お母さん、その時間帯は大変だね」など、声を掛けながら、聞き進めていくとスケジュールが自然と埋まっていきます。

コーディネーターA

保護者に「お母さんの趣味は何ですか？」「お父さんの楽しみを教えてください」と、少し視点をずらして質問をしてみると、家族の大切なものが少し見えてきます。

コーディネーターB

週間スケジュール表に、支援ごとに色分けして記載していくと、可視化して見やすくなります。

コーディネーターA

事業所ごとに色分けして、スケジュール表がカラフルになっています。週間スケジュールを月間スケジュールに変えていき、カレンダーのように描いて、半年まではコーディネーターが描きます。それ以降は、家族でカレンダーに月間スケジュールを描いてもらうことをしています。これを続けることで、サービスの上限管理も家族でできるようになり、自分たちの日常を主体的に組み立てることにもつながっていきます。

コーディネーターD

保護者の睡眠時間の確保を目的に、睡眠時間には色をつけて、支援者も保護者にも、意識づけできるようにしています。

コーディネーターB

母の買い物の曜日や時間帯を確認します。地域のスーパーの特売日や特売の時間など、なじみのスーパーのスケジュールも踏まえたプランを検討することで、生活に密着したプランになります。

コーディネーターC

ライフイベントへの配慮を行います。きょうだいの授業参観や七五三等のイベント、また保護者のPTA活動などにあてる時間などもイメージすると、ぐっと細かく家族全体の生活を描きやすくなります。きょうだいはヤングケアラーとなり得る視点をもつことも必要です。

★本人の発達の見立てをどう考える？

コーディネーターD

生物学的、心理的、社会的観点から俯瞰して、アプローチ方法について多職種から意見を聴取します。

コーディネーターA

院内での保育、セラピストのかかわりの有無、かかわっている場合は各職種の見立てを確認しておきます。

コーディネーターB

福祉職、保健師、医療従事者の視点での発達の評価をすり合わせていきます。そのため発達のアセスメントは多職種協働で行っています。福祉職として一番大切にしていることは、入院中からの快と不快に対する反応や音に対する反応について確認し、退院後の支援者と共有し本人の喜びを共有していくことです。

コーディネーターA: 災害時や子どもの成長または子どもに対する動線なども視野に入れて、本人の過ごすスペースやケアを行う家族の動線・電源・水回りの位置など、自宅環境の確認を行います。

コーディネーターB: 基礎疾患などで、寒い時期には自宅にいるほうがよい地域もあります(東北や北海道など)。そういう場合は、必ずしも外に出るのではなく、自宅に支援者が出向き発達支援を行うことが有用だと思います。

コーディネーターD: 保育所を希望される場合は、生後6カ月からかなと推察されるので、利用を希望される保育園の受け入れ状況についても実際保育園に出向いて確認しています。子どもの体重、運動発達の状況を踏まえて調整していきます。

コーディネーターC: 子どもは「できるようになること」と「できないこと」の双方が増えていきます。それらが多いことも踏まえて発達をみていきます。

コーディネーターA: 医療依存度の高い子ども、例えば人工呼吸器を24時間装着しているお子さんが、普通学校に行くことを保護者が希望し調整する場合、本人の意志をどのように確認するかが鍵となります。最近では視線入力で意思の確認が可能となる子どももいます。道具もパソコンに接続するだけで使用できる上、約4万円と予想より安価になっています。そういった器具を活用することで、本人の意志を確認できれば、よりニーズに合った支援ができるように思います。

コーディネーターD: 視線入力は積極的に活用していく予定ですが「脳への負担」についても考慮します。そのため主治医に必ず確認しながら行っていくように気をつけています。こうしてあげたい、だけでなく、成長の促しによるリスクも考慮しながらチームで考えていくことが大事です。

コーディネーターB: 事業所を選定する場合、子どもの発達支援の質などある程度見極めることも必要です。

コーディネーターC: 特別支援学校の先生は、子どもの反応を引き出す術を知っている先生も多く、特別支援学校の授業を見学して支援策の幅を広げておくことも必要かと思います。

コーディネーターD

子どもは子どものなかで成長していきます。行きたい学校に行くことができることを支援していきたいです。

慣れないなかでの退院時支援は、ほとんどが初対面の方との話し合いになります。また医療従事者も多く、コーディネーターはなかなか医療職の言葉が理解できず焦ることもあるかと思います。先に地域の事業所や機関、専門職と顔の見える関係性を作りましょう。それには地域で開催される勉強会などに参加して、人脈を広げておくといいでしょう。

少し特殊な難易度の高い事例の場合にはどう考えるのかについては、次項で紹介したいと思います。

（谷口由紀子）

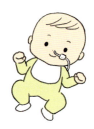

2

事例から読み取るコーディネーターの
アセスメント視点と実際

2. 本人を中心とした支援を考える

　ここでは、退院前後とはまた違う、思春期に
さしかかったお子さんや、長期入院を余儀なく
された子どもなど、医療的ケア児コーディネー
ター（以下、コーディネーター）にとって難易
度の高い事例を見ながら、本人主体の支援を
コーディネーターがどう組み立てていくのかに
ついて、事例を通して見ていきます。

ケース 1 **思春期の男児への支援**

CASE ❶ **先天性筋緊張性ジストロフィー**

事例紹介

- **先天性筋緊張性ジストロフィー**
- **15 歳　男児　体重 18kg**
- **家族背景**

両親（父 40 歳、母 40 歳）、父方祖母（祖母 75 歳）の
4 人暮らし。本児が第 1 子。
母は、本児が生まれた後に筋緊張性ジストロフィーと診断
された。4 〜 5 年前から徐々に筋力低下が目立っており、
本児を抱っこして移乗することが難しくなっている。
父は、看護師で夜勤がある。父方祖母は身辺自立している。

病気の説明　筋緊張性ジストロフィー

- 症状の出る年齢によって、先天性・小児型・成人型に分類
  先天性：NICU で人工呼吸器装着、経管栄養
  成人型：1) 筋ジストロフィー＝筋肉のやせと力の低下（転び
  　　　　　　　やすいなど）
  　　　　　2) 筋強直現象（握手したあとパーの形に開きにくい）
  　　　　　3) 全身の症状（白内障・不整脈・呼吸障害・糖尿病・
  　　　　　　　腫瘍など）
- **遺伝性の筋疾患**：世代を重ねるほどに症状が重くなる遺伝性
  　　　　　　　　　　の疾患
- お母さんが妊娠や出産を機に発症して、母子とも病気になるこ
  とが多い。
  主にケアをするお母さんの症状が次第に進行するため子どもの
  ケアとお母さんを支える家族力やサービスの導入が Key になる。

- **居住地と周辺の環境**
  大学病院から車で 30 分のところに住んでいる。
  母の実家は自宅から車で 30 分。母方の祖父母は 70 歳で農
  業をしている。
  自宅から特別支援学校まで車で 20 分かかる。
- **在宅生活や移動に必要な物品**
  電動車いす、手押し用車いす、リフトのついた福祉車両はすで
  に購入済み。
- **取得している手帳・手当類**
  身体障害者手帳 1 級（肢体不自由）
  特別児童扶養手当、障害児福祉手当
- **発達歴**
  首の座り 5 歳　座位 7 歳　有意語なし

児の経過

- 出生直後から筋緊張低下と呼吸障害を認め、約 1 年間、新生
  児集中治療室（NICU）で気管挿管、人工呼吸管理実施。
- 1 歳過ぎに人工呼吸器から離脱でき、小児科病棟を経て退院、
  在宅生活となった。このときの医療的ケアは経管栄養のみ。
- 5 歳時、胃食道逆流症のため、噴門形成術、胃瘻造設。
- 6 歳から、夜間睡眠中の酸素飽和度低下と血中二酸化炭素の
  貯留を認めたため、夜間に非侵襲的人工呼吸器を装着するよ
  うになった。
- 7 歳から、呼吸感染、排痰困難のため 2 〜 3 カ月に 1 回入
  院するようになった。
- 8 歳時に排痰補助装置を導入。
- 15 歳時、急性肺炎に罹患し急性呼吸不全となり、集中治療
  室入室、気管内挿管管理となった。抜管できなかったため、
  気管切開、喉頭分離術を施行された。

128

ライフステージ別のポイント表

お母さんの症状も同時進行する

- **新生児・乳児期** ［お母さん］出産時に診断を受ける
  NICU で人工呼吸器装着、経管栄養
- **幼児期** ［お母さん］転びやすくなる
  新生児期を乗り切ると、運動機能は軽快してひとり歩きできる
  （1歳半～2歳）
  知的な遅れ（知能指数 35～5C）や行動異常が問題になる
  ※なかには事例のような最重度例もある（寝たきり、有意語なし）

- **小学校** ［お母さん］抱っこができなくなる
  運動機能が再び低下、車いす利用、側弯など体の変形
- **中学校** ［お母さん］車いす利用・自力移動ができなくなり介助を要する
  夜間の SpO$_2$ 低下など呼吸症状に対して夜間の人工呼吸（口鼻マスク）
  排痰障害に対して呼吸リハや排痰補助装置の導入
- **高校** ［お母さん］呼吸障害から夜間人工呼吸・在宅酸素を始める
  痰の閉塞による窒息や誤嚥性肺炎が生命を脅かし、喉頭気管分離術を選択

予測されるおおよその状態

発達段階	乳幼児期	学童期	青年期	成年移行期
予測される状態	筋力低下による呼吸不全、哺乳・経口摂取不良	排痰困難 学習困難 便秘、イレウス等の消化管合併症の出現	排痰困難 イレウス、不整脈、糖尿病などの多臓器合併症の出現	排痰困難 イレウス、不整脈、糖尿病などの多臓器合併症の出現 生活支援
状態安定の要因	呼吸管理 経管栄養による栄養管理	呼吸理学療法を中心としたリハビリ 栄養管理 学習へのサポート	呼吸理学療法を中心としたリハビリ。栄養管理 合併症の早期発見と対応。家族の介護力低下を補うためのサポート	呼吸理学療法を中心としたリハビリ 栄養管理 合併症の早期発見と対応 家族の介護力低下を補うためのサポート
不安定の要因	感染症 栄養不良	感染症 母親の筋力低下に伴う介護力の低下	感染症 母親の筋力低下進行に伴う介護力の低下	感染症 合併症の出現 母親の筋力低下の進行と合併症の出現

- **現在の医療的ケア**
  身長 125cm　体重 18kg
  SpO$_2$ 99% 心拍数 80回/分
  寝たきりで自力での体位変換は困難。
  iPad や電動車いすを操作することは可能。
- **本人・家族の希望と課題**
  毎日登校したいが、朝の準備や車いすへの移乗が母1人では難しい。登校中の車内で母1人では、吸引が必要になったときに不安がある。
  お風呂につかりたいが、父が勤務のときに母1人では入浴できない。
- **支援の内容**
  朝登校前の着替えや移乗のため、ヘルパーを毎朝導入。
  登下校は、教育委員会が実施するヘルパーによる通学のための移動支援を活用。（吸引が必要なため母が同乗）
  週4回放課後等デイサービスを利用し入浴。
  週2回、夕方に訪問看護とヘルパーを導入し、入浴を実施。
  定期受診の負担を軽減するために月2回訪問診療を開始。

週間スケジュール表

時間	月	火	水	木	金	土	日・祝
4:00							
6:00							
8:00			居宅介護 通学のための移動支援				
9:00							
10:00							放課後等デイサービス（送迎あり）
12:00			特別支援学校				
13:00							
14:00							
15:00							
16:00	通学のための移動支援 訪問看護＋居宅介護		放課後等デイサービス（送迎あり）				
17:00							
18:00							
19:00							
20:00							
22:00							
24:00							
2:00							
4:00							

第2章　アセスメントの基本と実践

1. コーディネーターとしてのアプローチの方法

1）本人の発達段階を踏まえた支援

コーディネーターD

どうしても病名に着目しがちですが、支援される本人は15歳の男子であり、まずは15歳として今どのように暮らしているのかについて話をしたいと思います。例えば、同級生のこと、部活動、どこの理容店や美容院でカットしているのか？　洋服はどこの店で購入するのか？　ゲームは好きか、といった話題から関係を作っていきたいです。

コーディネーターA

病名から今後身体機能の低下が予想されるので、まず今しかできないことを中心に支援策を考えていきましょう。「今の生活はどうですか？」「3年経ったら高校卒業だね。何かやりたいことや夢はある？」など、本人の将来の夢や暮らしの希望について質問し、傾聴しつつ自身の状況についての不安や受容に寄り添っていく支援を心掛けます。また現状で「やりたいな」と思ってあきらめていることについても本人、両親の考えを聞き、支援策をいっしょに考えていきます。

コーディネーターB

本人の身長と体重が標準より低いことが気になります。これまで懸命に育ててこられた想いを聞き、ご両親をねぎらう心を忘れないようにします。
母が抱っこをするために栄養コントロールをしていたのでは、ということも推察できます。疾患を踏まえ、身体機能の評価を主治医に依頼し、本人の希望を叶える身体状況を作っていきましょう。また、幼少期の歯科検診の受診状況や乳歯から永久歯への移行などが、どの程度なされているか歯科への受診も進め、成人に向け身体状況の整備も必要ではないかと思われます。

コーディネーターC

地域によっては、気候（雪など）により通学が困難となる場合もあります。本人の教育を受ける権利を優先し、訪問学級やオンライン授業などの可能性も考慮することも視野に入れます。

2）両親への支援

コーディネーターA

母も同じ疾患であり、病状が進行しています。そんななかで子どもの世話ができない喪失感や不全感が出てくる可能性があります。母親として、今できる役割を果たすことができるよう支援する必要があります。

コーディネーターC

母は子どもの授業参観などに行けなくなってくることも想定されます。父が看護師であることは強みと考えられますが、夜勤もあるため夜間の支援体制の整備など、今後予測される課題への対応策を考える必要があります。

コーディネーターD

看護師である前に子どもの父親であることも忘れてはいけないことと思います。何かあったときはともに喜び、ともに悲しむ存在であること。1人の家族として子どもに接する時間がもてるように支援体制を組みたいと思います。

3）本人・家族の希望と検討事項

【本人の希望】

- 毎日登校したいが、朝の準備や車いすへの移乗が母1人では難しい。登校中の車内で母1人では、吸引が必要になったときに不安がある。
- お風呂につかりたいが、父が勤務のときに母1人では入浴できない。

【検討される支援の内容】

①朝の登校前の着替えや移乗のため、身体介護を毎朝導入。
②登下校は、教育委員会が実施するヘルパーによる通学のための移動支援を活用（吸引が必要なため母が同乗）。
③週4回、放課後等デイサービスを利用して入浴。
④週2回、夕方に訪問看護と身体介護を導入し、入浴を実施。
⑤定期受診の負担を軽減するために月2回訪問診療を開始。

検討される支援内容を踏まえてコーディネーターが考えること

● 身体介護導入における留意点

コーディネーターC

思春期であり、同性介護でゆったりと入浴できることを目標とします。そのため同性ヘルパーを探す必要がありますが、もし見つからなければ、地域で入浴できる事業所を探し、同性介助を依頼します。

コーディネーターB

ヘルパーに喀痰吸引研修を受講してもらい、15歳らしい自立した暮らしを支援することを検討します。

● 医療型短期入所

コーディネーターD

地域によっては医療型短期入所を行っている施設がある場合、日帰りのデイサービス的な利用ができます。送迎もあり、特殊浴槽もあるのでプロの支援で快適な入浴や日中活動もできます。日ごろからその子どもを支援しているということで、何かの際に短期入所もスムーズな対応ができる場合があります。

● 余暇への支援

コーディネーターA

放課後等デイサービスの活用だけでなく、本人が行きたい場所への外出のための移動支援の活用も検討できると思います。

● 将来へ向けた支援

コーディネーターC

将来的に1人で暮らしたいといった希望が今後聞かれる可能性もあります。本人が住みたい場所に住み、就労する可能性についても、本人家族と共有し、まずは家庭内での自立を促していく視点をもつことが重要だと思います。

コーディネーターD

進路の先生と高等部卒業後の進路についても、視野に入れて支援を具体的に考えていきたいです。子ども本人が意思決定し、表出することを自身の権利とされていることに、日ごろから意識づけできるように支援を心掛けます。

意思決定支援の考えは必要です。

本人の自己決定や意思確認がどうしても困難な場合は、本人をよく知る関係者が集まって、本人の日常生活の場面や事業者のサービス場面における表情や感情、行動に関する記録などの情報に加え、これまでの生活史、人間関係等さまざまな情報を把握し、根拠を明確にしながら本人の意思および選好を推定することが大切です。本人の意思推定すら困難な場合は最後の手段として、本人の最善の利益を検討することが大切です（障害福祉サービス等の提供に係る意思決定支援ガイドラインより引用）。

● 母への支援

コーディネーターA

同じ疾患の子どもをもつ母、同じ疾患をもつ女性との交流を促すことで、母親に対するエンパワメントにつながることを検討したいです。

● 支援の妥当性を評価する視点

コーディネーターB

週4回の放課後等デイサービスでの入浴が提案されており、それも重要かと思いますが、放課後等デイサービスでの支援の大半が入浴支援であることが気になります。発達・余暇活動と入浴支援を区別し、健康管理と清潔ケアを目的に訪問看護での入浴支援を導入することも可能ではないか検討します。また、ヘルパーと訪問看護師を同じ時間帯に利用するケアミックス（地域によって可否が分かれる）の可能性も模索してみましょう。

> **ケース2** 不適切な養育の可能性のある家庭から
> 医療機関に保護され、長期入院となった児への支援

ここでは、思春期の子どもの支援とはまた異なった視点で、医療機関に社会的入院をしている、医療的ケア児を取り上げます。コーディネーターとして活動するなかで、行政などから要支援・要保護児童などへの支援策について相談されることもあります。

このような子どもへの支援を考える上では、地域での暮らしに必要な制度を基本的に理解していることはもとより、要支援・要保護児童の定義（p63参照）に始まり、要保護児童対策地域協議会（子どもを守る地域ネットワーク）やこども家庭庁管轄事業などについての知識も必要です。まずは、事例を見ながら考えていきましょう。

CASE ❷ 小児科病棟長期入院中の医療的ケア児

事例紹介

- 5歳男児
- 病名：気管軟化症、気管切開、人工呼吸器装着、経管栄養
- 身長：100cm　体重：15.8kg
- 家族：父 38歳、母 28歳、兄 10歳、姉 8歳
- 活用している制度：医療保険、特別扶養手当

○経過

妊娠38週自然分娩にて出産。出産後陥没呼吸がみられ、小児外科を受診し、高度の気管軟化症と診断され気管内挿管を実施し、呼吸管理が開始され新生児科へ入院となる。その後、気管切開を行い、経管栄養となる。

生後1歳になりいったん自宅へ退院したが、1歳半のとき、呼吸器感染症にて小児科へ入院となる。入院時に身体に内出血斑あり。主治医が児童相談所（以下、児相）へ通報し、要保護児童として児相が介入することとなり、家庭での養育が困難と判断され、入所先を探すが見つからず県立病院小児科へ入院となった。入院後、父親は半年に一度程度面会に訪れ15分ほど子どもの傍らにいて帰っていく。必ずおもちゃを持参し、看護師に様子を聴いている。児は現在では人工呼吸器を押しながら自力歩行可能、視聴覚検査では異常なし、看護師や主治医など病院関係者の顔は理解している。

父親に対して特別な反応は見られず。摂食訓練も受け、中期の離乳食は自分で食べることができ、誤嚥も見られない。現在気管軟化症はかなり改善され、人工呼吸器からの離脱も模索中であるが、呼吸器が不要となった場合在宅に戻れる保証もなく、乳児院にも行けず病棟で子育てをしている間に5歳となった。

今後就学のこともあり、どのような場所でどのように暮らすことが望ましいのか、相談にのってほしいと入院している医療機関のソーシャルワーカーより依頼があり、コーディネーターとして介入することとなった。

入院している医療機関は、本籍のある住所から車で1時間程度かかる近隣市にある病院で、本人が入院後に家族は中核市から町に移住している。町の担当者は児相の担当者と面識がある。

● 依頼を受けたときのコーディネーターの思いや考え

コーディネーターB

医療的ケアと虐待が疑われるということで2つの大きな要素が重なっており、慎重に介入していく必要があるため、家族との信頼関係の構築が優先課題となっていますね。子どもの発達の保障と権利の視点を忘れず、多職種と共働しながら家族の想いを聴いていきたいです。

コーディネーターA

家族の状況に着目してしまいがちですが、病院側の困っていることは共有しながら、保護者の虐待という点についてあまり先入観をもたずに情報を収集したいです。そのため、ソーシャルワーカーから聞いた情報は頭に入れながらも家庭の背景をしっかり確認していきたいと思います。

コーディネーターC

児の福祉を守るために、あらゆる仮説や事態を想定します。子どもの成長を家族とともに喜べるよう、家庭復帰までの間に、子どもの可能性を家族と共有し、家庭復帰後にどのようなサポートができるかをわかりやすく描く必要があると思います。

コーディネーターD

母は18歳で第一子を出産しており、20歳で第二子を出産しています。子どもは好きな人だと推察されますが、家族の生活史を確認しながら、ここも先入観をもたずにかかわっていく姿勢が必要です。

● 情報収集と対応策をコーディネーターはどう考える？

コーディネーターA

入院期間が5年と長く、5年間中心的にかかわっている看護師や医師へまず本人の発達の状況について確認します。5年間医療機関へ入院しているということは、社会的入院である可能性が高いです。そう考えると要保護児童として児相がかかわっていると考えられます。まず行政関係者からの情報の収集が必要となるので、家族関係、自宅の住環境、エコマップを描きながら課題を抽出することを目的に、児相および行政担当者（以下、児相および行政担当者を担当者と略す）とのカンファレンスの開催について、医療機関のソーシャルワーカーへ依頼します。

コーディネーターB

医療スタッフへの発達状況の確認をしつつ、子どもの発達を支援していく立場として本人と会い、適切に現状の発達段階をアセスメントすることを大切にします。そのなかで課題の抽出とともに、子どものもつたくさんの可能性を見つけられるかもしれません。

コーディネーターB：カンファレンスでは、子どもの家族を担当者はどのようにとらえているのか（両親の子育て力やきょうだいの様子など）、就学を見据えた子どもの暮らし、両親の就労状況や家族以外で子どものことを気にかけてくれるキーパーソンの存在（例えば祖父母など）、養育困難と判断した根拠について担当者より情報を得たいと思います。
もし、担当者が「子どもは家族と生活することが望ましい」と考えているようなら、家族との暮らしを前提に支援策を考えます。その際は、かなり慎重に両親との面接に臨まなければならないと思います。なぜなら保護されて5年が経過しており、両親は「自分たちはどのように思われているか」と、警戒している可能性もあるからです。

コーディネーターC：両親との関係性は、焦ることなく、かかわる回数を多くとりながら少しずつ接触していきたいです。かかわる場として子どもが入院する医療機関、その後自宅へ設定し、関係性を深めるなかで、両親の考えも聞きながら子どもの暮らしの場の方向性を共有していきます。特に子どもは現在、身体障害者手帳や療育に関する手帳をもっていません。金銭的な負担から不適切な養育となった可能性も否定できないからです。
今後手続きを踏みながらアクセスできる制度とそれにまつわる障害者手帳の取得、特別児童扶養手当（手帳がなくても支給される場合もある）の申請や在住地域で活用できる支援など、いっしょに考えていきたいと思います。

コーディネーターD：また子どもの発達状況について把握し、可能であれば本人の意思の表出や意思形成を支援していきます。加えて必要な発達支援がどこなら可能なのかについても検討する必要があります。担当者の判断はもとより、施設入所、自宅での暮らしについて支援策をチームで考え、どちらが子どもにとって最善なのかを考えることが肝要です。例えば、社会的養護関係施設などへの入所後に親子関係再構築支援を受けながら、再度家族で暮らすことを支援する方法などもあります。

　障害や医療的ケアの有無にかかわらず、親にとって子どもはかけがえのない存在です。子どもは愛され、成長発達することが保障されています。時に、愛着形成に時間を要する親子もいます。ほかの子どもと比較して悲観する親もいるでしょう。しかし、医療的ケアがあるから生活が困難なのではありません。サポートする人、モノ、場所をうまく活用していくことができれば、子どもの生活を守り、親は成長を喜ぶことができます。
　事例から、コーディネーターはICF（国際生活機能分類）の視点でとらえ、仮説や見立てをし、実際の生活をサポートしながら、子どもの心身の成長にあわせてコーディネートしていくことを感じていただけたと思います。
　事例のように子どもの福祉を考える上で、家庭支援を同時に考える必要があることも、コーディネーターとして活動するなかで少なからず経験するでしょう。医療的ケア児の支援では、医療・福祉・行政・教育にとどまらず、地域を含めた多職種連携が必要です。
　例えば、思春期や成人期には自立というこ

とを念頭に置いた支援が必要です。またこの時期には、本人と家族の思いのずれが顕著となる場合も多々あります。コーディネーターには、児童福祉法の理念でもある「チャイルドファースト」を念頭に伴走していく姿勢が求められます。

　自宅に帰ることができず、施設にも入所もできずにいる医療的ケアのある子どもたちは、長期間の入院を余儀なくされています。長期入院の背景には、保護者の事情があります。家族全体で多くの課題を抱える家族である場合も多く、コーディネーターは、このような子どもの存在にも目を向けつつ動いていきます。そして地域での受け入れができる体制づくりを医療機関や市区町村や関係機関、子どもの支援チームだけではなく、保護者を支援するチームとの連携も今後必要となってくるでしょう。

　コーディネーターは「つなぐ」ことを主な役割としますが、自身が地域の状況、特に社会資源を知らないと「つなぐ」ことはできません。日ごろからコーディネーターと自身にとっての社会資源＝関係機関との「つながり」をもつことが大切です。ところが、強い「つながり」があっても制度の壁にぶつかることがあります。そんなときは、医療的ケア児支援センターに相談したり、自立支援協議会を活用して足りない社会資源をつくることを提案します。地域に不足する社会資源をつくることもコーディネーターの役割の1つです。

　ないからあきらめるのではなく、子どもの権利を守るために、今をつなぎ、未来を創っていきましょう。

（谷口由紀子・島　優子）

3

医療的ケア児と家族への
実践プランを考えよう

　サービス等利用計画の立案は、相談支援専門員に計画立案の助言をする医療的ケア児等コーディネーター（以下、コーディネーター）にとって、腕の見せ所といえます（コーディネーター自身が立案することもあります）。医療的ケア児の支援策を考える上では、週間スケジュール表を活用して、本人と家族の暮らしを組み立て、それをサービス等利用計画のなかに落とし込んでいくほうが現実的な計画が立案できるのではないでしょうか。

　医療的ケア児のケアの特徴は、本人が眠った後、いわゆる深夜帯にケアがある場合が多いことです。保護者の睡眠時間が、ほかの障害のある子どものいる家庭と比べて非常に短いという特徴があります（令和元年厚労省家族調査）。睡眠時間が短いなかで、昼間は就業し、きょうだいなども含めて家族としての機能を維持しながら、夜は医療的ケアや排泄ケアを担うという保護者の24時間スケジュールは想像を絶するものがあります。

　そのため本稿では、本人と家族の24時間のスケジュールを踏まえ、具体的にどのような支援がどの時間帯に入ると負担の軽減につながるのか、またどのような制度が活用できるのかについて、巻末のさまざまなプランも見ながら解説していきます。

1. 時間軸で本人と家族をとらえよう

1）24時間・1週間の
時間の使いかたを知る

　子どもと家族の支援計画を考えるとき、個別支援計画、サービス等利用計画、訪問看護計画など、どの計画もまずは本人と家族の24時間の使いかた、週間スケジュールを知っていることが重要になります。なぜなら、暮らしは24時間の生活の積み上げだからです。

　24時間が7回続くと、1週間となります。皆さんの生活も24時間、1週間を基盤として予定を組み立てていますよね。先にサービス等

利用計画を考えがちですが、24時間スケジュールと週間スケジュールを知ってこそ、本人の状況や家族の暮らしの強みや困難さが浮き彫りになります。そのときに活用できるのが、週間計画表のフォーマット（図1）です。

　これは計画を記載する書式としても使えますが、面接時に24時間・1週間をどのように過ごしているのかを先に保護者と話しながら目の前で可視化していくと、具体的なイメージを双方で共有することにつながります。

　関係性ができていないなかで、時間の使いかたを保護者に尋ねることは、難しいと感じるか

サービス等利用計画案・障害児支援利用計画案【週間計画表】

利用者氏名（児童氏名）		障害支援区分		相談支援事業者名	
障害福祉サービス受給者証番号		利用者上限負担額		計画作成担当者	
地域相談支援受給者証番号		通所受給者証番号			

計画開始年月

	月	火	水	木	金	土	日・祝	主な日常生活上の活動
6:00								
8:00								
10:00								
12:00								
14:00								
16:00								週単位以外のサービス
18:00								
20:00								
22:00								
0:00								
2:00								
4:00								
サービス提供によって実現する生活の全体像								

図1 サービス等利用計画（週間計画表）

もしれません。そんなときは、質問の意図を保護者に伝えてから質問するとよいでしょう。

2）5年後・10年後の暮らしを想像する

　子どもは必ず成長し、それとともに家族も成長していきます。子どもと家族に出会ったばかりのときには聞きづらいかもしれませんが、本人の状態が安定し、少し関係性ができてくるタイミングで、5年後・10年後の未来の話を保護者としましょう。どんなふうに育ってほしいと思っているのか、10年後の暮らしのイメージなど、ぼんやりとした未来像でもいいので、保護者が子どもとの未来を想像し今を生きることでイメージした未来へとつながります。このような話を聴く場合には、描いている未来像を文字や図で可視化して、共有することでより具体的なイメージになります。

　また、このような話を保護者とする場合は、保護者への共感が基盤となります。以前、家族から「『どのように暮らしていきたいですか?』と聞かれたので、仕事を続けて、この町で子どもと家族と暮らし続けたい」と話したところ、「お母さん、そんな暮らしはこの地域では難しいです」と言われて、心が折れたという話を聞いたことがあります。

　もちろん現実には、本人や保護者の意向や希望がすぐに実現しない場合が多くあります。しかしコツコツと地域の支援者といっしょに、本人・家族の気持ちに寄り添いながら、実現に向けていっしょに歩んでいくことこそ最も大事な伴走支援ではないでしょうか。

　図2を見てください。縦軸は、本人の状態、治療の見通し、発達、きょうだい、父、母、祖父母で構成されています。横軸は本人の年齢を記入します。横軸の本人の年齢を踏まえ、まず保護者の主治医からの病状説明の内容からわかっている治療の見通しを記入します。次の発

達の欄には、年齢に応じて児童発達支援への通園や保育園、就学など何歳からどこに通園するかを記載します。次に本人の年齢に応じて、きょうだい、保護者、祖父母のライフイベントを記載していきます。例えば、3年後に父に地方への赴任が予定されている、きょうだいの受験、母の職場復帰などが入ってきます。このようなシートを保護者と支援者とで作成し共有することで、未来が具体的になっていきます。

年齢	1歳	1歳半	2歳	3歳	4歳	5歳	6歳	7歳
本人の状態								
治療の見通し								
発達								
きょうだい								
父								
母								
祖父母								

図2 子どもたちの育ちと見通しをもった支援とシート

（出典：株式会社スペースなる
https://apace-naru.com 代表 梶原厚子より一部改変）

2. 医療的ケア児と家族への支援を考える

p148にあるプラン集を見てみましょう。まず左端には保護者の24時間のタイムスケジュールA・Bが記載されています。起床時間やその後のスケジュールはおおよそ同じですが、働いている場合は出勤時間によって、支援策が異なります。

保護者の出勤時間は、平均して朝の8時前後が多いと思います。理想としては、保護者が出勤する時間帯に訪問看護や居宅介護が入り、子どもの登校の支援を行い次のサービスに子どもを受け渡します。しかし現実的には、朝の7時から活用できる支援を探すのは大変難しいことです。

保育園に入園できたとしても、医療的ケアのある児は早朝からの預かりが難しく、看護師が園に出勤する時間にあわせての預かりとなります。そのためまずは保護者の勤める会社の制度でフレックス制度があるかどうかについての確認が必要となります。

児童発達支援か保育園のどちらが本人の発達にとって有益かについては、必ず検討が必要です。

児童発達支援事業の目的は、「障害のある子どもに対し、身体的・精神的機能の適正な発達を促し、日常生活及び社会生活を円滑に営めるようにするために行う、それぞれの障害の特性に応じた福祉的、心理的、教育的及び医療的な 援助である」と、厚生労働省が定めています。

そして、保育園の目的については同じく厚生労働省が管轄で、「保育所は、児童福祉法（昭和22年法律第164号）第39条の規定に基づき、保育を必要とする子どもの保育を行い、その健全な心身の発達を図ることを目的とする児童福祉施設である」と記載されています。つまり障害のある子どもを対象とした発達支援を行う事業と子ども全般の発達支援を目的とした事業の違いということになります。

最近では保護者が就労を希望し、保育園に多くの医療的ケア児が通園できるようになりました。また小中高等学校も自宅近くの学校に通学できる地域も多くなってきており、統合教

育が進んでいることがうかがえます。同じ地域のなかで暮らす、自宅の近くで子ども同士の関係性が生まれ、同じ空間で経験を共有しながら成長していけることは素晴らしいことです。

しかし、医療的ケア児のなかには、知的・身体的に特別な支援が必要な子どももいます。つまり統合教育というよりは、特別な発達支援を通して、発達が促される子どもも多くいるということも理解しておきたいです。

コーディネーターはまず本人の発達状況を評価し、発達が促される制度へのアクセスを一番に考慮することが求められます。それと同時に、家族の暮らしも考えなければなりません。p148のように、保育園に通園しなくても児童発達支援事業に通所しながら保護者が就労することは可能です。その場合、児童発達支援事業の終了時間に着目していく必要があります。最近では、児童発達支援事業で入浴支援を行う事業所も増えてきました。国の制度もそれを後押ししています。

また家庭内における食生活の維持は、家族の健康を守る上で重要なことです。保護者はいつどのように買い物をしているのか？　自宅付近にスーパーはあるのか？　それともいつも買い物するスーパーなどが決まっていて、そこに買い物へ行く時間をどのように確保すればいいのかなど、暮らしを継続する上で、必要なことをどの曜日のどの時間に組み込めばいいのか、いっしょに考えていくことが求められます。

3. 本人の健康管理をするのは誰？

子どもが保育園への通園や児童発達支援事業への通所を始めると、体調を崩して休みがちになることも多々あります。通常の子どもが保育園に入園したてのときも同じことが起こります。子どもは感染症を繰り返しながら、感染に対する抵抗力を身に着けていきます。そのため、感染症にかからずに成長することはできないといっても過言ではありません。

18歳未満の医療的ケア児の多くは、呼吸器感染を繰り返しやすいといわれています。感染に対して強くなるためには、日ごろの健康管理が必須です。子どもの状態に応じた健康管理を行うのはやはり看護師が適任です。保育園や児童発達事業所にも看護師がいるのではと思われるかもしれませんが、子どもと家族の24時間の暮らしを理解し、継続して子どもの状態を観察して、必要なケアを行うプライマリー看護師が必要なのです。

在宅におけるプライマリー看護師とは、24時間の緊急時対応を行い、子どもの健康管理を主に担う看護師です。地域でその役割を担うのは、訪問看護師です。医療的ケア児等の重症児の場合は、年代に応じた合併症があるといわれています。例えば、成長期以降は排泄障害、側彎の悪化、ホルモンバランスの乱れなどを発症することもあります。このような合併症を起こさないよう日ごろからの健康管理が必須となります。健康管理とは、医療的ケアを行うことではなく、子どもの活動の量を増やし、さまざまな場へ参加できるよう、苦痛を緩和し、身体、精神的構造と機能の充足、疾患の管理を行うことです。

24時間、週に数回は健康管理を行う訪問看護を活用していくことは、本人が通園するためには必要となります。

また、小学校に入学すると訪問看護は必要ないという考えもあるようです。しかし、成長期以降は、さまざまな合併症が出現することも予測されます。健康管理はもとより、本人家族の相談相手としてプライマリー看護師の

存在は必要不可欠といえます。

4. 医療制度の資源の活用方法

医療的ケア児は自宅で生活すると、さまざまな医療資源、「訪問診療」「訪問歯科」「訪問薬剤」「訪問看護」「訪問リハビリテーション」が必要となります。訪問診療と訪問歯科については、先方から予定している訪問診療時間が提示されます。通常は、訪問診療、歯科ともに2週

間に一度の診療が基本であることが多いです。

訪問リハビリテーションは、訪問看護ステーション、医療機関から提供される場合の2種類があります。

医療的ケア児への支援では、訪問看護の活用方法が暮らしの質に大きく影響します。なぜ

表1 特掲診療料の施設基準等・別表第七に掲げる疾病等の者（別表第七）

1	末期の悪性腫瘍		多系統萎縮症
2	多発性硬化症	10	•線条体黒質変性症
3	重症筋無力症		•オリーブ橋小脳萎縮症
4	スモン		•シャイ・ドレーガー症候群
5	筋萎縮性側索硬化症	11	プリオン病
6	脊髄小脳変性症	12	亜急性硬化性全脳炎
7	ハンチントン病	13	ライソゾーム病
8	進行性筋ジストロフィー症	14	副腎白質ジストロフィー
	パーキンソン病関連疾患	15	脊髄性筋萎縮症
	•進行性核上性麻痺	16	球脊髄性筋萎縮症
	•大脳皮質基底核変性症	17	慢性炎症性脱髄性多発神経炎
9	•パーキンソン病（ホーエン・ヤールの重症度分類がステージ三以上であって、生活機能障害度がII度またはIII度のものに限る）	18	後天性免疫不全症候群
		19	頸髄損傷
		20	人工呼吸器を使用している状態

表2 特掲診療料の施設基準等・別表第八に掲げる者（別表第八）

1	在宅麻薬等注射指導管理、在宅腫瘍化学療法注射指導管理または在宅強心剤持続投与指導管理もしくは在宅気管切開患者指導管理を受けている状態にある者または気管カニューレもしくは留置カテーテルを使用している状態にある者
2	以下のいずれかを受けている状態にある者。在宅自己腹膜灌流指導管理、在宅血液透析指導管理、在宅酸素療法指導管理、在宅中心静脈栄養法指導管理、在宅成分栄養経管栄養法指導管理、在宅自己導尿指導管理、在宅人工呼吸指導管理、在宅持続陽圧呼吸療法指導管理、在宅自己疼痛管理指導管理、在宅肺高血圧症患者指導管理
3	人工肛門または人工膀胱を設置している状態にある者
4	真皮を越える褥瘡の状態にある者
5	在宅患者訪問点滴注射管理指導料を算定している者

病院・診療所と訪問看護ステーションの訪問看護を組み合わせた利用に関しては、複数の訪問看護ステーションの組み合わせと同様に、末期の悪性腫瘍や神経難病等の利用者に限ります。

複数組み合わせが認められる場合	訪問看護ST×訪問看護ST		訪問看護ST×病院・診療所		病院・診療所×病院・診療所	
	同一月	同一日	同一月	同一日	同一月	同一日
別表第七、別表第八	○	—	○	—		
（精神）特別訪問看護指示書の交付	○※2		○※2			
退院後1カ月（精神科訪問看護・指導料を算定している場合は、退院後3カ月）	—		○※3	○※3	○	○※6
専門の研修を受けた看護師との共同	○	○	非該当	○	○	○※6
精神科在宅患者支援管理料を算定	—		○	○※5		
精神保健福祉士が精神科訪問看護・指導料を算定※1	—		○※4			

※1　精神科在宅患者支援管理料に係る届出を行っている保険医療機関が算定する場合に限る
※2　週4日以上の訪問看護が計画されている場合に限る
※3　病院・診療所側が、患者が入院していた保険医療機関に限る
※4　精神科訪問看護・指導料及び訪問看護療養費を算定する日と合わせて週3日（退院後3月以内の期間において行われる場合にあっては、週5日）限度とする
※5　保険医療機関が精神科在宅患者支援管理料1を算定する場合は、特別の関係の訪問看護STと連携する場合であって、病院・診療所からの訪問看護が作業療法士または精神保健福祉士の場合に限る
※6　特別の関係の場合を除く

図3　複数の実施主体による訪問看護の組み合わせ

なら、看護は健康管理に始まり、生活支援も行い、状態によっては1日に複数回訪問が可能です。つまり、ハイブリットな資源といえるのです。

訪問看護には「別表第七」「別表第八」という用語があります（表1・2）。別表第七（末期の悪性腫瘍その他に厚生労働大臣が定める疾病等：厚生労働省告示第82号別表第七）にある疾患に該当すると、訪問看護は週4日受けることが可能となります。

別表第八とは、特別な管理が必要な状態の人です。

「別表第八」の状態かつ「別表第七」の疾病に該当する場合は、医療保険で訪問看護が受けられ、下記の特例があります（図3）。

①高額療養費制度の対象になる。
②複数の訪問看護ステーションの利用ができる（最大3カ所）。
③1日に複数回の訪問看護の利用ができる。
④退院日や入院中の外泊期間も訪問看護の利用ができる。
⑤90分を超える長時間の訪問看護を受けることができる。

ほとんど「別表第七」と同じ内容の特例ですが、90分を超える長時間の訪問看護が可能な点が違います。この点については、連携するステーションの人員配置、制度の活用方法について確認するとよいでしょう。「別表第八」の状態では処置に時間を要することが多く、長時間の訪問看護に対して特例があります。

それを踏まえて図4を見てみましょう。朝に長時間で訪問看護が入り、夕方に複数回入っています。これは別表第八の状態にあるため可能となります。図4にあるように児童発達と組み合わせたり、東京都では在宅レスパイト事業があり、それと組み合わせて活用することも可能です。

健康管理には訪問看護は欠かせない存在です。また契約する訪問看護ステーションの状況により、早朝や家族が希望する時間に入れ

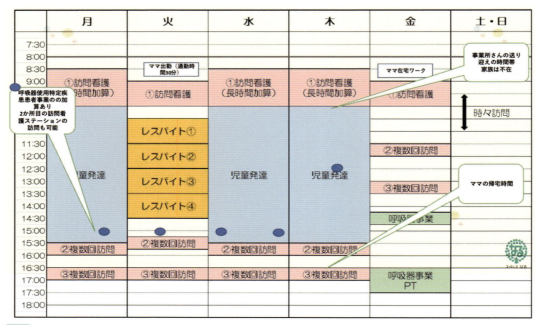

図4 訪問看護の活用例
医療保険別表八＋在宅人工呼吸器使用特定疾患患者訪問看護治験研究事業（年260回）＋東京都重症心身障害児（者）及び医療的ケア児在宅レスパイト事業（年96時間）

（資料提供：梶原厚子／スペースなる）

ないことも多々あります。そのためコーディネーターは、訪問看護師と連携し、子どもと家族の24時間を支える具体策を検討していくことが求められます。

5. サービス等利用計画を活用した多職種連携

　子どもと家族を支えるためには、個別の支援チームを作り、育てていくこともコーディネーターの役割です。支援チームを育てるとは、チームワークの力を高めるということになります。チームワークとは、目標達成のためにメンバーが力を合わせることとここでは定義します。チームワークが機能すると、子どもの問題の解決に対して、知恵が集まって創造的な計画ができ、情報がいきわたって迅速な支援を行うことができます[1]。

　一方であまりにチームが熱心すぎると、対象の依存性が高くなることもあります。チームが本人と家族の主体性を尊重し、支援を行うことができるよう、チーム内で情報を共有し、目標に向けた支援が行われることを家族も望んでいます。

　医療的ケア児と家族へのサービス等利用計画は、各領域の個別支援を集約して作成します。最近では、訪問看護や診療など、医療分野の支援計画も踏まえた内容となっているものもあります。

　p145 図5のサービス等利用計画例を見てください。まず、子どもの気持ちを代弁している表記があります。特に子どもの苦しさやつらさ、

第2章　アセスメントの基本と実践

サービス等利用計画・障害児支援利用計画　　　　様式2-1

利用者氏名（児童氏名）		生年月日	
障害福祉サービス受給者証番号		利用者負担上限額	
地域相談支援受給者証番号		通所受給者証番号	
計画作成日		相談支援事業者名	障害者相談支援事業所○○◎◎
		障害支援区分	相談支援専門員
		計画作成担当者	相談支援専門員　■■　□
	モニタリング期間（開始年月）	利用者同意署名欄	

利用者及びその家族の生活に対する意向（希望する生活）
・ゼロゼロしていて苦しい。（本人、コーディネーター推測）嚥下時痰が常時あり吸引が頻回。母に抱っこされるとさらに緊張が緩み実顔が見られる。（母親）
・おともだちとふれあって楽しい。（本人、コーディネーター推測）療育グループの中でボールプールや絵本を喜ぶ。体に触れられると大変喜ぶ。友達を目で追っている。（本人、コーディネーター推測）
・親が入院したときや緊急の事があった時、預ける場所が欲しい。（母親）
・父の帰りが遅く、母が一人でお風呂をするのは難しいので支援が欲しい。（母親）
・医療的な事を相談できる相手が欲しい。また、通院時の付添や物品選びが大変なのでサポートしてもらいたい。（母親）
・本人に合った友達集団での遊びや経験をさせたい。（母親）

総合的な援助の方針
・家族全体で安心して過ごすことができるよう医療・保健・福祉や専門相談機関との連携を増やし、生活を支える仲間を増やす。
・身体的苦痛を図り、医療を通じて改善し、本人の穏やかな成長発達を促し、集団療育を提供し、生活体験の積み重ね等を検討する。

長期目標　呼吸のつらさの改善、好きなことを増やし好きなことと嫌いなことを本人が感じることができる
短期目標　身体的苦痛が改善する。・本人の生活体験ますは他者とのスキンシップを増やし他者へ伝えることができる ・本人は生活体験し、嫌なことと嫌いなことを本人が感じることができる

優先順位	解決すべき課題（本人のニーズ）	支援目標	達成時期	福祉サービス等 種類・内容・量（頻度・時間）	提供事業者名 （担当者名・電話）	課題解決のための本人の役割	評価時期	その他留意事項
1	・体が緊張しやすいので本人に合った姿勢を支えてほしい。（本人、母）・十分な睡眠をとりたい。	児童発達通園事業での活動を通して、5つの感覚が充足される		児童発達支援（月・水）9:30〜13:30 ※当該面は母子通園	児童発達支援セン ○□園長 000-0000	新しいことに挑戦する	6か月	保育士よりは、訪問療育が受けられているので理学療法士より情報提供する。又本人の状況について母子分離が可能か検討を行う。
2	・ゼロゼロしていて苦しい。優しく抱っこされるのが好き。（本人、コーディネーター推測）	・自宅で楽な姿勢を取れるようになり、呼吸苦が減少する。又は様々な姿勢を経験し集団でのあそびを体験する。		訪問リハビリ 理学療法士派遣 月1回	訪問看護ステーショ ンΔΔ 理学療法士××さん 111-1111 児童発達支援センター作業療法士▲◎さん	・理学療法士のアドバイスされた姿勢を普段取れるよう、日中によく遊ぶ。	6か月	リハビリテーション指示書主治医に出してもらい業者選定し継続的に行うべき支援に。
3	・入浴時母一人では大変なので手伝ってもらいたい。（母親）	ヘルパーを利用し、入浴時の母親の負担を軽減する。	平成29年3月	居宅介護支援（身体介護）月・水・金 8:00〜9:00 9:45〜10:45 訪問看護（金）10:45〜12:00	ヘルパー事業所〜 サービス管理責任者 ○○さん 222-2222 訪問看護師 □□◎さん 333-3333	・サービス調整が必要な時は事前に相談支援事業所へ連絡をする。	6か月	居宅介護支援事業所は3ヶ月研修受講可能な事業所を選択する。
4	・通院時の手伝いをしてもらいたい。（母親）	通院介助を利用し、父親の仕事の日でも受診できるようにする。	平成29年3月	居宅介護支援（通院介助）主に水曜日 8:00〜16:00	ヘルパー事業所〜 サービス管理責任者 ○○さん 222-2222	通院スケジュールを事前に事業所へ報告する。	6か月	居宅介護支援事業所は3ヶ月研修受講可能な事業所を選択する。
5	・姉の学校行事の時に、本人を安心して預けたい。	姉が安心して行事に出ることができ、本人も安心して頂けたい。	平成29年3月 短期入所（医療型）必要時 7日/月	短期入所施設○○ サービス管理責任者 ○○さん 222-2222 短期入所施設○○ ◆△さん 444-4444-4444	・利用日が決定したら早めにサービス管理責任者へ申込を入れる。又緊急時も利用できるよう、宿泊に必要なものを常時準備しておく。	6か月	また、事業所には本契約なので今後契約を進めるための順番合わせをさせる場合する。又緊急時は、計画外利用とのことの共有を区行う。

図5 サービス等利用計画・障害児支援利用計画　　（資料提供：遠山裕湖、著者改編して作成）

やりたいことは子どもの言葉で表記するといい
でしょう。先に書いた通り、子どもの健康管
理は主に看護師が担います。本人の身体や呼
吸のつらさなど、疾患や身体に関することは看
護師をはじめ医療職に確認しながら計画に落
とし込んでいきます。

　サービス等利用計画は、保護者を含めた多
職種連携チームで行う支援についての地図の
ようなものです。地図は1人で見ていても、目
的地には届きません。チーム全体で、サービ
ス等利用計画を共有することで、情報、支援
策の共有がなされます。この点を踏まえて、チャ
イルドファーストな支援策を考え、チームで共
有し目標に向かうことがチームワークの力を高
める基盤となります。

（谷口由紀子）

◆参考文献
1）野中猛ほか. 多職種連携の技術：地域生活支援のための理論と実践. 東京, 中央法規出版, 2014, 247p.

子どもの発達から読み解く

実践プラン集

〜保護者が就労している場合〜

第2章　アセスメントの基本と実践

[子どもの発達から読み解く 実 践

未就学児

時間	保護者の スケジュール	児童発達支援事業を 活用したプラン	根拠となる 法律・制度
6:00	朝食づくり 朝のケア きょうだいの世話など	起床 朝のケア（経管栄養） 6:30頃から 通所の準備	
7:00	朝食・片付け		
8:00	出勤	訪問看護 体調管理と 児童発達支援事業 への引き渡し	医療保険
9:00			
10:00		児童発達支援事業* （送迎あり） ※日中一時支援事業 （地域支援事業）を 活用する自治体もある	児童福祉法 障害者総合支援法
11:00	仕事		
12:00			
13:00			
14:00	※就業していない場合、 家事、買い物ほかの家族の世話が発生	複数回訪問（2回目）	医療保険（訪問看護）
15:00		居宅介護（入浴・ 経管栄養の準備など）	障害者総合支援法
16:00			
17:00		注入・食事準備完了	
18:00	帰宅・夕飯の支度	経管栄養	
19:00	夕飯・後片付け・ 子どもの世話		
20:00	経管栄養の始末	経管栄養	
21:00	洗濯など	就寝	
22:00	入浴		
23:00			
0:00	就寝		
1:00			
2:00	排泄介助		
3:00			
4:00			
5:00	起床・身支度		

*児童発達支援事業の預かり時間が短いこともあり、
日中一時支援事業と併用可。
ただし、自治体によっては使用不可のこともある
ので確認ください。

プラン集 ～保護者が就労している場合～

保育園を 活用したプラン	根拠となる 法律・制度	訪問型保育を 活用したプラン	根拠となる 法律・制度
起床 朝のケア（経管栄養） 6:30頃から 通園の準備		起床 朝のケア（経管栄養） 6:30頃から 受け入れの準備	
保育園へ出発		**訪問看護** 体調管理と 訪問型保育担当保育士 への引きつぎ	医療保険 長時間訪問
保育園 （保護者お迎え）	児童福祉法 障害者総合支援法	**訪問型保育** （8時間）	児童福祉法
		訪問看護 医ケア・入浴	医療保険
居宅介護（入浴・ 経管栄養の準備など）	障害者総合支援法		

●p.148 ～ 151掲載のいずれのプランにおいても
・夕方以降は、居宅介護事業や訪問看護を活用すると、負担軽減につながります。
・ただし、夜間の対応については、事業所や地域によって事情が異なるため、
　自治体ホームページなどで案内をご確認ください。

第2章 アセスメントの基本と実践

149

学童期

時間	保護者のスケジュール	放課後等デイサービスを活用したプラン	根拠となる法律・制度	訪問看護活用プラン	根拠となる法律・制度
6:00	朝食づくり 朝のケア きょうだいの世話など	起床 朝のケア		起床 朝のケア（経管栄養）6:30頃から通学の準備	
7:00	朝食・片付け		各自治体の外出介護サービスまたは有償サービス	訪問看護 登校移動支援	医療保険
8:00	出勤	体調管理と医ケア 学校への移動支援			活用可能な制度はなく、市区町村の予算
9:00				校内訪問看護師対応	
10:00					
11:00		学校内での医ケアの実施			
12:00					
13:00	仕事		児童福祉法		
14:00					
15:00		放課後等デイサービス（放デイ）事業所への移送		放デイ送迎 自宅への送迎	児童福祉法
16:00					
17:00		居宅介護（入浴・経管栄養の準備など）	障害者総合支援法	訪問看護 体調管理と医ケア 入浴	医療保険
18:00	帰宅・夕飯の支度	注入準備完了		居宅介護（入浴・経管栄養の準備など）	障害者総合支援法
19:00	夕飯・後片付け・子どもの世話				
20:00	経管栄養の始末				
21:00	洗濯など				
22:00	入浴				
23:00					
0:00	就寝				
1:00					
2:00	排泄介助				
3:00					
4:00					
5:00	起床・身支度				

成人期

時間	保護者の スケジュール	生活介護 活用プラン	根拠となる 法律・制度	就労支援を 活用したプラン	根拠となる 法律・制度
6:00	起床・朝食づくり 朝のケア きょうだいの世話	起床 朝のケア		起床 朝のケア	
7:00	朝食・片付け				
8:00	出勤	**訪問看護** 体調管理と 医療的ケア者の 引き渡し	医療保険		
9:00					
10:00					
11:00		**生活介護** ※地域によって 日中一時支援を 活用している 地域もある （送迎あり）	障害者 総合支援法	**就労支援B型** （送迎あり） ＋ 日中一時 支援事業	障害者 総合支援法
12:00					
13:00					
14:00	仕事				
15:00					
16:00		**複数回訪問** （2回目）	医療保険 （訪問看護）		
17:00		**居宅介護** （入浴・経管栄養 の準備など）	障害者 総合支援法	**居宅介護** （入浴・経管栄養 の準備など）	
18:00	帰宅・夕飯の支度	注入準備完了			
19:00	夕飯・後片付け・ 子どもの世話				
20:00	入浴				
21:00	洗濯など				
22:00					
23:00	就寝				
0:00					
1:00					
2:00					
3:00					
4:00					
5:00					

＊訪問看護は、別表第七、第八にある状態（p142）とご本人の状態が合致すれば1日複数回訪問することが可能です。

（谷口由紀子・成田豊）

COLUMN

「医療的ケア児支援センターと どう連携していくのか」
～支援センターの立場から医療的ケア児等コーディネーターと 連携するにあたり期待すること～

医療的ケアのある子どもやその家族が、その地域で自分らしく幸せな生活を送ることができるよう、医療的ケア児等コーディネーター（以下、コーディネーター）の皆さんは日々奮闘していると思います。それは、市町村の各地域で活動するコーディネーターも、医療的ケア児支援センター（以下、センター）のコーディネーターも目指す方向は同じです。ですが、私自身の実践を通して、それぞれのコーディネーターから見える風景は少し異なる部分があると感じました。その違いと、その先に

ある大切なものから、連携やコーディネーターの皆さんとともに取り組んでいきたいことについて考えてみたいと思います。

私は、現在、県のセンターにて主任相談支援専門員、社会福祉士として福祉分野のコーディネーターとして従事しています。それ以前は、市町村の障害者相談支援事業所、指定特定、指定障害児相談支援事業所にて地域のコーディネーターとして従事していました。地域では多くの医療的ケア児に出逢い、生活の伴走をさせていただいていました。

＊地域のコーディネーターからの風景

地域のコーディネーターの仕事の基本は、個別の支援が中心になりますよね。〇〇ちゃんとその家族が、「初めて退院してお家に帰ってくる支援や生活を支える相談」が多いと思います。コーディネーターも自分の専門性を活かしつつも、苦手な部分を補ってくれる仲間のコーディネーターや支えてくれる支援者、資源とつながり、「チーム〇〇ちゃん」を作っていくことが大切です。その個別の支援を通して、次に帰ってくるかもしれない子どもたちも支えることができるよう、地域の体制整備へつないでいくことがコーディネーターとして大切な役割です。つまり、**子どもの支援が前面にあり、その奥に地域づくりが見える風景**です。

しかも、その風景はそれぞれのコーディネー

ターの職種によっても、微妙に角度が異なっています。私は福祉分野のコーディネーターであることから、疾病理解や医療面のアセスメントなどは、同じ地域の医療職のコーディネーターに助けてもらっていました。医療的ケアのある子どもの生活全般を支援していくためは、医療、発達、教育、やがて就労など、多くの視点や支援が必要です。他の専門職と、必要なときにいっしょに考えてもらえる関係の構築や、さまざまな地域の資源を知り、いつでもつながれるという日常の活動こそが、地域づくりの第一歩だと思います。特にコーディネーター同士で、地域でつながれることはとても心強く、本当に大切な存在です。

＊センターのコーディネーターからの風景

では、センターのコーディネーターとなると個別の支援の依頼もありますが、センター運営を行っていると、市町村や地域の支援者からの相談が多くなります。我が町の保育所や学校で、初めて受け入れを始めたいので、どのような準備を行ったら良いか、適切な発達支援の場がないのでどうしたら良いかなど、地域づくりの課題が多いと感じます。つまり、**地域の体制整備の支援が前面にあり、奥に医療的ケア児や家族の生活が見えてくるという風景**です。

そのため、関わる方の多くは、行政職員、基幹相談支援センターをはじめとする地域の核となる支援者、コーディネーターとなります。つまり、まちづくりの施策を推進する役割の方とともに活動する機会が多くなります。

私個人は、今まで地域のコーディネーターからの風景しか見えていませんでした。そのため、現場ではみんなでつながって必要な支援を行えても、「〇〇ちゃんのスペシャルな支援」で留まり、制度化まではなかなか至らない状態が多かったと思います。医療的ケア児支援法の施行により、センターのコーディネーターの風景が加わりました。双方の風景が重なり合うことで、支援体制が大きく前進する可能性を秘めていると思います。

では、その双方の風景の先には何が見えるのでしょうか……。

それは、「**子どもの希望や未来**」であるべきだと思います。医療的ケアのある子どもの生きる力や必要な居場所をみんなで共有し、そこを目指してそれぞれが役割を担っていくことが「子どもの幸せ」につながり、その子どもが暮らす「地域の豊かさ」になっていくのだと思います。

そのために地域のコーディネーターは、子どもの想いをしっかり聴き、仲間のコーディネーターと共有し、地域資源の活用や可能性を探り、協議の場でその想いをしっかり代弁をして、「地域の想い（ニーズ）」にしていくことが大切です。それを、私たちのようなセンターのコーディネーターにも伝えてもらい、地域の施策を推進する役割の方も巻き込みながら、いっしょに地域の良いところや可能性を探り、「子どもの希望や未来」に向けて共に歩ませてもらえたらうれしいです。

そこで新たに花開いた「支援」や「仕組み」は、センターのコーディネーターが、さらに必要としている新たな地域へ運んでくれることでしょう。

それが、すべての子どもの幸せや都道府県全体の豊かさにつながっていくはずです。そのために、みんなで今見えている風景の先を見て、語り合うことから始めていきませんか。

（太田勇樹）

第 3 章

よりよい実践に向けて
知っておくべき知識

1 子どもの口腔内を早期から整える

1. 歯科医師が医療的ケア児への診療を行う意義

　医療的ケア児、特にここでは経管栄養を使用する子どもの口腔について考えてみましょう。経口摂取を行っていない、あるいは経口摂取の機会が極端に少ない医療的ケア児では、定型発達児と比較して口腔内の状況や注意点が大きく異なります。

口腔内の清潔

　経口摂取を行わない医療的ケア児は、糖分が口腔内に供給されないため、むし歯（齲蝕）にはなりにくいですが、一方で、歯に付着した「歯垢」が石灰化して硬くなった「歯石」は沈着しやすく、歯肉炎は重症化しやすくなります[1]（図1）。経口摂取を行わない場合、口腔内に膜状物質（剥離上皮膜）が形成されやすくなることも特徴です[2]（図2）。

　食べ物を咀嚼したり会話をしたりすると、あごといっしょに舌や口唇、頬が協調的に動き、唾液の分泌も促進されます。このように、口腔の器官による物理的な摩擦や唾液の作用で口腔内が自然にきれいになることを「自浄作用」といいますが、経口摂取を行っていない医療的ケア児では、この自浄作用が働きにくくなるため、口腔内は細菌によって汚染されやすい環境となります。嚥下障害がある場合、口の中が汚れていると、食べ物や唾液に含まれる細菌を誤嚥（嚥下すべきものが、食道ではなく気管に入ってしまうこと）することが原因で発症する「誤嚥性肺炎」のリスクが高くなってしまいます。そのため、口腔ケアをしっかりと行い口腔内をなるべくきれいな状態にしておくことが重要です。「口から食べていないから口の中は汚れにくいのでは？」と思うかもしれませんが、実際にはその逆です。「口から食べていないからこそ口の中は汚れやすく、誤嚥性肺炎の予防のためにも口腔内をきれいにしてお

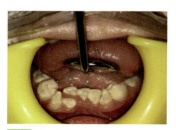

図1　医療的ケア児の口腔内（歯石沈着と歯肉炎）

歯を覆うほどの多量の歯石がついており、歯肉に炎症を認める。

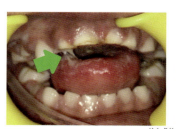

図2　自浄作用の低下による剥離上皮膜の付着

ほとんど口を動かすことがない子ども。自浄作用が低下し、口腔内は汚染されやすい。

くことが重要だ」ということを知っておく必要があります。

乳歯の生えかわり、過敏への対応

乳歯の生えかわりの時期にも注意が必要です。嚥下障害のある医療的ケア児では、生えかわりの乳歯が、知らぬ間に、あるいは何かのきっかけで抜けてしまうと、その乳歯を誤嚥してしまう可能性があります（図3）。そうなると、呼吸状態の悪化につながり非常に危険です。このような事態を防ぐためにも、歯科医師による定期的な口腔内診査が重要であり、脱落が近い乳歯については適切な時期に抜歯するなどの対応がとられます。

乳幼児期から経管栄養を使用している場合には、口腔への感覚刺激入力が不足することが原因となり、口を触れられることに対する「過敏」が生じやすいことが知られています[4]。過敏がある場合には、口腔ケアや経口摂取は一層困難になるため、まず過敏を取り除くための「脱感作」を行う必要があります（図4）。

歯科受診は早期から定期的に

このように、医療的ケア児の口腔内には特有の注意すべき点が数多くあり、誤嚥性肺炎のように「口腔の問題」が「全身のリスク」になり得る状態であるともいえます。むし歯（経口摂取を行っている場合には注意が必要）や歯周病などの歯科疾患が進行し、口腔内環境が悪化してしまってからでは、治療の難易度や侵襲度も上がることが多く、子どもにとっては非常に負担が大きくなります。治療への協力が得られない場合には、身体をおさえて体動をコントロールしたり、全身麻酔で歯科治療を行うなどの特別な対応が必要になることもあります。もちろん、これらの対応は安全面に十分配慮して行われますが、呼吸や嚥下に不安のある医療的ケア児では、歯科治療を行うために大きな負担をかけることはなるべく避けたいところです。そのためには、何よりも「口

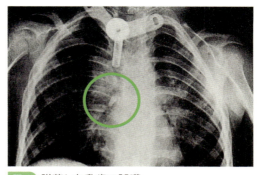

図3 脱落した乳歯の誤嚥
（文献3 p825より引用改変）

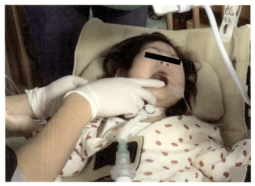

口に触れると著しい拒否行動と呼吸状態の悪化を認める。
図4 口腔を触れられることへの過敏

腔内環境を良好に保つこと」と「歯科疾患を予防すること」が重要です。このような理由から、医療的ケア児は、可能な限り早期から、そして定期的に歯科医師による診療を受けることが望ましいのです（図5）。

しかし、医療的ケア児の多くは、出生直後から生命維持のために優先すべき数多くのケアがあることから、特に経口摂取を行っていないと、なかなか口腔への関心が向けられる機会が少ないのも実状です。また、歯科を受診しようとしても、人工呼吸器や経管栄養があるため通院自体が困難であり、結局歯科は後回しになってしまうということもあります。在宅人工呼吸器を使用する医療的ケア児のうち、半数以上が「歯科受診をしたことがない」という報告[5]があるように、医療的ケア児は歯科に

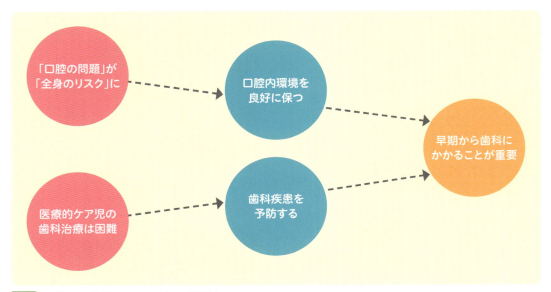

図5 早期から歯科にかかることの重要性

つながりにくいと考えられます。一方で、保護者からは「外出が大変で歯科に連れていくと体調を崩すこともあるため訪問で定期的にみてほしい」、「寝たきりのため、乳歯が抜けたときが怖い」、「胃瘻の子どもの口腔ケアについて知りたい」など、歯科に対して一定のニーズはあります。

このような医療的ケア児に対して、歯科が行うことのできる支援の大きな柱となるのが、歯科訪問診療を中心とした「小児在宅歯科医療」の充実です。2018（平成30）年の診療報酬改定で「小児在宅患者訪問口腔リハビリテーション指導管理料」という新しい点数が新設され、これまで高齢者を主な対象としていた在宅歯科医療に、「小児」を対象とすることが明記されました。これにより、保険診療で医療的ケア児を対象とした歯科訪問診療が実施しやすくなりました。

2. コーディネーターの役割

小児在宅歯科医療に関する調査によると、医師や看護師、保健師など、歯科以外の職種からの紹介ルートをもつ歯科医師の割合は少なく、実際に歯科訪問診療の現場でも、多くの歯科医師が他の職種との連携に困難さを感じていると報告されています[6]。同じ調査で、歯科訪問診療を実施する意向があるにも関わらず、依頼がないため実施に至っていないという歯科医師も一定数いることがわかりました。

訪問看護ステーションを対象とした調査でも、歯科との連携を求めている割合は8割に上っていましたが、在宅療養児に対応できる歯科医院と連携している事業所は2割弱と少数であったとの報告もあります[7]。

このように、医療的ケア児は歯科受診が難しいだけでなく「歯科につないでもらう」ことも十分ではない現状があります。保護者自らが歯科へのアクセスを模索せざるを得ない

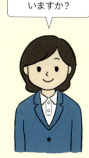

Step 1 患者さん・家族に早期から歯科にかかる必要性を説明する

Step 2 実際に歯科につなぐ(歯が生えていなくても診療可能)

Step 3 地域における歯科との連携体制づくりに貢献する

歯科にかかっていますか?

図6 医療的ケア児等コーディネーターに期待する役割

状況なのです。医療的ケア児等コーディネーター(以下、コーディネーター)に、ぜひともお願いしたいことは、担当のお子さんや家族に「歯科にかかっていますか?」と聞いてみてほしいということです。そして、歯科を受診していない場合には、歯科につないでください。医療的ケア児の多くは歯科訪問診療の対象となりますので、通院が困難な場合には歯科訪問診療に対応してもらえる医療機関を探すとよいでしょう。もちろん、外来への通院が可能な場合には、外来受診で構いません。大切なのは、「できるだけ早く」歯科につなぐことです。

歯科としてコーディネーターに期待する役割は、医療的ケア児に歯科が関わる意義を理解し、まず、①患者さん・家族に早期から歯科にかかる必要性を説明すること、そして、②実際に歯科につなぐこと、これらを通して、③地域における歯科との連携体制づくりに貢献することです(図6)。

3. 医療的ケア児等に対応可能な歯科の現状とその見つけかた

医療的ケア児等への対応が可能な医療機関としては、大学病院や小児病院、地域の基幹病院の歯科、障害児の歯科診療を行っている口腔保健センターや地域の歯科医院などがあげられます。訪問と外来のどちらに対応しているかは、それぞれの医療機関によって異なります。歯科医師会や各自治体の事業、あるいは地域の連携ネットワークなどにより、小児在宅歯科医療の提供体制が整備されているところでは、医療的ケア児への歯科訪問診療が可能な医療機関がリストになっているところもあります。しかし、全国的にみるとまだ対応できる医療機関が少ないということもあり、なかなかそのような情報にアクセスすることが難しいのが実状です。そのため、歯科はもちろん、コーディネーターを含めた多職種で、対応が可能な医療機関を「発掘」することも必要になります。

小児在宅歯科医療の担い手には、大きく分けて2つのパターンがあります(図7)。1つは「主に高齢者を対象とした訪問診療を行っており小児にも対応できる」医療機関です。現

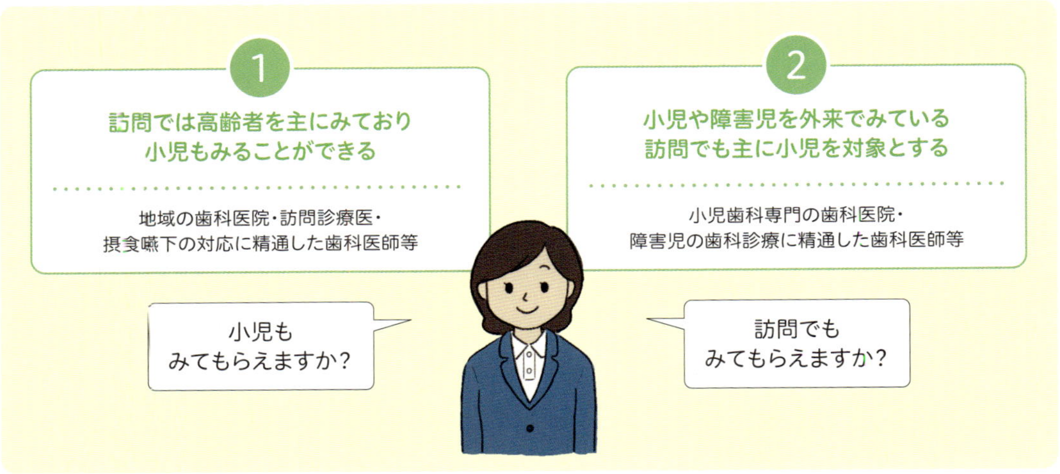

図7 小児在宅歯科医療の担い手の発掘

状の担い手の多くは、このような医療機関と考えられています。訪問診療を行うための体制がすでに整っており、在宅というフィールドにも慣れているため、小児への対応が可能であれば新たに参画してもらうことが期待できます。もう1つが「小児や障害児を外来でみており小児を主な対象とした訪問診療も行っている」医療機関です。小児歯科専門の歯科医院や、障害児の歯科診療に精通した歯科医師等がこちらにあたり、家族支援を含めた小児への対応に慣れているという点が強みです。

　もし、今後コーディネーターとして歯科と連携したり、歯科医療関係者と知り合いになったりすることがあれば、「小児もみてもらえますか？」あるいは「訪問でもみてもらえますか？」と声を掛けてみるとよいでしょう。もしシステ

ムが整っていなくても、個別の事例を重ねることで、地域における歯科との連携の体制づくりに貢献できます。小児在宅歯科医療が普及するためには、コーディネーターなど、歯科以外の職種から紹介が当たり前に行われるようになることが鍵になってきます。

　このほかにも、地域で活動している訪問看護師や保健師から情報を提供してもらう、重症児デイサービスや特別支援学校の歯科検診を担当している歯科医師に問い合わせをする、などの手段も考えられます。2018（平成30）年に発足した「小児在宅歯科医療研究会」は、全国の歯科医療関係者が登録しており、どこの地域にいても安心して歯科医療を受けられる体制を構築することを目的に活動しています。

4.　歯科への情報提供

　医療的ケア児がNICU（新生児集中治療室）から退院して在宅移行する際、入院中には歯科にかかっていない割合が高いです[8]。在宅移行してから、医科の外来受診は継続するこ

ともありますが、歯科のフォローを受けていないことも少なくありません。また、医療的ケア児は、医科では出生後から継続して診察してもらっているため、市町村での乳幼児健診（1

歳6カ月児健診や3歳児健診)を受けていない場合が多いですが、そうすると歯科のチェックを受ける機会がないまま、口腔内の問題が見過ごされてしまうこともあります。

繰り返しになりますが、医療的ケア児は「早期から歯科にかかる」ことが大切です。口の中に問題があってもなくても、口から食べていても食べていなくても、そして、歯が生えていても生えていなくても、歯科は介入することが可能です。可能であれば、在宅移行時のサービス調整の段階で歯科を入れてもらえると理想的ですが、それが難しければ、在宅生活が少し落ち着いてからでも構いませんので、できるだけ早めにつないでもらえると助かります。

実際に歯科へ情報提供を行う場合には、患者さんの基本情報や医学的な背景(主治医による診療情報提供書)に加え、サービスの利用状況や家族背景などの情報があるとよいでしょう(表1)。もちろん、最初からすべての情報がそろっていなくても構いません。歯科でも事前の情報収集は行いますし、歯科訪問診療では、必要に応じて訪問看護や訪問診療に同席させてもらい、口腔内の状態や問題点、家族の希望などをその場で共有することもできます。

表1 歯科への情報提供

医学的な情報	疾患名・ADL・医療的ケア 栄養摂取方法 主治医・訪問看護 服薬状況
本人・家族の状況	主訴(本人・家族の意向や希望) 生活歴(出生から現在までの経過) 家族構成
サービスの利用状況	居宅介護・短期入所・ 児童発達支援等

5. 歯科訪問診療でできること

医療的ケア児に歯科ができることは、大きく分けると、①口腔ケア、②摂食指導、③歯科治療の3つです(図8)。実際の歯科訪問診療への依頼および実際の診療内容では、口腔ケ

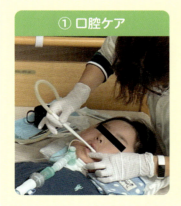
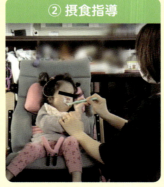
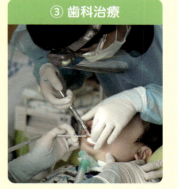

図8 歯科訪問診療でできること

アや摂食指導の割合が多く[6]、在宅での主な対応は、一般的に歯科でイメージされるような、歯を削ったり抜いたりする「治療」ではなく、「予防」や「口腔機能」に対する介入が中心となっています（図9）。実際、「歯みがきを嫌がってしまってなかなかできない」、「どのように口腔ケアを行ったらよいのか」といった相談はよく聞かれます。嚥下障害のある医療的ケア児には、誤嚥に配慮した口腔ケアの方法を指導します。

摂食嚥下に関するニーズも高いです。特に、経管栄養を使用する場合でも、保護者から「口から食べさせてあげたい」という希望はよく聞かれます[9]。乳幼児では哺乳や離乳食についての相談もあります。摂食嚥下障害への対応は多職種でアプローチすることが多いですが、歯科がそのマネジメントの一端を担うこともあります。食べることは、「栄養を摂取する」という目的以外にも、「味わう経験を積むこと」や「家族での楽しみの時間」にもなります。仮に摂取できるのがごく少量であったとしても、「口から食べる」ことに対して特別な思い入れを抱く保護者は少なくありません。嚥下障害が軽度の場合には、経口摂取主体となりますし、重度の嚥下障害になると、実施できるのは味見程度ということもあります[10]（表2）。経口摂取の可否や、どこまでの経口摂取が可能なのかについて、医科主治医とも連携し、適切な評価を行った上で指導する必要があります。摂食指導を行う場合にも、早期からの介入のほうがより効果が見込まれるため、やはりここでも「早めに歯科につなぐ」ことが重要になります。なお、口腔ケアとは異なり、摂食指導はすべての歯科医療機関が必ずしも対応していないため、摂食指導を依頼する際にはあらかじめ確認しておいたほうがよいでしょう。

在宅療養する医療的ケア児のなかにも、歯科治療が必要なケースはあります。訪問診療用のポータブルの歯科ユニットやX線装置もあるため（図10）、在宅でも歯科治療を実施することはできますが、どこまでの対応が可能な

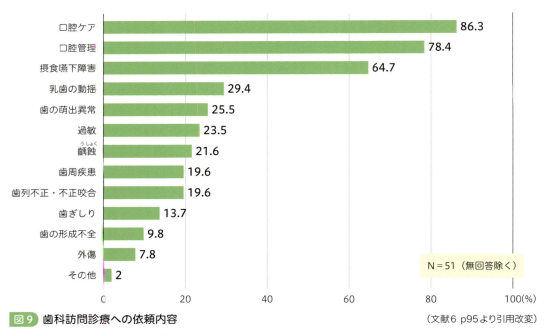

図9 歯科訪問診療への依頼内容　　（文献6 p95より引用改変）
口腔ケアや摂食嚥下障害へのニーズが多い。

のかは、医療機関の体制や子どもの状態によっても変わってきます。前述したように、医療的ケア児では歯科治療自体が極めて困難であることも多いため、在宅で必要十分な治療ができない場合には、診療体制や設備の整った後方支援病院と連携する必要があります。地域の歯科医院等が歯科訪問診療で口腔内診査や口腔ケアを主体とした日常的な管理を行い、専門的な対応が必要になった場合には後方支援病院と連携するという医療モデルが提唱されています[11]（図11）。

ここまで、主に乳幼児期から学童期の医療的ケア児を想定し、歯科の早期介入の重要性と歯科訪問診療での対応について説明してきました。一方で、青年期から成人期に至るプロセスで、新たに経管栄養や人工呼吸器などの医療的ケアが導入され、在宅医療を受ける

表2 嚥下障害の程度に応じた経口摂取と経管栄養の併用方法

嚥下障害の程度	経口摂取と経管栄養の併用法
最重度	経管栄養のみ。経口摂取は原則禁止
重度	経管栄養主体 経口摂取は好きなものを 少量ずつ楽しみ程度に
中等度	経管栄養と経口摂取の併用 例1）経口摂取の後、不足分を注入 例2）朝は経管栄養。昼・夜は経口摂取
軽度	経口摂取主体。水分などは経管栄養 体調不良時は経管栄養にする

（文献10より一部引用）

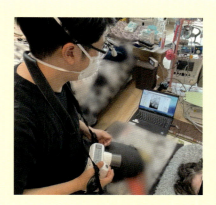

ポータブルX線装置
在宅で撮影し、その場で確認することが可能

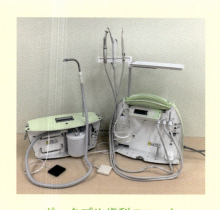

ポータブル歯科ユニット
切削・吸引等の機能があり、一通りの歯科治療が可能

図10 訪問診療用のポータブル機器

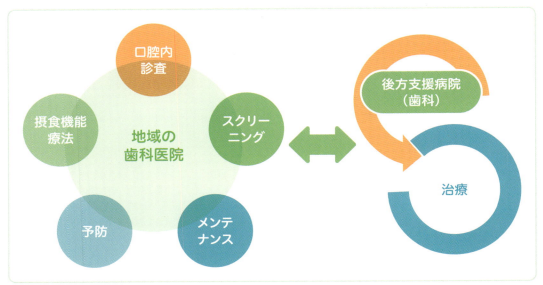

図11 小児在宅歯科医療の地域連携ネットワーク　　　　　（文献11より引用改変）

ようになる場合もあります。このような「トランジション（移行期）」にある医療的ケア児者も、小児在宅歯科医療が対応すべき範疇と考えられます。それまで外来に通院していたケースでも、移動が難しくなり歯科訪問診療に切り替わったり、外来受診と訪問診療を併用する場合もあります。どのライフステージにあっても医療的ケア児者が必要な歯科医療が受けられるよう、歯科訪問診療を役立ててください。

（髙井理人）

◆参考文献
1) 内藤浩美ほか．長期経管栄養者における口腔環境に関する検討—唾液pHと歯周疾患罹患状況，咽頭細菌について—．日本口腔科学会雑誌，52（4）2003，181-7.
2) 小笠原正ほか．要介護高齢者における剥離上皮の形成要因—舌背，歯，頬粘膜—．老年歯科医学，29（1），2014，11-20.
3) 高見澤豊ほか．気管支異物として摘出された下顎乳中切歯．小児歯科学雑誌．29（4），1991，824-8.
4) 金子芳洋ほか．障害児者の摂食・嚥下・呼吸リハビリテーション：その基礎と実践．医歯薬出版，2005，138.
5) 髙井理人ほか．在宅人工呼吸器を使用する重症心身障害児に対する訪問歯科診療についての検討．小児歯科学誌，55（3），2017，382-9.
6) 髙井理人ほか．小児在宅歯科医療に関する全国実態調査．日本障害者歯科学会雑誌，42（1），2021，91-8.
7) 山田裕之ほか．重症心身障害児における在宅歯科医療の現状—訪問看護ステーションに対するアンケート結果—．日本障害者歯科学会雑誌，40（2），2019，215-22.
8) 小方清和ほか．病院歯科における医療的ケア児への歯科介入についての実態調査．小児歯科学雑誌，61（2），2023，57-66.
9) 町田麗子ほか．在宅訪問における重症心身障害児の摂食機能療法の必要性．日本障害者歯科学会雑誌，37（1），2016，61-5.
10) 日本小児神経学会社会活動委員会ほか編．新版 医療的ケア研修テキスト．クリエイツかもがわ，2012，146.
11) 小方清和ほか編．子どもの歯科訪問診療実践ガイド．医歯薬出版，2019，8-11，128-131.

2 医療的ケア児のコミュニケーションを支援する
～テクノロジーを活用した方法

1. 障害者基本法における意思疎通に困難を抱える人への支援

　医療的ケアを受ける子ども（以下、医療的ケア児）の多くは、大変重い身体障害や知的障害を抱えています。そうした医療的ケア児は、意思疎通に困難を抱えていることがほとんどで、大抵の場合は会話や書字を代替するコミュニケーションを用意する必要があります。

　近年は、医療技術の向上もあり、未就学の重度障害児が増えてきました。障害者支援に関する法律も改正を重ね、2011（平成23）年、障害者基本法は改正され、第1章第3条「地域社会における共生等」には以下のように明記されました。

> 全て障害者は、可能な限り、言語（手話を含む。）その他の意思疎通のための手段についての選択の機会が確保されるとともに、情報の取得又は利用のための手段についての選択の機会の拡大が図られること。[1]

　つまり、どんな障害があっても、コミュニケーションの機会を確保するべきと記されたのです。もちろん、その方法にはテクノロジーの活用も含みます。医療的ケア児が増えてきた今、この法律改正はより大きな意味をもつでしょう。

　2023（令和5）年に策定された第5次障害者基本計画では、「情報アクセシビリティの向上及び意思疎通支援の充実」として「障害者に配慮した情報通信・放送・出版の普及、意思疎通支援の人材育成やサービスの利用促進」が記されました（図1）。もう少し具体的には、以下のように説明されています。

> 近年、画像認識、音声認識、文字認識等のAI技術が進展し、自分に合った方法（音声、ジェスチャー、視線の動き等）でデジタル機器・サービスが利用可能となっている。こうした新たな技術を用いた機器やサービスは、アクセシビリティとの親和性が高いという特徴があり、社会的障壁の除去の観点から、障害者への移動の支援や情報の提供、意思疎通、意思決定支援等様々な場面でアクセシビリティに配慮したICT（情報通信技術）を始めとする新たな技術の利活用について検討を行い、積極的な導入を推進する。[3]

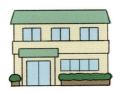

Ⅴ 各論の主な内容

1. 差別の解消、権利擁護の推進及び虐待の防止

○社会のあらゆる場面における障害者差別の解消

- 家族に対する相談支援や障害福祉サービス事業所等における虐待防止委員会の設置等、虐待の早期発見や防止に向けた取組
- 障害福祉サービスの提供に当たり、利用者の意思に反した異性介助が行われることがないよう、取組を推進
- 改正障害者差別解消法の円滑な施行に向けた取組等の推進

2. 安全・安心な生活環境の整備

○移動しやすい環境の整備、まちづくりの総合的な推進

- 公共交通機関や多数の者が利用する建築物のバリアフリー化
- 接遇ガイドライン等の普及・啓発等の「心のバリアフリー」の推進
- 歩道が設置されていない道路や踏切道の在り方について検討、信号機等の整備
- 国立公園等の主要な利用施設のバリアフリー化や情報提供等の推進

3. 情報アクセシビリティの向上及び意思疎通支援の充実

○障害者に配慮した情報通信・放送・出版の普及、意思疎通支援の人材育成やサービスの利用促進

- 情報アクセシビリティ・コミュニケーション施策推進法に基づく施策の充実
- 公共インフラとしての電話リレーサービス提供の充実
- 手話通訳者や点訳者等の育成、確保、派遣

4. 防災、防犯等の推進

○災害発生時における障害特性に配慮した支援

- 福祉避難所、車いす利用者も使える仮設住宅の確保
- 福祉・防災の関係者が連携した個別避難計画等の策定、実効性の確保
- 障害特性に配慮した事故や災害時の情報伝達体制の整備

5. 行政等における配慮の充実

○司法手続や選挙における合理的配慮の提供等

- 司法手続（民事・刑事）における意思疎通手段の確保
- 障害特性に応じた選挙等に関する情報提供の充実、投票機会の確保
- 国家資格試験の実施等に当たり障害特性に応じた合理的配慮の提供

6. 保健・医療の推進

○精神障害者の早期退院と地域移行、社会的入院の解消

- 切れ目のない退院後の精神障害者への支援
- 精神科病院に入院中の患者の権利擁護等のため、病院を訪問して行う相談支援の仕組みの構築
- 精神科病院における非自発的入院のあり方及び身体拘束等に関する課題の整理を進め、必要な見直しについて検討

7. 自立した生活の支援・意思決定支援の推進

○意思決定支援の推進、相談支援体制の構築、地域移行支援・在宅サービス等の充実

- ヤングケアラーを含む家族支援、サービス提供体制の確保
- 障害のあるこどもに対する支援の充実

8. 教育の振興

○インクルーシブ教育システムの推進・教育環境の整備

- 自校通級、巡回通級の充実をはじめとする通級による指導の一層の普及
- 教職員の障害に対する理解や特別支援教育に係る専門性を深める取組の推進
- 病気療養児へのICTを活用した学習機会の確保の促進

9. 雇用・就業、経済的自立の支援

○総合的な就労支援

- 地域の関係機関が連携した雇用前・後の一貫した支援、就業・生活両面の一体的支援
- 雇用・就業施策と福祉施策の組合せの下、年金や諸手当の支給、税制優遇措置、各種支援制度の運用
- 農業分野での障害者の就労支援（農福連携）の推進

10. 文化芸術活動・スポーツ等の振興

○障害者の芸術文化活動への参加、スポーツに親しめる環境の整備

- 障害者の地域における文化芸術活動の環境づくり
- 日本国際博覧会（大阪・関西万博）の施設整備、文化芸術の発信などの環境づくり
- 障害の有無に関わらずスポーツを行うことのできる環境づくり

11. 国際社会での協力・連携の推進

○文化芸術・スポーツを含む障害者の国際交流の推進

- 障害者分野における国際協力への積極的な取組
- 障害者の文化芸術など日本の多様な魅力を発信

図1 第5次障害者基本計画概要

（文献2 p2 より引用）

166

2. 意思疎通が困難な人への支援、基本的な考えかた

　支援する上での基本的な考えかたは「どんな子どもでも、わかっている」です。

　医療的ケア児の意思表出能力は、障害だけが原因ではなく、生活環境も大きく影響します。筆者の経験でも、同じ障害や難病であったとしても、生後ずっと入院生活だった場合と、在宅生活でさまざまな刺激を受けてきた場合では、顕著な違いを感じます。人間にとって、幼少期の刺激や経験は極めて重要なのです。

　私たち支援者は、常に医療的ケア児の可能性を見失ってはいけません。どんなに障害が重くて、何も理解できそうにないように見えても、「きっとわかっている」ことを信じてください。事実として、支援者の粘り強い取り組みにより、まったく無表情で何の反応も示さなかった医療的ケア児から、能動的な動きを引き出せた例がいくつもありました。

　それにはテクノロジーの活用が大事です。支援者の主観だけでは、他人には伝わりません。医療的ケア児と支援者だけわかり合っている世界では、他人には理解できないのです。他人にも理解してもらうには、「情報の可視化」を意識した支援を前提としてください。

　例えば、スイッチを押す練習なら、タイミングの良し悪しを数値で判断できるゲームをするべきでしょう。視線入力なら、何をどのように見ているのかをわかりやすく表示できるアプリケーションを活用しましょう（図2）。具体的な機材やアプリケーションについては後述します。

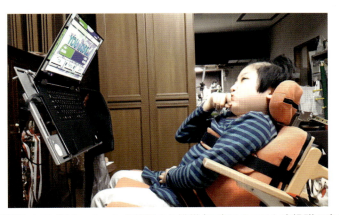

図2　視線入力アプリケーションを練習する模様（写真はウエスト症候群の患者さん）

3. 児の状態に応じたコミュニケーションの方法

　医療的ケア児が他人とコミュニケーションを取るには、ある程度の認知機能が不可欠です。図3は、横軸を身体機能、縦軸を認知機能として、各種障害や病気をプロットしたものです。医療的ケア児のほとんどは左側に集まっており、左上の範囲は認知機能が比較的高く身体機能が低い状態を示し、主にSMA Ⅰ型や一部の筋ジストロフィー等があてはまります。左下の範囲

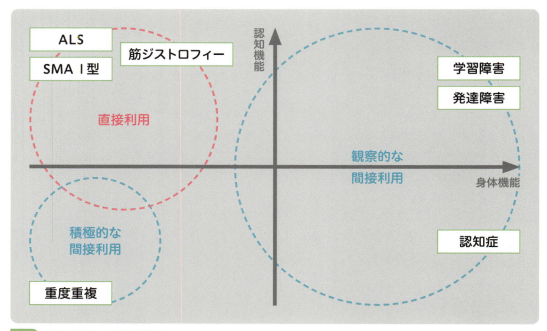

図3 テクノロジーの利用範囲

は、認知機能が低く身体機能も低い状態を示し、いわゆる重度重複障害があてはまります。

このように、大きく2つに分けた場合、それぞれの方法も大きく異なるという点を意識すべきでしょう。

1)直接利用：比較的認知機能が高い場合（SMA Ⅰ型・軽度の脳性麻痺や一部の筋ジストロフィー等）

押しボタンスイッチや視線入力による文字入力が目指せます。スイッチを使えば、タブレット端末を指の動き1つですべての機能にアクセス可能になります。視線入力を使えば、目の

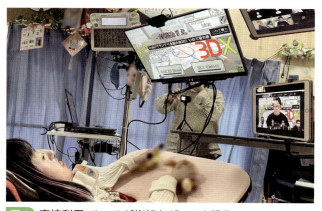

図4 直接利用：ルールが複雑なゲームを操作

動きをマウスのようにして、パソコンや難易度の高いゲーム操作にも活用できます（図4）。このように、医療的ケア児が機器を直接的に使用するのを「直接利用」と呼びます。

　身体機能により操作方法の工夫が必要ですが、ネット上でたくさんのノウハウが見つかります。東京都障害者IT地域支援センターのWebサイト[4]では、すべての意思伝達装置をはじめ、周辺機器やたくさんのアプリケーションも紹介されています。マイスイッチ[5]では、具体的なスイッチ適合方法を検索でき、スイッチで使える機器や機器導入の流れなど、幅広い情報が掲載されています。その他、SNSやブログにも使用例が溢れています。

「直接利用」の場合は、多くの事例を参考にできるので、支援者のがんばり次第で医療的ケア児の生活は大きく改善するでしょう。

2）間接利用：認知機能が低いと思われる場合（一部の遺伝疾患等・重い脳性まひ等）

　これまで、重度重複障害のある医療的ケア児のコミュニケーション支援では、絵本の読み聞かせや声掛けしながらマッサージするのが主な取り組みでした。ここ数年、視線入力が広く使われるようになり状況が変わってきました。「直接利用」のように、能動的な機器使用はできないものの、支援者が写真や動画を

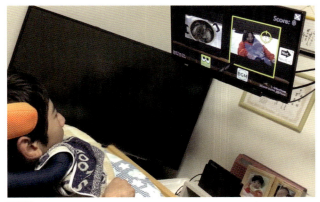

図5　間接利用：視線入力装置とEyeMoTで観察利用

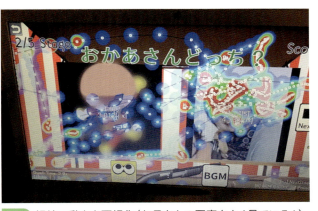

図6　視線の動きを可視化（お母さんの写真をよく見ている！）

呈示して何をどのように見ているかを観察できるようになりました（図5）。このように、医療的ケア児が機器を間接的に使用するのを「間接利用」と呼びます。

筆者らが開発しているEyeMoTシリーズ[6]は、任意の写真や動画を呈示でき、かつ視線の動きを記録して可視化する機能を備えています。図6に示すように、アニメキャラクターとお母さんを表示した場合、お母さんをよく見ていることがわかります。左右を入れ替えても同じようにお母さんを見ていれば、その医療的ケア児はお母さんを理解していると推測できます。

障害が極めて重い医療的ケア児は、機器を直接使うことは困難ですが、間接的に利用して「わかっている」ことを可視化して、周りの人にもその医療的ケア児の可能性を示すことができます。

4. テクノロジーを活用したコミュニケーション支援：基本的な考えかた

1）主観・客観的なコミュニケーションの方法

バーバルなコミュニケーションを「直接利用」、ノンバーバルなそれを「間接利用」として考えることができます。障害によって応じて使い分ける必要があります。

2）本人の意思の見つけかた（障害が極めて重い場合）

障害の重い医療的ケア児を目の前にしたとき、声掛けや呈示物への反応がないのは珍しくありません。それでも、眼球が動いていれば、光るものを見せたときの追視は確認できることがあります。追視がなくても、触覚刺激により微小な動き等の反射を認めることもあります。

まずは、どのような刺激に対して反応があるのか、根気強く試していく必要があります。脳波計が使えればより即時的な反応を観察することも可能ですが、現実的には視線入力装置による「間接利用」が落とし所になるでしょう。

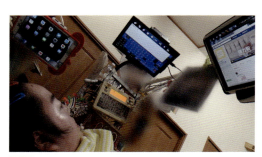

図7 テクノロジー満載の環境でもお母さんはパソコンが苦手

3）コミュニケーション支援の3つの視点

コミュニケーション支援においては、次の3つの視点が考えられます。
①支援者の心構え
②支援機器やアプリケーションの知識と選定
③可視化と記録（特に障害が重い医療的ケア児）

まず、支援者が十分に当該医療的ケア児の可能性を十分に信じる必要があります。その根拠は乏しくても、信じ切る以外にありません。

次に、活用できそうな支援機器やアプリケーションを知り、選んで実際に使うことです。支援者のなかには機械が苦手な方が少なからず

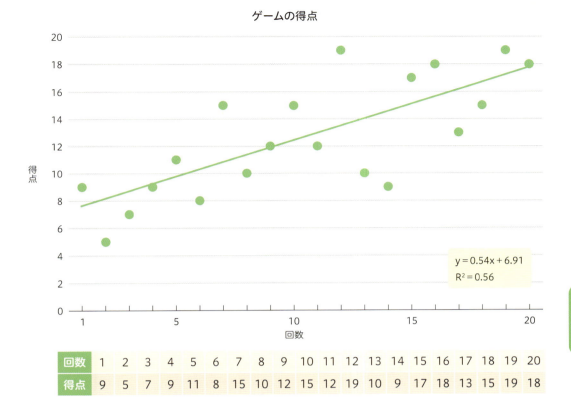

図8 記録と可視化（数値データの場合）

いますが、よく使えている医療的ケア児宅を見ると、主な支援者であるお母さんは機械に弱いケースがほとんどです（図7）。道具は使えるように作られているので、本気で取り組めば使えないことはありません。スマホが使える人であれば何も心配はないのです。

最後に、可視化と記録です。他人に信じてもらうには客観的な情報が必要です。視線入力に限らず、スイッチの練習をしたときも、その成績を記録してグラフを作成して練習効果を可視化するとよいでしょう。例えば、10回分以上の記録があれば、簡単な統計処理（最小二乗法）によって成績向上の傾向を可視化すると説得力をもって説明できます（図8）。

5. 支援機器の活用に必要な力の育みかた

1）支援者の場合

「ICTは苦手」でも大丈夫です。アプリなら無料のものもたくさんあるので、自分で実際にどんどん触って動かしてみてください。

ただし、初めての機器やアプリを、いきなり医療的ケア児に試さないでください。トラブルばかりを見せてしまっては信頼されなくなってしまいます。

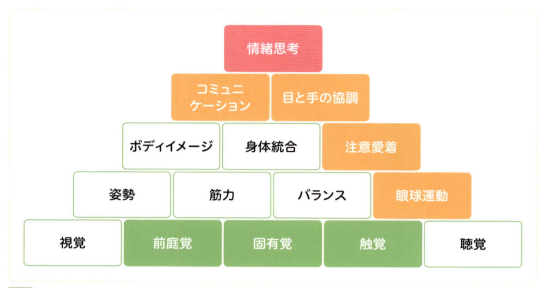

図9 感覚統合のピラミッド

2）医療的ケア児の場合

　医療的ケア児にとって感覚統合の有無は、その後の人生における支援機器の操作能力に直結します。感覚統合とは、日常生活で感じるさまざまな刺激や感覚情報をうまく処理し、統合する能力です。私たちは赤ちゃんのころから、いろいろなものを触ったり、なめたり、運動したり、匂いを嗅いだりして、生きていく上での土台となる感覚を学んできました。しかし、医療的ケア児は、障害等によりその経験が圧倒的に乏しいのです（p105（1）脳の育ちを支援する を参照）。

　スイッチは「目と手の協調、」視線入力は「眼球運動」により行いますが、その土台となる感覚はそれらより下部の感覚です（図9）。図中の3つの緑色は基礎感覚といい、支援機器を操作するには必須のものです。本稿では、感覚統合の訓練について詳しく述べることはできません。具体的に知りたい方は、書籍等をあたってみてください。

6. 重度の肢体不自由児への取り組み例

1）実は「わかっていた」、スティッフパーソン症候群の女児

　特別支援学校小学部6年生のMさんは、スティッフパーソン症候群を主疾患としてインフルエンザ脳症も併発していました（図10）。問いかけにも明確な反応はなく、簡単な書字はもちろん発声もできません。特別支援学校のカリキュラムはほぼ教科学習のないものでした。

　ところが、筆者が視線入力ゲームでアセスメントしたところ、教科学習に耐える認知能力があることがわかりました。パソコン画面全体を見渡すくらいの眼球運動と、指示に従った「選

択」が行えることが確認でき、さらにはひらがなも理解していることが確認できたからです。いずれも視線入力訓練アプリEyeMoTシリーズ[6]を利用しました。

能力を可視化できたので、その後Mさんは教科学習のあるカリキュラムが適用され、算数ドリルなどにも取り組めるようになりました。テクノロジーにより、本来もっている能力を客観化できたことで周りの対応が変わり、その結果Mさんの環境が改善しました。

2）学校の先生からも「変わったね！」の言葉

特別支援学校小学部5年生のYくんは、精神運動発達遅延とされており主疾患の診断はありません。自力で座位を保つことは困難であり、視線も定まりにくい状態です。発話がないため客観的なコミュニケーション方法も獲得していません。

家族がコミュニケーション支援方法を模索しているなかで、視線入力装置や対応ゲームを導入しました。SNSで知った専門家や友人らのアドバイスを受けながら、毎日のように試みたところ、3カ月ほど経ったくらいから大きな変化がありました。母親と人気キャラクターの写真を見せると、しっかり母親のほうを見ている視線履歴が観察できたのです（p169 図6）。

さらには、家族のみならず他人からも「喜怒哀楽がわかりやすくなった」との変化が報告されるようになり、特別支援学校の教諭らからは「周りへの関心が増したようだ」や「モノをよく観察するようになった」との評価もありました。

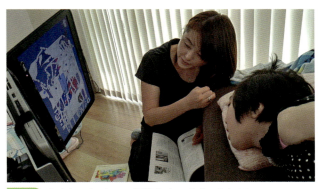

図10　生まれて初めての視線入力でも「できた！」

7. コミュニケーション支援に使える制度

テクノロジーを活用した支援では機材が必要になります。簡単なスイッチなら数千円で購入できますが、視線入力装置や固定器具の一式の場合は50万円を超えます。

比較的高額なコミュニケーション支援機器については、重度障害者用意思伝達装置[7]（以下、意思伝達装置）と日常生活用具[8]（情報・意思疎通支援用具）の2つの制度が利用できます。いずれも市町村の窓口に相談するところからはじまります。

意思伝達装置は、車いす等と同じ補装具として支給されます。支給条件は「重度の両上

下肢及び言語機能障害者であって、重度障害者用意思伝達装置によらなければ意思の伝達が困難な者」です。この制度は、もともと成人を対象にしたと思われ、未就学の医療的ケア児には支給の壁は高いといえるでしょう。支給判定においては、スイッチ等の操作やひらがなの理解の確認が行われ、基準に達しないと支給されません。なお、自己負担額は、原則としてかかった費用の1割です。

日常生活用具は、おおむね10万円を上限に「パソコンを使用するために必要な当該周辺機器及びアプリケーションソフトのうち、障害者向けに開発されたもの」について支給されます。支給実績を見ると、意思伝達装置よりも柔軟な支給がされているといえるでしょう。例えば、一部の市町村では、汎用的に利用できるタブレット端末が支給されています。自己負担額は、市町村によりますが、原則としてかかった費用の1割です。

8. コミュニケーション支援機器の具体例

東京都障害者IT地域支援センターのWebサイトには、網羅的にコミュニケーション支援機器が掲載されています。ただし、医療的ケア児が使える機器はそれほど多くありません。前述のように、意思伝達装置の支給が困難であること、障害により利用が難しいためです。ここでは、実際によく使われている支援機器を紹介します。

1）シンプルなもの

ファインチャット（アクセスエール株式会社）[9]は、パソコンを使わずに電池で動作する意思伝達装置です（図11）。車いすやストレッチャーに取り付けられるので、医療的ケア児に大人気です。

2）本格的なもの

スイッチ入力と視線入力に対応した本格的な意思伝達装置として、miyasuku EyeCon SW[10]（株式会社ユニコーン）、eeyes（株式会社オレンジアーチ）やOrihime eye+Switch（株式会社オリィ研究所）があります。SMA I型、一部の筋ジストロフィーや軽度の脳性麻痺の医療的ケア児に利用者が多いです。

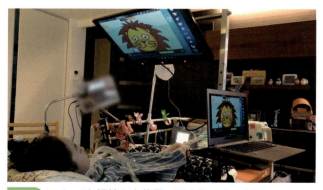

図11　スイッチと視線入力装置の両方使いする女児

3）その他の装置やアプリ

アームワンダ（OGIMOテック開発室）[11]は、スイッチや視線入力で楽器を叩いたりおもちゃを動かすことができるので、学校でも大活躍しています。

分身ロボットOriHime（オリィ研究所）[12]は、ロボットの顔や手の動きでジェスチャーが伝えられます。ロボットのカメラとマイクにより、遠隔の映像を見ることができます。開発会社は、分身ロボットカフェを運営しており、寝たきりの重度障害者がカフェで接客をしています。

EyeMoTセンサリー[13]のお絵かきツールは、どんなに障害が重くても100%自分の力でイラストを描くことができます。支援者がこのイラストを使ったアクセサリーやグッズを作ってみんなで楽しんでいます。

（伊藤史人）

◆参考文献
1) 内閣府．障害者施策の総合的な推進―基本的枠組み―．https://www8.cao.go.jp/shougai/suishin/wakugumi.html（3月3日参照）
2) 内閣府．第5次障害者基本計画概要 概要書（令和5年3月14日）．https://www8.cao.go.jp/shougai/suishin/pdf/kihonkeikaku-r05gaiyou.pdf（3月29日参照）
3) 内閣府．障害者基本計画（第5次）．https://www8.cao.go.jp/shougai/suishin/pdf/kihonkeikaku-r05.pdf（3月3日参照）
4) 東京都障害者IT地域支援センター．コミュニケーションを支援する技術・機器（ハード）編．https://www.tokyo-itcenter.com/600setubi/tenji-kiki-10.html#com-10（3月3日参照）
5) マイスイッチ．マイスイッチ．https://myswitch.jp/（3月3日参照）
6) ポランの広場．EyeMoT 3Dシリーズ．https://www.poran.net/ito/eyemot/eyemot-3d（3月3日参照）
7) 厚生労働省．「重度障害者用意思伝達装置」導入ガイドライン．日本リハビリテーション工学協会 編．https://www.mhlw.go.jp/bunya/shougaihoken/cyousajigyou/jiritsushien_project/seika/research_09/dl/result/08-01c.pdf（3月3日参照）
8) 厚生労働省．日常生活用具給付等事業の概要．https://www.mhlw.go.jp/stf/seisakunitsuite/bunya/hukushi_kaigo/shougaishahukushi/yogu/seikatsu.html（3月3日参照）
9) アクセスエール株式会社．ファインチャット．https://accessyell.co.jp/products/fine-chat/（3月3日参照）
10) 株式会社ユニコーン．miyasuku EyeConSWシリーズ．https://www.e-unicorn.co.jp/miyasuku-eyeconsw（3月3日参照）
11) OGIMOテック開発室．楽器&ライフアシスト『アームワンダ』．https://protopedia.net/prototype/4204（3月3日参照）
12) 株式会社オリィ研究所．分身ロボットOriHime．https://orihime.orylab.com/（3月3日参照）
13) ポランの広場．視線入力訓練アプリEyeMoTセンサリー．https://www.poran.net/ito/download/eyemot-sensory（3月3日参照）

＊使用した写真はすべてご家族の許可を得て掲載しています。

3

医療的ケア児の
働くと社会参加を支援する

1. 幼少期からの支援の重要性

ICF（国際生活機能分類）をよりどころに支援を継続し、自立に向けてあゆみを進めると、年齢に応じた「活動」や「社会参加」を意識するようになり、子どもによっては、やがて「就労」という時期を迎えます。

しかし、「就労」という社会参加のかたちは急に形成されるものではありません。医療的ケア児の場合、乳幼児期から多様な姿勢の獲得などを支援し、長時間座位が保持できるよう身体を整え、就学し、教育を受けるなかで見えてくるのが就労です。言い換えれば、生活のなかで健康を維持し、子どもたちの興味・好み・強みを子どもと保護者を含めた支援者が見つけていく過程の先に就労があるといえます。また、中学卒業あたりから、将来的にどのような仕事の内容や就労の形態を望むのか、子どもと保護者の意向も確認し、支援チームで共有しながら進路の選択を行い、成長の過程で希望に即した経験が積み重ねられるよう支援することが医療的ケア児等コーディネーター（以下、コーディネーター）には求められています。

2. 医療的ケア児の就労

コーディネーターには、発達支援を通じて子どもの身体・活動・社会性の発達を促し、将来的に就労へつなげていく役割が期待されます。そのため、医療的ケア児への就労支援の方法を理解する必要があります。

医療的ケア児のなかには、（準）超重症児判定基準を満たさず、かつ肢体不自由がない、あるいは肢体不自由があっても軽度で自力移動可能な子どもも存在します。したがって、医療的ケア児が将来的にどう社会生活を送るのかを考えたときに、「就労」という目標があっても不思議ではありません。障害のない児童は、義務教育である中学校を卒業した後であれば、いずれかの年齢で就労に進む道を選択できます。

同様に、医療的ケア児においても、コーディネーターが中心となって子どもの障害の程度を考慮しながら、幼少期から先を見通した発達支援を行い、学校や就労支援コーディネーターと連携して準備をしていけば、特別支援学校高等部または中等部を卒業して「就労」を生活の一部として選択することは十分に可

・まずは……

本人や家族とアセスメント・面談をして

❶ できること（できそうなこと）

❷ やってみたいこと（興味があること）

❸ できそうだと予想できること

を、いっしょに確認していきます。

「できること」を見つけるのが
支援者の役割

図1 「はたらく」を支援する

能です。必要な支援もせず、「医療的ケア児だから就労は無理」という発想に陥ってはなりません。

図1に提示したようにコーディネーターが働くことを支援する場合、幼少期から子どもの将来を見越して発達支援を行い、特別支援学校や放課後等デイサービスでのリハビリテーションなどを通して、成人期を迎えて就労するための支援過程をとることができます。しかし、それ以前に子どもの成長過程において、本人の「自分1人でできること」の拡大ばかりに着目するのではなく、支援者が「手を貸すことでできること」にも着目する必要があります。支援（配慮）を得ながらの自立も含め、広い視点で「できること」を見つけるのが支援者の役割といえます。

また、「○○ができない」という見立てではなく「○○はできる」という見立てを常にもつことが重要です。

ここでまず理解すべきは、障害者の雇用の促進等に関する法律（以下、障害者雇用促進法）の概要です。

2013年の障害者雇用促進法の改正において、事業主の障害者に対する差別の禁止および合理的配慮の提供義務が規定され、2016年4月から施行されました。例えば、糖尿病のインシュリン持続注射や腹膜透析をしながら就労する場合に、当事者に対し企業が薬剤投与などのための時間と場所の提供を行わなければなりません。その際、企業側は会議室を準備室として提供したり、腹膜透析の方に対しては、出勤および退社時間に対する配慮を行ったりするなど、本人の状態に応じた合理的配慮を行うことが義務づけられました。また2019年に、障害者雇用のさらなる促進を目的に法改正がなされ、一般企業での就労が促進されるよう環境の整備が進められています[1]（図2）。

そのほかにも、障害福祉サービスのなかでの「就労支援」があり、通いの場だけでも「就労移行支援」「就労継続支援A型」「就労継続支援B型」と多岐にわたっています。コーディネーターは、トータルプランナーとして、障害福祉サービスを含む地域の就労支援体制やそれに関連する支援計画書について理解していることが望ましいでしょう。

第3章 よりよい実践に向けて知っておくべき知識

177

〈施策の基本理念〉社会連帯の理念に基づく事業主の共同の責務として、障害者雇用を促進

	国・地方公共団体	民間

現状

障害者の任免状況について、再点検結果を公表（H30.8）

多くの機関において、対象障害者の不適切な計上があり、法定雇用率を達成していない状態であることが明らかになった。

（H29.6.1時点）	［再点検前 → 再点検後］	
	実雇用率	不足数
国	2.50% → 1.17%	2.0人 → 3,814.5人
地方公共団体	2.40% → 2.16%	677.0人 → 4,734.0人

※法定雇用率 2.3%（H30.4〜2.5%）
（ただし、都道府県等の教育委員会は2.2%〔H30.4〜2.4%〕）

関係閣僚会議で「基本方針」を決定し、取組を開始（H30.10）

① チェック機能の強化
② 法定雇用率の速やかな達成に向けた計画的な取組
③ 国・地方公共団体における障害者の活躍の場の拡大
④ 公務員の任用面での対応等

※同方針において、引き続き、法的整備を視野に入れた検討を行う旨を表明

企業努力の積み重ねにより、障害者雇用は着実に進展

- 雇用者数は、15年連続で過去最高を更新
（H20:32.6万人 → H30:53.5万人）
- ハローワークにおける障害者の年間就職件数は、9年連続で増加
（H20:44,463件 → H30:102,318件）

精神障害者や中小事業主における障害者雇用に課題

- 精神障害者の年間就職件数は増加しているが、雇用者数がまだ少ない
ハローワークにおける精神障害者の就職 4万8千件
（障害者全体の半分以下）※H30
⇔雇用者数（精神障害者）6.7万人（障害者全体の1割）※H30
- 精神障害者は、短時間労働者の割合が多い（3割）
⇔身体障害者 1割、知的障害者 2割 ※H30
- 中小企業における障害者雇用が進んでいない
実雇用率：全体 2.05%
⇔100人以上300人未満 1.91%、45.5人以上100人未満 1.68% ※H30

課題

対象障害者の不適切計上の再発防止	精神障害者や重度障害者を含めた、障害者雇用の計画的な推進	短時間であれば就労可能な障害者等の雇用機会の確保	中小企業における障害者雇用の促進

対策（改正法の概要）

• 報告徴収の規定の**新設** • 書類保存の**義務化** • 対象障害者の確認方法の**明確化** → 適正実施勧告の規定の**新設**	• 国等が率先して障害者を雇用する責務の**明確化** • 「障害者活躍推進計画」の作成・公表の**義務化** • 障害者雇用推進者・障害者職業生活相談員の選任の**義務化**	• 週20時間未満の障害者を雇用する事業主に対する特例給付金の**新設**	• 中小事業主（300人以下）の認定制度の**新設**

図2 障害者雇用をめぐる現状・課題と対応（改正法案の概要）　　　　　　　　　　　　（文献1）

3. 就労支援の過程

　特別支援学校の生徒等が卒業後に就労系障害福祉サービスの利用を考える際には、在学中に就労移行支援事業所等による「就労アセスメント」が必要となります。コーディネーターは、本人・家族と学校卒業後の進路について、中学在学中くらいから話し合うことが重要です。この際、コーディネーターが就労について話すことで、本人・家族に違和感を与えるかもしれません。しかし、人生は長く、どこかのタイミングで就労を考えることもあり得ます。これを想定し、あらかじめ、就労の可能性を模索する意義や就労支援のプロセスについて情報提供を行うことが、後々、本人・家族のライフステージに応じた意思決定につながるでしょう。

　図3に、高等部在学中から卒業後までの就労支援過程を提示しています。在学中から就労を支援する際は、まず就労に向けた意思確認を、学校担任もしくは進路指導の教員と連携して行います。次に就労アセスメントを行う就労移行支援事業所を選定し、事業所へ情報

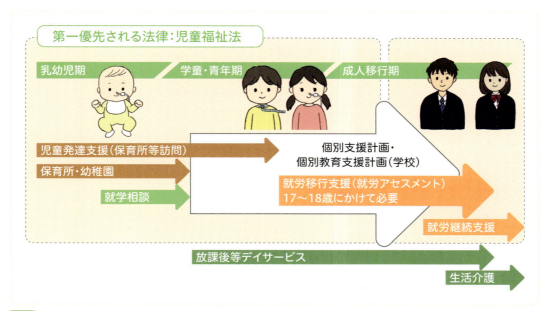

図3 高等部在籍中から始まる就労移行支援

を提供します。その後事業所による就労アセスメントを行い、それをサービス等利用計画に反映させて市町村へ提出し、認められると就労移行支援事業を利用可能な受給者証が発行され、事業所と契約することで企業就労に向けた支援が始まります。

　在学中に受ける就労アセスメントの結果によっては、高校卒業後に就労継続支援を受けることも可能です。基本的には、就労経験のない者（50歳以上の者や障害基礎年金1級受給者を除く）が就労継続支援B型の利用を希望する場合、まずは就労アセスメントを就労移行支援事業所等から受けることになっています（図4）。就労移行支援事業所等は主として、対象者が最も適した「働く場所」に円滑に移行できるよう就労アセスメントを行います。就労アセスメント期間は約1カ月であり、導入期・適応期・実践期において実施されることになっていますが、在学中のアセスメントについては状況によって1週間程度で実施されることもあります。

　就業・生活支援センターでアセスメントを行

- 特別支援学校在学中で、卒業後、就労継続支援B型の利用を希望している方
- 就労継続支援B型を利用している方が、一般就労のニーズをもつようになった
- 就労継続支援B型を利用している方が、一般就労に移行したものの、年齢や心身の状況等の変化により一般就労の継続が困難になり、障害福祉サービスへの意向を検討する必要が生まれた
- 一般就労すべきか、就労系障害福祉サービスを利用すべきか希望が定まっていない方など

図4 就労アセスメントが必要な利用者（一例）

うことも可能であり、施設外支援を活用して特別支援学校等でアセスメントを行う場合もあります。障害者就業・生活支援センターがアセスメントを行う場合は、コーディネーターが中心となり、自治体、就労移行支援事業所、特別支援学校等、障害者就業・生活支援センター等の関係機関と事前に綿密な調整を行う必要があります。

特別支援学校高等部に通っていない18歳未満の者が就労アセスメントを利用する場合、「就労移行支援事業の利用を適当と認める」旨の意見書を、児童相談所長から市町村長宛に発出してもらう必要がありますが、「特別支援学校高等部に通っていなくとも就労支援は受けられる」ということをコーディネーターは把握しておきたいところです。

地域によっては、医療的ケア児へ対応可能な就労移行支援事業所を見つけることが困難な場合も想定されます。また、就労移行支援先への自宅・学校での本人の様子や体調安定のための配慮方法の共有に始まり、医療機器の活用にかかわる環境の整備など、個々の特徴に合わせた合理的配慮も必要となります。さらに医療的ケア児の場合、在宅ワークで就労する可能性もあり、保護者・学校・就労移行支援事業者等との連携を調整する役割がコーディネーターに期待されます。

いずれにしても、医療的ケア児の就労にまつわる社会資源開発を行政、支援チームと共に実践していくことが期待されているのです。

4. 未来につながる情報共有の場である「アセスメント会議」

就労移行支援で重要なのは「アセスメント会議」です。会議の目的は、就労アセスメントの共有です（図5）。そこから未来の支援を紡ぎ出していくことになります[2]。

アセスメント会議の目的
- 利用者、保護者、相談支援事業所、各支援機関（特別支援学校等）に対して、アセスメント結果の報告を行ってください。
- 利用者への支援を行うにあたって、それぞれが共通認識をもつことが重要であるため、利用者や保護者に加えて、各支援機関が、可能な範囲で参加することが重要です。

Point
利用者や保護者にアセスメント結果を説明する機会を設けてください。

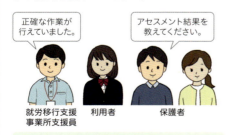

アセスメント結果

就労移行支援事業所支援員、特別支援学校教諭、就労継続支援B型事業所支援員、利用者、保護者、相談支援事業所相談支援専門員、就業・生活支援センター職員

Point
相談支援事業所等に伝えるべき事項
以下の項目は、サービス等利用計画（案）を作成するために必要な項目ですので、特にアセスメント会議の議題のなかで、情報提供してください。
- 生活面の状況
- 就労面の状況
- 障害福祉サービス利用の意向
- 利用者の支援ニーズ
- 今後、支援すべき目標や課題

図5 アセスメント会議 （文献2）

2019年に厚生労働省から提示された『就労アセスメント実施マニュアル』では、「できないこと」に着目するのではなく、「何を整備（配慮）すればできるようになるか」という視点でアセスメント結果を今後の計画に反映させ、子どもの未来像を本人・家族と描いていくことが必要とあります[2]。

これはつまり、実際に就労活動を行うなかで「最初から支援がうまくいくことはほとんどない」ということです。「できないこと」と評価されたことは、アセスメントを通して、「1つ新たな事項を確認できた」とプラスにとらえることが次の支援につながります。

また、支援していく過程で、「できること」「サポート（配慮）があればできそうなこと」が増えていきます。「できた」という感情・評価が本人や支援者の自信となり、地域の成長につながっていきます。まさに個別支援からの地域開発につながっていくのです。しかし、残念ながら現状はすべての医療的ケア児が就労支援につながっているわけではありません。個別への就労支援を通して、地域の環境が変わっていくことが期待されます。

5. 自立訓練（生活訓練）・就労継続支援

医療的ケア児の就労支援を実践するためには、幼少期からの発達支援や社会性を養う関わりが重要となります。つまり、子どもの障害の特性や医療的ケアを加味した発達支援計画をもとに子どもの成長過程を家族・医療・福祉・保健・教育領域の関係者等と共有していくことが肝要です。特に医療的ケア児の場合、体調管理・医療機器の安全管理等も念頭に置いた関わりのなかで、特別支援学校に通える児童であれば、実際にその希望する事業所での作業体験や実習を行い、卒業後の進路とすることも可能です。

また、高校卒業後に就労を目指し、身体機能や生活習慣を習得することを目的に、自立訓練や生活訓練などを利用し、就労継続支援事業所等へつなげていくことも想定されます[3]（図6）。

なお、就労継続支援事業所にはA型とB型があり、それぞれ利用できる対象者の要件が異なっています。一般的に、特別支援学校等の在学中に、就労アセスメントを受けて就労継続支援を利用する場合は、B型から始めることになります（表1）。

実際に在宅で就学期からの在宅就労体験を経て、卒業後に「就労継続支援B型」を在宅利用している方もいます。在宅就労を通じて徐々に作業や支援員に慣れ、外出機会が増えてきたり、事業所内での作業に興味が湧いたりと、作業能力の向上により人との関わりも増えてきます。ここで重要なことは、「地域に受け皿がない」というネガティブな発想・議論ではなく、「医療的ケア児であっても就労支援は可能である」という認識と、その体制を整えていくため、地域の自立支援協議会などに就労支援の現状と課題を伝えることも必要となります（p183 図7）。

対象者

- 地域生活を営む上で、生活能力の維持・向上等のため、一定期間の訓練が必要な障害者（具体的には次のような例）
  ① 入所施設・病院を退所・退院した者であって、地域生活への移行を図る上で、生活能力の維持・向上等を目的とした訓練が必要な者
  ② 特別支援学校を卒業した者、継続した通院により症状が安定している者等であって、地域生活を営む上で、生活能力の維持・向上などを目的とした訓練が必要な者　等

サービス内容

- 入浴、排泄および食事等に関する自立した日常生活を営むために必要な訓練、生活等に関する相談および助言その他の必要な支援を実施
- 事業所に通う以外に、居宅を訪問し、日常生活動作能力の維持および向上を目的とした訓練等を実施
- 標準利用期間（24カ月、長期入院者等の場合は36カ月）内で、自立した日常生活または社会生活を営めるよう支援を実施

主な人員配置

- サービス管理責任者　60：1以上（1人は常勤）
- 生活支援員　6：1以上（1人は常勤）

報酬単価（2024（令和6）年4月～）

・基本報酬

通所による訓練

利用定員 20人以下　　776単位　　利用定員 61～80人　　633単位
　　　　　21～40人　693単位　　　　　　　81人以上　　595単位
　　　　　41～60人　659単位

訪問による訓練

所要時間1時間未満の場合　　　　　　　265単位
所要時間1時間以上の場合　　　　　　　606単位
視覚障害者に対する専門的訓練の場合　779単位

・主な加算

個別計画訓練支援加算

社会福祉士・精神保健福祉士・公認心理師等が作成した個別訓練実施計画に基づいて、障害特性や生活環境等に応じた訓練を行った場合
　　　　　　　　　　　　　　　　　47単位

就労移行支援体制加算

自立訓練を受けた後、就労（一定の条件を満たす復職を含む）し、就労継続期間が6カ月以上の者が前年度において1人以上いる場合

利用定員 20人以下　　54単位　　利用定員 61～80人　　9単位
　　　　　21～40人　24単位　　　　　　　81人以上　　7単位
　　　　　41～60人　13単位

事業所数 1,312（国保連令和5年4月実績）　　**利用者数** 14,441（国保連令和5年4月実績）

図6 自立訓練（生活訓練）

（文献 3）

表1 就労継続支援事業所

	就労継続支援A型事業	就労継続支援B型事業
事業概要	通常の事業所に雇用されることが困難であり、雇用契約に基づく就労が可能である者に対して、雇用契約の締結等による就労の機会の提供および生産活動の機会の提供その他の就労に必要な知識および能力の向上のために必要な訓練等の支援を行う	通常の事業所に雇用されることが困難であり、雇用契約に基づく就労が困難である者に対して、就労の機会の提供および生産活動の機会の提供その他の就労に必要な知識および能力の向上のために必要な訓練その他の必要な支援を行う
対象者	① 就労移行支援事業を利用したが、企業等の雇用に結びつかなかった者 ② 特別支援学校を卒業して就職活動を行ったが、企業等の雇用に結びつかなかった者 ③ 企業等を離職した者等就労経験のある者で、現に雇用関係の状態にない者	① 就労経験がある者であって、年齢や体力の面で一般企業に雇用されることが困難となった者 ② 50歳に達している者または障害基礎年金1級受給者 ③ ①および②に該当しない者で、就労移行支援事業者等によるアセスメントにより、就労面にかかわる課題等の把握が行われている者

就労アセスメントが必要な者が就労継続支援B型事業の利用を希望する場合の
サービス利用相談から利用後までのおおまかな流れは以下の通りです。

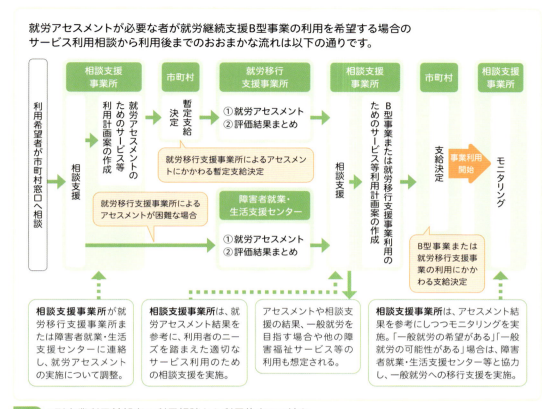

図7 B型事業利用希望者の利用相談から利用後までの流れ

6. 就労移行・継続支援事業における環境整備・合理的配慮の実際

　就労体験は本人にとって、「働く」ことを体験する非常に貴重な機会となります。そのためコーディネーターは、就労系障害福祉サービスの要点を理解し、連携することが肝要です。就労は機能訓練ではなく社会参加であり、就労したいと希望する医療的ケア児がいるのであれば、施設の段差を解消したり、バギータイプの車いすでも送迎できる体制を整備したりするなど、事業所が環境整備や合理的配慮をすることで利用可能にしていかなければなりません。

　また、看護が必要で就労希望のある方に対して、事業所として看護師を支援スタッフとして配置するのが難しいのであれば、行政に働きかけ、市町村の独自支援として就労施設に訪問看護を派遣できるようになれば、看護サービスを利用しながら働くことも可能になります。コーディネーターには、このような仕組みを支援チームと作り上げていくことが期待されます。

　就労継続支援B型であれば、個々の心身の状況に応じて、無理をせずに週に1〜2回の参加から支援が受けられます。「1つの作業を1人でできないときは、2人で行ってもよい」という柔軟な発想が必要です。

　就労として大切なことは、ただ就労に参加して採算性のない作業等を行うことではなく、あくまでも社会参加であり、社会の一部として流

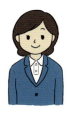

図8 どんな障害があっても就労支援方法は同じ

通する商品や社会貢献活動において工賃を得るという考えかたであり、それが基本となります。

また、コーディネーターは医療的ケア児への就労支援における合理的配慮において、本人ばかりに注視するのではなく、いっしょに仕事をする他の障害者にも不利益にならないように配慮していく視点も必要です。さらに、本人の状態に応じて在宅で就労継続支援事業所等を利用するなど、在宅での就労から始めるのも個別支援として重要になるでしょう（図8）。

7. 知っておきたい就労アセスメントの実際

就労系障害福祉サービスの利用に必要な就労アセスメントの期間設定の考えかたとして、標準的な実施期間は約1カ月ですが、これは複数の作業を体験した上での比較や、時間の経過による変化の観察、面談等を行い、就労能力の伸び（成長力）、長所や課題を把握するために必要な期間として想定しているものです（図9）。実際には、特別支援学校高等部で就労実習にあわせてアセスメントを行うこともあり、この場合は期間が短くなります。自治体によって期間設定は違うことがあり、確認する必要があります。

就労アセスメントは、あくまでも、その子どもの特性や能力を活かすことのできる最も適切な「働く場」へ円滑に移行できるようにすることや、それぞれの働く場で安定して働き続けられ、働く力を伸ばしていけるようにするために行うもので、就労系障害福祉サービス利用の「可否」を判定するものでも、一般就労が可能かどうかを判定するものでもないことを認識しなければなりません。就労アセスメントを必要とする利用者はほかにも前述（p179 図4）のような例があり、就労アセスメントによる客観的な情報に基づき子ども個々のニーズに沿っ

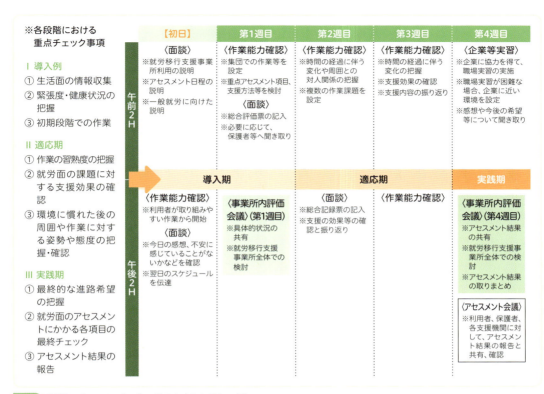

図9 就労アセスメントプログラム（1カ月）の例

た計画を作成して、長期的に「働く力」の向上に向けた支援を継続させていくことが重要です。

8. 就労継続支援B型事業所での支援の実際

　通所の例を紹介します。Aさんは、指先のみ動かすことができ、インターネットサイトにて古本の出品、検索、注文受付、発送などの作業を行っています。（図10）。

　Aさんは、多発性関節拘縮症により両上肢に著しい機能障害があり、座っていることができない体幹機能障害で、排泄は全介助です。しかし、リクライニング式電動車いすを使用し、自走が可能であり、専用食器を利用して食事をとります。

　Aさんが就労している事業所には、車いすの方や脳挫傷・脳梗塞・脳出血等の後遺症による身体障害者も、知的・精神障害の方々の補助を受けながら作業を行っています。Aさんも古本のクリーニングや運搬・箱詰めなどを担当する知的障害のある方とチームで取り組んでおり、Aさんはクリーニングされた古本をパソコンでインターネットサイトにアップしています。Aさんがパソコンを操作できるようになったのは、本人のできることに着目し、長期にわたって支援してきたからです。具体的には、パソコンのマウスを操作し、自分の知りたいこ

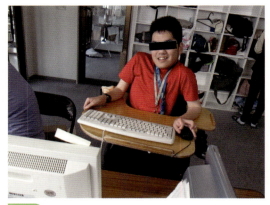 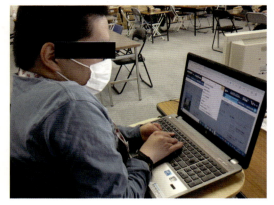

図10 就労継続支援B型事業所での支援：Aさんの場合の例

とを検索し、見たものをそのまま入力するという動作を幼少期から訓練してきました。

出品された本は全世界に発信され、希望者が注文してきます。事業所のパソコンで受注、発送する作業を担うことで、実際に自分たちが作業した商品が売れているということをAさんは実感しています。パソコンから社会とつながる作業といえます。また、この作業を通して他者と協働し、作業を行うことで仲間意識の芽生えや就労への意欲が高まることも期待できます。

Aさんはグループホームに住み、週2回は生活介護を利用して入浴等を行い、就労継続支援B型に週3回送迎で通所しています。週末は実家に帰宅して家族と過ごしています。このような生活スタイルも立派な就労のかたちであり、地域生活のかたちです。

ここに行き着くまでには、家族や支援者の意識も大切です。家族や支援者は「本人が就労するには知的レベルが求められる」と思いがちですが、そんなことはありません。あくまでも「個別支援」という観点から、その方のできることに照準をあてて合理的配慮を行うことで可能になる作業は多いからです。

例えば、文字や数の認識のできない障害児者であっても、（図11）のように、作業する机に写真で作業シートを作り、写真の上にカードを1枚ずつ置いていけば10枚セットを作ることができます。さらに、そのセットを輪ゴムで止めていくという作業であればできるのです。そして、この就労施設では、それを他の利用者が集めてさまざまな特性のあるカードセットを作って仕上げるという工程をとっています。1人で作業を完結する必要はありません。

胃瘻（いろう）をしている方も就労は可能です。胃瘻（いろう）で失語症の方でも、図12のように胃瘻（いろう）のセット内容を医療従事者からの情報提供により可視化することで、看護師配置がなくても安心して就労できている例もあります。

ここで大切なのは生産性のない作業を行うのではなく、個人の障害の状態に合わせて、店頭に並ぶ、ネットショップに掲載するなど、「社会に流通する」商品の製作者として活躍できる場を、コーディネーターが就労事業所や地域などにアドバイスをして創り上げることです。それはコーディネーターの重要な役割といえます。

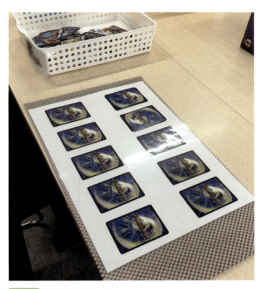

図11 個別支援の例

作業台としてテーブルに写真で作業シートを作成して、写真の上に1枚ずつカードを重ねることで10枚のセットができていく。

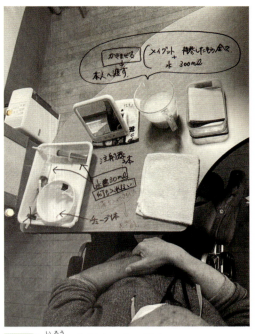

図12 胃瘻で失語症の方の場合

医療からの胃瘻時のセットなどを図解で共有することで、看護師を配置せずに就労している事例。

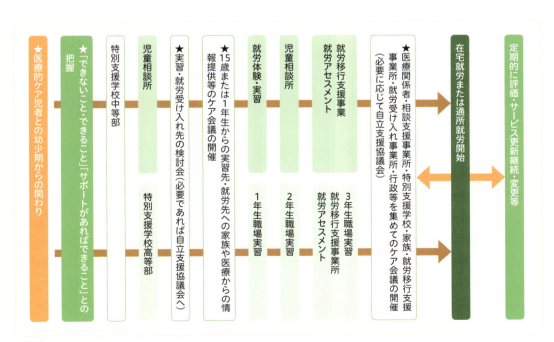

図13 医療的ケア児者の就労までのイメージとコーディネーターの役割（★印）

9. どんな障害があっても就労支援方法は同じ

最後に確認しておきたいことは、将来的な就労は意識しつつも、それだけにこだわらず「できること」「サポート（配慮）があればできそうなこと」に、保護者や支援者が幼少期からの関わりのなかで気づくことが必要だということです。さらに、そこから地域において本人ができると思われる作業内容や支援体制を創り上げていくことが重要です。

そして、その支援体制はコーディネーターが1人で担うのではなく、その障害児者に関わる事業所や自立支援協議会、医療的ケア児に対する支援を協議する場等に問題を提起して、地域課題としてチームで共有することが重要です。本人の思いに寄り添った新しい就労のかたちを創り上げ、地域づくりの一端を担っていくのもコーディネーターとしての重要な役割といえます（図13）。

（成田　豊）

◆参考文献
1) 厚生労働省．令和元年障害者雇用促進法の改正について（2022年3月4日）．
　　https://www.mhlw.go.jp/stf/seisakunitsuite/bunya/0000077386_00006.html（4月2日参照）
2) 厚生労働省．就労移行支援事業所による就労アセスメント実施マニュアル（2019年10月1日）．https://www.mhlw.go.jp/file/06-Seisakujouhou-12200000-Shakaiengokyokushougaihokenfukushibu/0000084412.pdf（4月2日参照）
3) 障害福祉サービス等報酬改定検討チーム．第45回（R6.2.6）資料2 令和6年度障害福祉サービス等報酬改定の概要（案）．https://www.mhlw.go.jp/content/12401000/001204019.pdf（6月20日参照）

4 子どもの発達を支援するリスクコミュニケーション

　もし、あなたが担当する医療的ケア児が、すべり台で遊ぶと表情が生き生きし楽しげだとしたら、「すべり台が好きなんだな」「どうしたら本人が好きな遊びを安全に楽しむことができるか」とチームで考えることでしょう。しかし、ややもすれば「危ないから、すべり台なんてやらなくてもいいんじゃない」と遊びを危険とみなし、子どもの経験の芽を摘んでいるかもしれません。子どもは遊びを楽しみながら、発達していきます。

　Aちゃんは、先天性疾患のため24時間人工呼吸器が必要で、自分で身体を動かすことができません。ですが、身体の動きを感じることができるすべり台やトランポリンが大好きです（図1）。また胸郭が小さく人工呼吸器をつけていても、肺に空気が入りやすい体位を維持しないとすぐに呼吸しづらくなってしまいます。そんなAちゃんに「身体を動かす楽しさを体験

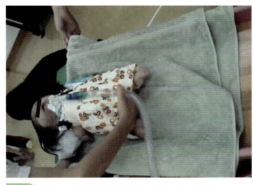

図1　Aちゃんのワクワクドキドキすべり台
（写真は許可をとって掲載しています）

してほしい」と、遊びを考えたのは、保育士とお母さんでした。Aちゃんが安全にトランポリンやすべり台を楽しむためには、あらかじめ支援チームによるリスクコミュニケーションを行うことが必要でした。

1. リスクマネジメントとは

　医療的ケア児の活動や社会参加には多くの危険因子が伴います。ここでいう危険因子をリスクといいます。リスクとは、「危険や事故の可能性、ある事象（周辺状況の変化を含む）の結果とその発生の起こりやすさとの組み合わせ」のことをいいます。Aちゃんがすべり台をする際、考えられる主たるリスク因子とは、「人工呼吸器の回路が、Aちゃんがすべっている間にどこかに引っ掛かってしまう」「回路が引っ掛かった場合に気管カニューレの抜去が発生する」などが考えられます。そのリスクを主治医の指示のもとにマネジメントするのは看護師でしょう。なぜならリスクは、「危険や事故の可能性」を意味しています。それを管理

するためには、医療的な知識が必要不可欠であり、リスクマネジメントの考えかたが必要となります。

リスクマネジメントでは、想定した危険や事故が起きる頻度と強度によって対応策が異なります[1]。予想されるリスクをなくすためには、リスクにかかわる活動自体を行わないことです。これを「回避」といいます。危ないからと「回避」ばかりでは、子どもの発達の保証は困難です。そこで、「リスクの発生頻度を減少させ、損害の規模を縮小させること」、言い換えればリスクを管理して、事故を防止する策を講じることが必要となります[1]。このような取り組みは、医療従事者の役割となります。

このリスクマネジメントは新たな発達支援に取り組もうとして、いつもと違う手順や確認を行うこととなったときに必要となります。

Aちゃんのすべり台やトランポリンを安全に行うためには、まず活動時のAちゃんの呼吸が安定していなければなりません。肩の下から枕を入れて、胸を張った状態を作ることが肝要です。次にすべり台やトランポリンの動きで、呼吸器と気管カニューレの挿入部が外れたり、

動いたりしないよう安定するポジションを作ることが必要となります。

こういった場合の医療安全に対する医療的ケア児等コーディネーター（以下、コーディネーター）の役割は、本人の発達を保障する観点から、安全な活動や遊びを体験できるよう看護師のリスクに対するアセスメント、事故防止策を多職種と共有する場を作ることが期待されます。そのためにリスクコミュニケーションについて理解を深めていきましょう（図2）。

■ **リスク**
危険や事故の可能性（文献1 p38）
ある事象（周辺状況の変化を含む）の結果とその発生の起こりやすさとの組み合わせ[2]
＊危険と同義語ではなく、適切な日本語表記が困難である

■ **リスクマネジメント**
■ **セーフティマネジメント（安全管理）**
■ **クライシスマネジメント（危険管理）**

図2 医療安全用語の理解

---

2. リスクコミュニケーションとは

先に提示したAちゃんの活動に際し、想定されるリスクがいくつかありました。リスクコミュニケーションとは、想定されるリスクを適切に管理して防止するために、活動にかかわる関係者間の対話、共考、協働を通じて多様な情報および見かたの共有を図る活動といわれています[3]。

リスクコミュニケーションは、①リスクの回避に向けた行動をとることができるようリスクの要因を知る、②関係者間でリスクの要因を可視化し、共有する、③立場の異なるリスク要因に対する価値観を調整する、④リスクの

軽減への対策を共有し実行する、これらを目的として行います（図3）。

例えば、Aちゃんのケースを例にすると、「人工呼吸器の回路が、Aちゃんが滑っている間にどこかに引っ掛かってしまう」「回路が引っ掛かった場合に気管カニューレの抜去が発生する」について、活動や遊びにかかわる支援者全員がリスクの因子を共有することが、リスクコミュニケーションの始まりです。Aちゃんのリスク因子を知った保育士や児童指導員は、「えっ！ それって怖くないの？ もしも何かが起きたら、どうしていいのかわからない。怖

定義
リスクのより適切なマネジメントのために、関係者の対話・共考・協働を通じて、多様な情報および見かたの共有を図る活動

参加者
リスクをより適切にマネジメントするため果たし得る役割があると考えられる人材

目的
① リスクの回避に向けた行動をとることができるようリスクの要因を知る
② 関係者間でリスクの要因を可視化し、共有する
③ 立場の異なるリスク要因に対する価値観を調整する
④ リスクの軽減への対策を共有し実行する

図3 リスクコミュニケーションとは？
（文献4より作成）

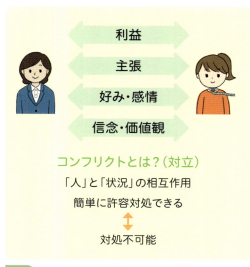

図4 コンフリクトの種類 （文献5より著者作成）

くてできない」と思っているかもしれません。それは自然なことで、立場や職種が違えばリスク因子に対する価値観は異なるからです。異なる価値観をチームで受け止めながら、リスクを軽減するための対策を皆で共有し実行するのです。

このように、人、立場、職種によって価値観が異なり対立することをコンフリクトといいます（図4）。コーディネーターに期待される役割は、職種や立場の異なる支援者のコンフリクトを軽減し、安全に遊ぶことができるようにすることです。

コンフリクトは、利益での対立、主張の対立、感情や好みの対立、信念・価値観の対立があります。医療的ケア児へのリスクコミュニケーションでの対立は表面化せず、感情や価値観の対立が主として起こることが多いように経験上感じます。

例えば、てんかん発作を繰り返している医療的ケア児の状態に関する認識のずれが生じることがあります。保護者は児の日常を誰よりも理解しているので、てんかんやけいれん発作の程度や対処方法を体得していますが、支援者はお預かりしている立場であること、支援者の発作に対する心理もさまざまです。「発作が起こったらどうしよう？」「苦しそうで見ているのがつらい」「家でもよく発作があるけれど大丈夫？」といったように、潜在的なコンフリクトとなることもあります。

また、通所の送迎時に、保護者の方は支援者と話したいと思っていても、送迎者には他の児が乗っており、早めに車両に戻らなければならない場面もあります。つまり、互いの状況や心情に対する理解がもてずにいるのです。こんな場面でも、コンフリクトは起こり得ます（図5）。

コンフリクトは日常に潜んでいます。そのため、担当者会議では、児の状況から想定されるリスクについて話し合いましょう。その際、コミュニケーションシートを活用するといいでしょう（表1）。まず、担当者会議に今後想定される事象を挙げてもらいます。それに対するメンバーの思いを一人ひとりに話してもらいましょう。思いを共有した上で対応策を考え、対応策に対する各職種の役割を明確にします。保護者も当然チームのメンバーですので、保

よく出会うコンフリクトの場面①
- 家でもこのくらいの発作はあるから大丈夫ですよ。
- 受診は定期受診まで行かずに自宅で様子を見るのでその間預かってほしいんです。
- てんかん発作を繰り返しているから、通園では状態が安定するまでは預かれないと説明しても「いつものことだから、調子が悪いわけではない」と、状態安定に対する考えかたが違う。

よく出会うコンフリクトの場面②
- 通所、送迎の際、職員の人に相談したいことがあるけれど、すぐに立ち去ってしまい相談できない！
- 看護師さんがいるから、通園中に必要な処置はやってほしい。（カニューレガーゼの交換等）
- 人員配置のやりくりや送迎中の事故防止など、配慮すべきことがあることをわかってほしいけれど。

だからチームで検討しよう！

医療安全における
コーディネーターの役割
① 支援チーム・事業所の安全管理体制の確認
② 対話（リスクコミュニケーション）の場の創出

図5 よく出会うコンフリクトの場面　　　　　　　　　　　（文献5をもとに筆者作成）

表1 想定されるリスクについて：リスクコミュニケーションシート

想定される事象	事象に対するチームメンバーの思い	対応策	各職種の役割

護者の思いも聞き、支援者の思いも尊重する

ことがリスクコミュニケーションの要点です。

3. リスクコミュニケーションにおけるコーディネーターの役割とは?

危険因子、つまりリスクをアセスメントし、保護者や関係者に説明するのは医療職です。つまりリスクを見積もり、発信するのは医療職ということです。受け手は、本人や家族、事業所の管理者や職員、行政関係者ということもあります。また受け手は、対応策を実践する人の集団ともいわれています。2者間でのコミュニケーションは、コンフリクトを新たに生み出しかねません。発信者と受け手は利害関係が生じやすいのです。そのため、2者間の考えが双方に伝わり、本人にとって最善の対応策がとれるように、2者間の橋渡し役が必要となります。

その橋渡し役こそ、コーディネーターの役割となります。リスクコミュニケーションにおける橋渡し役は、受け手側の心情に寄り添い、なかなか主張できない点を代弁して、発信者に伝えます。例えば、カニューレが抜けた際、

看護師が再挿入をするため、「ケアさんは身体を押さえてください」と発信者が提案するとします。しかし、支援者は内心「そんな……子どもの身体を押さえるなんて、どうやったらいいのかわからないし、こわいな」と思っているとします。しかし、なかなか自分から発言することが難しく、黙ってうつむいているときに、橋渡し役のコーディネーターが「〇〇さん、心配なことは話してくれていいんですよ」と話し、心をほぐして心情を皆と共有し、対応策を実施できるよう支援していきます。このような流れをまとめると図6になります。

まずは、安全情報やリスクの伝達、利害関係者の意見交換、各々の心情を共有して理解を促します。対応策の実施については、決定した役割について共有し、信頼関係を構築していきます（図7）。

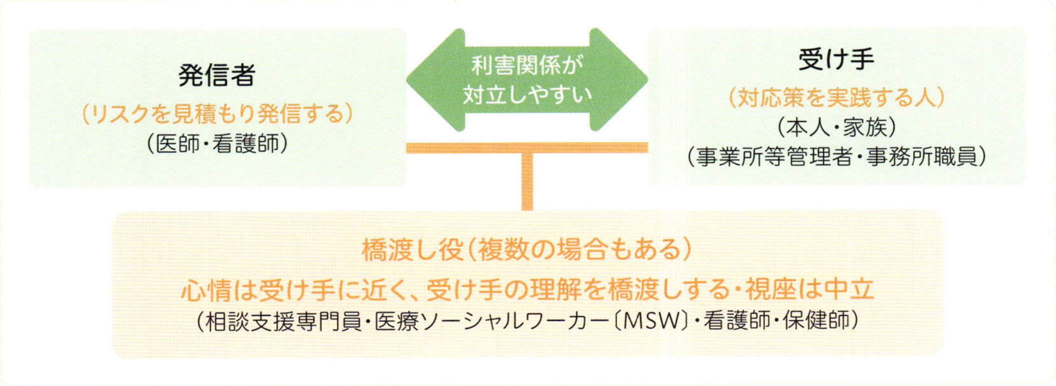

発信者
（リスクを見積もり発信する）
（医師・看護師）

利害関係が
対立しやすい

受け手
（対応策を実践する人）
（本人・家族）
（事業所等管理者・事務所職員）

橋渡し役（複数の場合もある）
心情は受け手に近く、受け手の理解を橋渡しする・視座は中立
（相談支援専門員・医療ソーシャルワーカー〔MSW〕・看護師・保健師）

図6 リスクコミュニケーションの構造：コーディネーターは橋渡し役　　　　（文献3、4より作成）

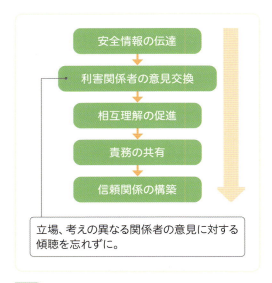

図7 チーム内の信頼関係の構築を目指すリスクコミュニケーションの目標・目的

（文献6を参考に作成）

（谷口由紀子）

◆参考文献
1) 飯田修平 編．医療安全管理者必携 医療安全管理テキスト 第4版．日本規格協会，2019，300p．
2) 松本剛太．（日付不明）．保育本来の遊びが障害のある子どもにもたらす意義－障害特性論に基づく遊びの批判的検討から－．Japan society of research on early childhood care and education．32．
3) 木下冨雄．リスク・コミュニケーションの思想と技術：共考と信頼の技法．ナカニシヤ出版，2016，256p．
4) 文部科学省．安全・安心科学技術及び社会連携委員会．リスクコミュニケーションの推進方策（平成26年3月27日）．
5) ピーター・T・コールマン．コンフリクト・マネジメントの教科書：職場での対立を創造的に解決する．鈴木有香ほか 訳．東洋経済新報社，2020，376p．
6) リスクコミュニケーションハンドブック 2012年4月改訂（第3版）．リテラジャパン，2012，17p．

5

伴走型支援における家族支援の実際

1.　親の心情とコーディネーターの基本姿勢

1)医療的ケア児者の家族を理解する

　日本は核家族化が進み、地域のつながりも希薄になるなか、こども家庭庁が設置され、2024（令和6）年4月からは「伴走型相談支援」が始まり、「子ども家庭センター」が順次設置されるなど、子ども・子育て施策を強化しています（p201で詳細を解説）。

　そんななか、医療的児等コーディネーター（以下、コーディネーター）の支援は、本人支援・家族支援・地域支援が三本柱となります。ここでは、家族支援について考えてみます。

　医療的ケアが必要な子どもを授かった親の心情の理解としては、本書p58の「障害受容とは」を参照ください。本人・家族が実際の生活について、当事者としての貴重な経験・情報・心情等をブログやSNS等を活用することでタイムリーに発信し、私たちはそこからより家族の心情について具体的な学びを得ることができます。

　公的な給付事業等の対象品目のみでなく、販売されているプロダクトも日々目覚ましく進化しています。保護者が、その画期的な活用方法をネット上で知って、姿勢・摂食・排せつ・入浴・遊びなど、さまざまな課題に応じて商品を試して取り入れてみているご様子も見聞きします。商品に限らず、施策やサービス、提供事業者についてなど、保護者同士でつながり合うことで情報が広がっている様子も見られます。ピアなネットワークによって、課題解決が図れることもあるようです。

2)医療的ケア児者と家族の生活の実際

　「医療的ケア児及びその家族に対する支援に関わる法律」（医療的ケア児支援法）制定の背景の1つとしては、子どもとその家族の生活上の困難に対する理解が得られた点が挙げられます。

　医療的ケア児とその家族の生活上の困難はどのような状況かについて、『厚生労働省 令和元年度 障害者総合福祉推進事業による医療的ケア児者とその家族の生活実態調査報告書（三菱UFJリサーチ＆コンサルティング）』が参考になります。

　「この調査は、医療的ケア児が受けている医療・療育の状況、家族によるケアの提供状況、ケアも含めた生活実態等を把握し、医療的ケア児者の家族が抱える日常的な負担や将来的な不安感などを明らかにすることを目的として、2020（令和2）年2月から3月にかけて、WEBによる定量調査、事例ヒアリングによる定性調査を実施（報告書より一部引用・編集）」され、843件の回答を得ています。

表1 家族の抱える生活上の課題：人工呼吸管理が必要なケア児者の特徴

- 医療的ケアを必要とする子どものそばからひと時も離れられない、トイレに入るのにも不安がつきまとう。
- 家族以外の方に、医療的ケアを必要とする子どもを預けられるところがない（学校を除く）。
- 登校や施設・事業所を利用するときに付き添いが必要である。
- 医療的ケアを必要とする子どもが、年齢相応の楽しみや療育を受ける機会がない。
- 医療的ケアを必要とする子どものことを理解して相談に乗ってくれる相手がいない。
- 医療的ケアを必要とする子どもを連れての外出は困難を極める。
- 急病や緊急の用事ができたときに、医療的ケアを必要とする子どもの預け先がない。
- 医療的ケアに必要な費用で家計が圧迫されている。
- 医療的ケアを必要とする子どもの支援に関することで、何度も行政窓口や事業所に足を運ぶ。
- 医療的ケアを必要とする子どもの支援サービス・制度がよくわからない。

表2 ひとり親家庭の特徴・生活・不安

ほかの家族形態と比較すると、家庭内でのケアや家事等のサポートが少なく、公的サービスの利用率が高い。

外出が困難、預け先がないなどの課題があり緊張感の続く生活、慢性的な睡眠不足、体調悪化時の医療機関受診が困難といった状況にある。

- 人見知りと体調不良のため、最低限のサービス利用でケアを行う。
- ケアの緊張感が母親1人に圧しかかる。
- 就労ができず、経済的な負担が大きい。

表3 きょうだい児がいる家庭の特徴

医療的ケア児者のケアに追われ、きょうだい児がストレスを抱えたり、きょうだい児のための時間が割けない状況にある。ひとり親家庭、就学前の医療的ケア児や動ける医療的ケア児がいる家庭では、その傾向が顕著である。

表4 きょうだいの生活・困りごと・不安（自由記述式のまとめ）

- もっと外出したい。
- きょうだいを優先しているように感じる。
- 親と過ごす時間がほしい。
- ストレスがたまる・我慢している。
- さみしい
- 大人になったら面倒を看ないといけないかもという不安がある。
- 待機児童とみなされず、保育園に通えない？

等

　上記調査より、例えば人工呼吸器管理が必要なケア児の生活上の課題は表1の通りです。ケアに多くの時間を必要とし、共有する環境が乏しく、孤立している様子がうかがえます。
　また、家族構成がひとり親である場合（表2）、きょうだい児がいる場合ときょうだい児の気持ちについての回答は、表3、4の通りです。率直な気持ちを知ることができます。

2. 医療的ケア児と家族のウェルビーイングへの支援

近年、社会での関係性の希薄さから「ヤングケアラー」、「孤独・孤立対策」といった課題が取り上げられることが多くなりました。先に挙げた調査による提言の1つに、「ソーシャルサポートの拡充と孤立予防支援」が挙げられ、回答のなかに「医療的ケアを必要とする子どものことを理解して相談に乗ってくれる相手がいない」があり、社会のなかでケアに追われ孤立を感じる実態が見て取れます。

自由記載等から、あわせて、きょうだい児の課題も確認されます。

きょうだい児支援の実際

きょうだい児支援については、各地でさまざまな取り組みがありますが、代表的な事業として、小児慢性特定疾病児童等自立支援事業（図1）があります。

きょうだい児支援は、任意事業のなかの介護者支援事業として実施され、親・きょうだい児に対するサポートが挙げられています。

私が担当する地域では、小児慢性特定疾病児童等自立支援事業でピア活動として、例えば、夏には自然いっぱいの場所へ移動し、たくさんの医療・福祉・教育・保育等のボランティアの力を借り、キャンプでさまざまな体験をします。

屋内と屋外の活動があります。スイーツ作り・川遊び・レクリエーション・バーベキューなど

の活動を通して、子ども同士・保護者同士・きょうだい同士がふれあって、知り合い、気持ちを開放したり、体力を発散したり、人の気持ちに寄り添ったり、といった場面が繰り広げられます。ピア活動の場面がいくつも重なって提供されているのです。

このような大きなイベント以外にも、平素は、疾患を抱えながら就職している先輩の話を聞いて自分の将来を考え、相談したりもします。また、療養中であっても学習支援も受けることができます。

2024（令和6）年4月から施行される、「障害者の日常生活及び社会生活を総合的に支援するための法律」（障害者総合支援法）等の一部を改正する法律により、当事業は今後強化されます。

『小児慢性特定疾病児童等自立支援事業の発展に資する研究（H30-難治等（難）-一般-017）』の分担研究のうち、「9：小慢児童のきょうだい支援に関する情報収集・分析」[1]において、全国各地のきょうだい支援を行っていると思われる団体、医療機関から情報収集を行っています。最終的に、44支援団体、6医療機関より、きょうだい支援の取り組みについて『きょうだい児支援取組事例集』[2]が作成されました。改正法による事業の強化、好事例集の取り組みを参考に、最寄りの地域でも、今後ますます、きょうだい児への支援が具体的に展開されることは、私たちすべての願いです。

【事業の目的・内容】	幼少期から慢性的な疾病にかかっているため、学校生活での教育や社会性の涵養に遅れが見られ、自立を阻害されている児童等について、地域による支援の充実により自立促進を図る。
【実施主体】	都道府県、指定都市、中核市
【国庫負担率】	1/2（都道府県、指定都市、中核市 1/2）
【根拠条文】	児童福祉法第19条の22、第53条　　※必須事業、任意事業の詳細は、p94 1章 基本8 図4参照。

図1　小児慢性特定疾病児童等自立支援事業　　　　　（厚生労働省健康局難病対策課作成資料）

3. 保護者の就労・困窮者支援の実際

図2は、NICU（新生児集中治療室）退院後、退院後の医療的ケア児、兄、父母という家族構成のある家族について、1歳5カ月ごろ作成した見通しシート[4,5] です。

出生後、NICUを経て自宅へ退院後、医療福祉保育サービスを活用し、1日のスケジュールが確立できると同時に、産休・育休制度を利用中の母親の復職検討を行います。職業によって、復職の条件は異なり、退院早々から職場に復帰する必要がある場合も想定されます。

これまで見てきたように、生活時間の大半を占めるケアや健康状態の安定に対し細かい配慮を求められた結果、就業が難しくなり、父母自体、体調が安定するまでケアや育児を優先したいという決断をする場合もあると思います。そのような場合は、生活困窮に対する経済的な情報の提供も求められることもあります。

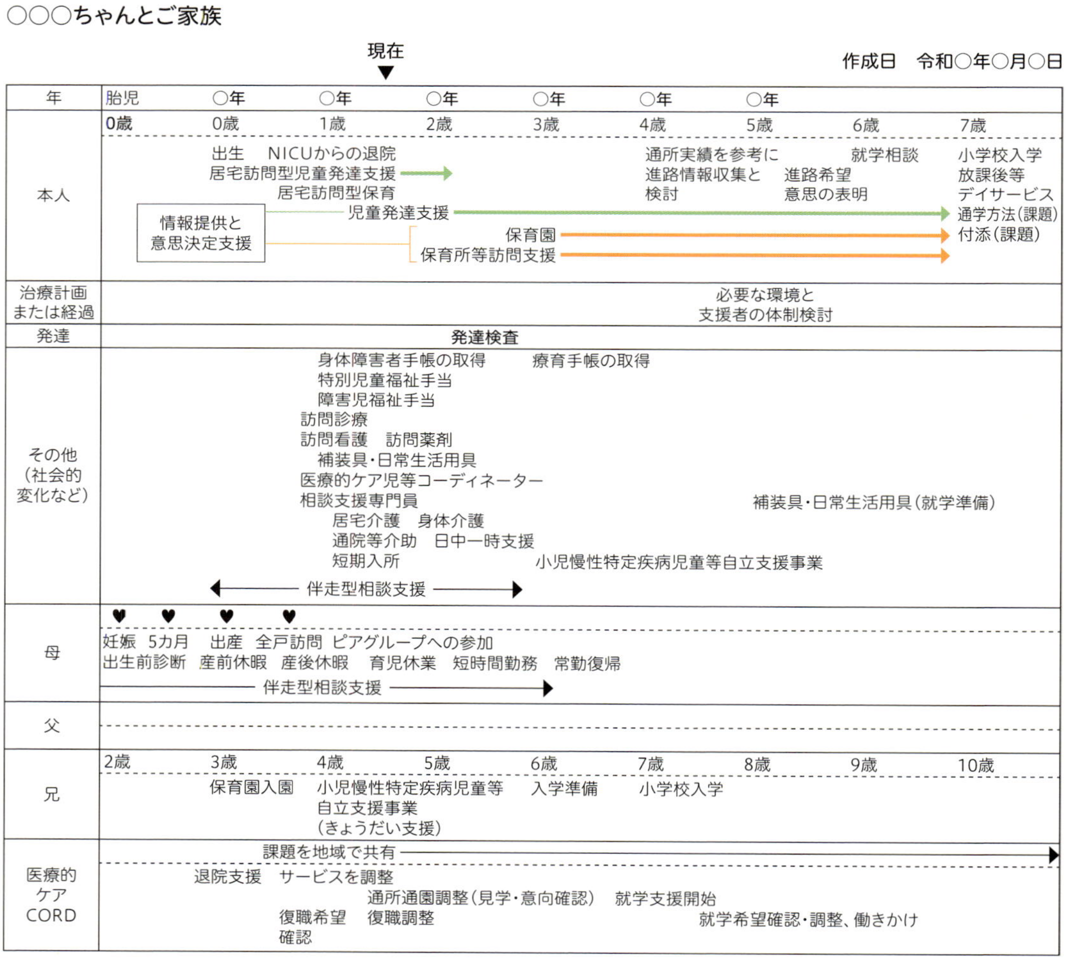

○○○ちゃんとご家族

図2 NICU退院後ケアサイクルが確立できた頃の見通しシート　（文献3、4）

1）生活困窮者自立支援事業

2015（平成27）年4月から、働きたくても働けない等といった生活困窮者の支援制度（図3）が始まり、生活全般にわたる困りごとの相談窓口が全国で設置されています。図3を参考に、相談者に合わせた提案を受けることができます。

2）地域共生社会のなかで

経済的な困りごとに関わらず、多様な困難について、年代や状況で分けることなく地域が一体となって解決する地域づくりの試みも始まっています。それが重層的支援体制整備事業です。圧倒的に高齢者の割合が多い今、地域資源の多くは介護保険や高齢福祉の視点で運営されているものが少なくありません。医療的ケア児者の資源を実際に調達しようと考えた場合、新たにつくり出せるならいいのですが、猶予がないことが多く、すでにある資源を活用するよう迫られることも少なくありません。その際に、地域で一体的に解決しようという取り組みがこの事業です。

少子高齢社会が進行していくこれからの時代に、ますます求められる視点だと思います。

4. コーディネーターへの期待

社会が変わりゆくなかで、新たな施策は次々と創設・実施されています。

これまで、手帳により制度が構築されている日本の障害福祉サービスは、障害者手帳未取得の年齢にあたる子どもたちにとって、いまだ「これまで聞いたことがない」「過去に例がない」「実績がない」といった理由で、利用が困難だったという報告が多数聞かれています。これらの理解を得るために、申請窓口への相談に頻回に足を運んだとも報告されてきました。新たな課題の理由と背景、子どもと家族の実態を理解していただき、必要性に合わせた対策が取れるよう、コーディネーターは、子ども・家族と共に、もしくは移動困難から代弁・代行を求められることもたびたびあります。生活の場に赴くことができない窓口の担当者や、他機関に理解をいただくためにも、書面等で資料を作成することはとても大切です。

いくら新たな施策がつくられても、その事業が運用されなければ、施策はないのと同じです。私たちの地域に、1人の子どもと家族が実際に居るという事実が推進力となります。そこで起こっている困難を解決するために、地域のなかで求められる新たな取り組み、その過程で得られた、生きたやりとり・経験・情報の蓄積、地域が実際に動くこと、それが子どもと家族のために正に必要なのです。私たちの実践あるのみです。

5. 医療的ケア児と家族を取り巻く情勢

次に、今後の国の大きな方向性を理解して支援をしていきましょう。

日本は、核家族化が進み、地域のつながりも希薄となるなか、ますます少子高齢化・人口減少時代を迎え、子ども・子育て政策が強化されていきます（p201 図4）。こども家庭

包括的な相談支援

◆ 自立相談支援事業
（全国907福祉事務所設置自治体で1,387機関）
（令和5年12月時点）

〈対個人〉
- 生活と就労に関する支援員を配置し、ワンストップ型の相談窓口により、情報とサービスの拠点として機能
- 一人ひとりの状況に応じ自立に向けた支援計画（プラン）を作成

〈対地域〉
- 地域ネットワークの強化・社会資源の開発など地域づくりも担う

国債3／4

◆福祉事務所未設置町村による相談の実施
- 希望する町村において、一次的な相談等を実施

国費3／4

※法に規定する支援（◆）を中心に記載しているが、これ以外に様々な支援（◇）があることに留意

本人の状況に応じた支援（※）

居住確保支援

再就職のために居住の確保が必要な者 →
◆ 住居確保給付金の支給
- 就職活動を支えるため家賃費用を有期で給付

国費3／4

就労支援

就労に向けた準備が必要な者 →
◆ 就労準備支援事業
- 一般就労に向けた日常生活自立・社会自立・就労自立のための訓練

国費2／3

▼ なお一般就労が困難な者

柔軟な働き方を必要とする者 →
◆ 認定就労訓練事業（いわゆる「中間的就労」）
- 直ちに一般就労が困難な者に対する支援付きの就労の場の育成（社会福祉法人等の自主事業について都道府県等が認定する制度）

就労に向けた準備が一定程度整っている者 →
◇ 生活保護受給者等就労自立促進事業
- 一般就労に向けた自治体とハローワークによる一体的な支援

緊急的な支援

緊急に衣食住の確保が必要な者 →
◆ 一時生活支援事業
- 住居喪失者に対し一定期間、衣食住等の日常生活に必要な支援を提供
- シェルター等利用者や居住に困難を抱える者に対する一定期間の訪問による見守りや生活支援

国費2／3

家計再建支援

家計から生活再建を考える者 →
◆ 家計改善支援事業
- 家計の状況を「見える化」するなど家計の状況を把握することや利用者の家計の改善の意欲を高めるための支援（貸付のあっせん等を含む）

国費1／2、2／3

子ども支援

貧困の連鎖の防止 →
◆ 子どもの学習・生活支援事業
- 生活保護世帯の子どもを含む生活困窮世帯の子どもに対する学習支援
- 生活困窮世帯の子ども・その保護者に対する生活習慣・育成環境の改善、教育及び就労に関する支援等

国費1／2

その他の支援

→ **◇ 関係機関・他制度による支援**
→ **◇ 民生委員・自治会・ボランティアなどインフォーマルな支援**

◆ 都道府県による市町村支援事業
- 市等の職員に対する研修、事業実態体制の支援、市域を越えたネットワークづくり等を実施

国費1／2

図3 生活困窮者自立支援制度の概要

厚生労働省 HP.

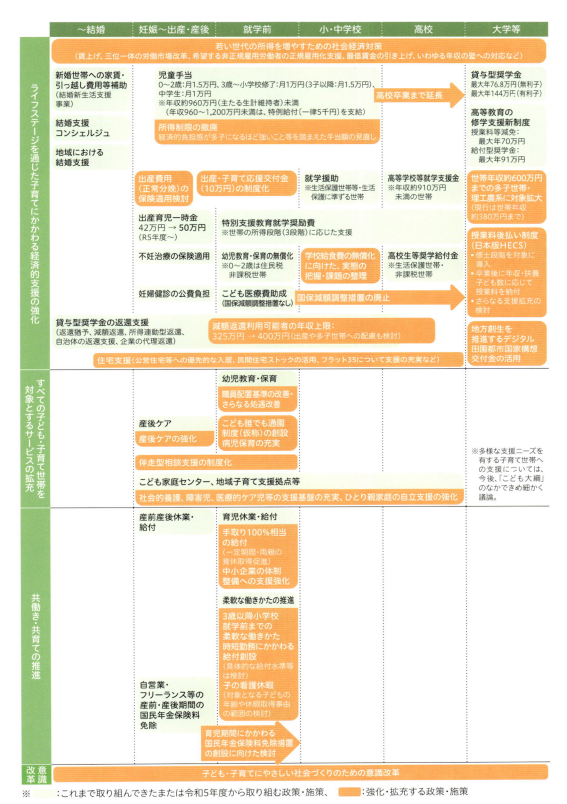

図4 こども・子育て政策の強化（主な施策）

庁は、中長期的な視点で、結婚前から妊娠・出産を経て、子どもが成人するまでを想定し新たな支援を準備しています（p203 図5）。

2024（令和6）年4月から、妊婦や2歳くらいまでの子どもがいる家庭で、孤立感や不安感を抱く人も増えているところから、新たに経済的な支援も合わせた「伴走型相談支援」が始まり、出産や育児に関する新たな相談が開始されています（p204 図6）。

また、同月より「こども家庭センター」がすべての市区町村で順次設置されます（p205 図7）。これまで、母子保健で実施されていたすべての妊産婦・乳幼児とその保護者に対する支援と並行して、児童福祉で実施されていた虐待・非行・不登校・障害児支援等が一体的に提供されることになります。どのような状況にあっても、子どもは皆子どもとして理解されています。

今後は、こども家庭庁のもと、妊娠期からのサポートを構築し、すべての希望者に産前・産後ケアが受けられ、未就園児の一時預かり・育児負担の解消、あわせて仕事と子育ての両立が可能な地域共生社会の実現が構築されます[8]。

障害のある子どもについては、児童発達支援センターが中核的な役割を担います（p206 図8）。

6. 家族支援の必要性とこれから

令和4年6月、こども基本法が制定されました。こども家庭庁を中心に「こどもまんなか社会」の実現を目指す上で、子どもの生涯にわたる幸福、ウェルビーイングの考えかたを整理し、令和5年12月に『幼児期までのこどもの育ちに係る基本的なヴィジョン（はじめの100か月の育ちヴィジョン）』が発表されました。

この資料によれば、多様性を尊重し、包括的に子どもの育ちを支援するために、特別な支援や配慮を要する子どもであるか否かにかかわらず、どのような環境に生まれ育っても、また、心身・社会的にどのような状況にあっても障害の有無で線引きせず、すべての子どもの多様な育ちに応じた支援ニーズのなかでとらえ、学童期以降のインクルーシブ教育システムの実現、切れ目なくつながる共生社会の実現が重要であるとしています。身体的・精神的・社会的なあらゆる要因によって困難を抱える子どもや家庭を包括的に支援する必要があり、生涯にわたり、子どもと、共に育つ大人も含むすべての人にとって、身体的・精神的・社会的ウェルビーイングのすべての面を一体的にとらえる観点（バイオサイコソーシャル観点）は、生涯にわたり、子どもの最善の利益を考え幸福を実現していく上で大切だとしました。

その上で、保護者・養育者の心身の状況や置かれた環境も多様であり、障害のある子どもを養育している場合や、ひとり親、貧困家庭の場合など、特別な支援を要する子育て環境にある保護者・養育者については、特に留意する必要があります。保護者・養育者のウェルビーイングと成長の支援・応援についても、子どもの育ちへの切れ目ない伴走が必要と理解されています。

保護者・養育者の心身の状況、置かれている環境等に十分に配慮しつつ、等しく保障されることが重要で、すべての保護者・養育者が支援とつながり、子どもと共に育つ保護者・養育者の成長を支援・応援する、「家族支援」の必要性が詳細に記されています[6]。

こども家庭庁関連予算の要求・編成にあたっては、以下の5つの基本姿勢を踏まえ行っていく。
1. こども政策は国の未来への投資であり、こどもへの投資の最重要の柱である。その実現のためには将来世代につけをまわさないように、安定財源を確実に確保する。
2. 単年度だけではなく、複数年度で戦略的に考えていく。
3. こどもの視点に立ち施策を立案し、国民にわかりやすい目標を設定して進める。
4. こども家庭庁の初年度にふさわしく、制度や組織による縦割りの狭間に陥っていた問題に横断的に取り組む。
5. 支援を求めているこどもの声を聴き、支援を求めている者にしっかりと届ける。

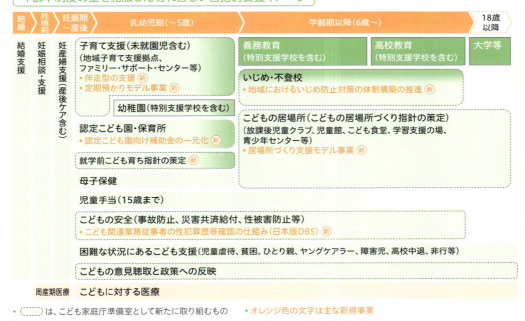

図5 こども家庭庁関連予算の基本姿勢

- すべての妊産婦・子育て家庭が安心して出産・子育てができるよう、妊娠時から出産・子育てまで、**身近な伴走型の相談支援**※**と経済的支援を合わせたパッケージとして充実し、継続的に実施**する。経済的支援を伴走型の相談支援と組み合わせたかたちで実施することにより、**相談実施機関へのアクセスがしやすくなり、結果的に必要なサービスに確実に結びつき、事業の実効性がより高まる。**

※実施主体は子育て世代包括支援センター（市町村）（NPO等の民間法人が実施する地域子育て支援拠点、保育園等への委託も可能）

SNS・アプリを活用したオンライン面談・相談も可。産後の育児期にも、子育て関連イベント等のプッシュ型の情報発信、随時相談対応の継続実施。

図6　伴走型相談支援と経済的支援の一体的実施のイメージと期待される効果について

- 市区町村において、子ども家庭総合支援拠点（児童福祉）と子育て世代包括支援センター（母子保健）の設立の意義や機能は維持した上で組織を見直し、**すべての妊産婦、子育て世帯、子どもへ一体的に相談支援を行う機能を有する機関（こども家庭センター）の設置に努めることとする。**
  ※子ども家庭総合支援拠点：635自治体、716カ所、子育て世代包括支援センター：1,603自治体、2,451カ所（令和3年4月時点）

- この相談機関では、**妊娠届から妊産婦支援、子育てや子どもに関する相談を受けて支援をつなぐためのマネジメント（サポートプランの作成）等を担う。**
  ※児童および妊産婦の福祉に関する把握・情報提供・相談等、支援を要する子ども・妊産婦等へのサポートプランの作成、母子保健の相談等を市区町村の行わなければならない業務として位置づけ

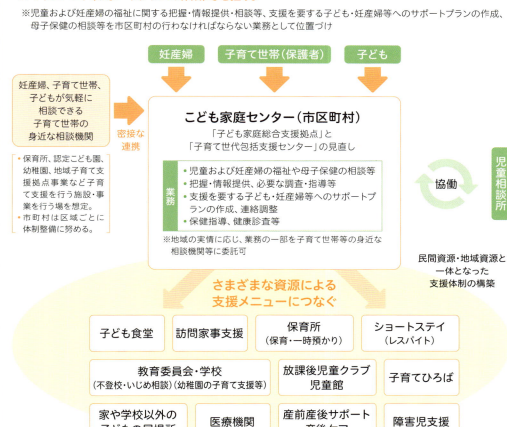

図7 こども家庭センター（令和6年4月～）

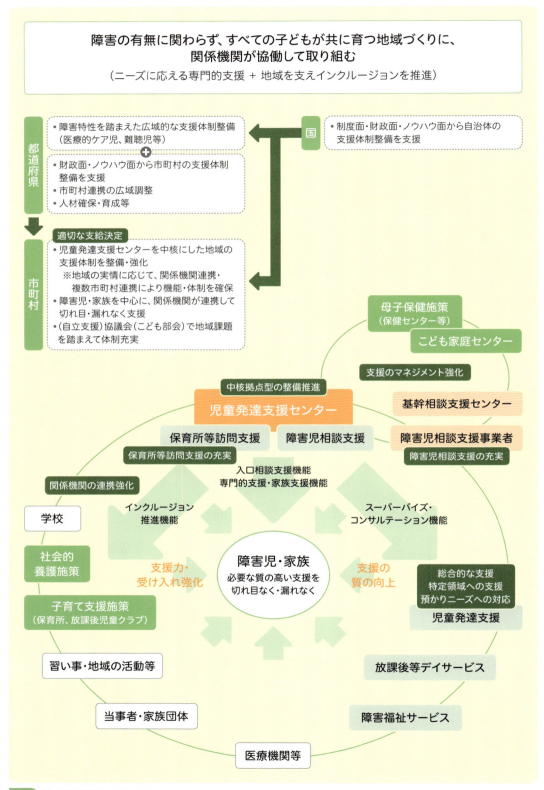

図8 障害児支援のこれから

（西村　幸）

◆参考文献
1) 厚生労働科学研究費補助金 疾病・障害対策研究分野 難治性疾患等政策研究事業．小児慢性特定疾病児童等自立支援事業の発展に資する研究 9：小慢児童のきょうだい支援に関する情報収集・分析．令和 2 年度．
2) 三平 元ほか．厚生労働科学研究費補助金 小児慢性特定疾病児童等自立支援事業の発展に資する研究（H30 - 難治等（難）- 一般 - 017）きょうだい児支援取組事例集．令和 3 年 2 月．
3) 公益財団法人在宅医療女性勇美記念財団 2018 年度（前期）一般公募「在宅医療研究への助成」完了報告書．医療的ケア児と家族への相談支援機能を持つ訪問看護師の育成に向けて―地域共生社会実現に向かう教育プログラム開発―．株式会社スペースなる．
4) 株式会社スペースなる．なるの保育園等支援「なるつーる」書式 NO14．見通しシート．https://space-naru.com/service02/（7 月 5 日参照）
5) 内閣官房．全世代型社会保障構築会議報告書～全世代で支え合い、人口減少・超高齢社会の課題を克服する～（令和 4 年 12 月 16 日）．https://www.cas.go.jp/jp/seisaku/zensedai_shakaihosho_kochiku/dai5/bessi.pdf
6) こども家庭庁．幼児期までのこどもの育ちに係る基本的なヴィジョン（はじめの 100 か月の育ちヴィジョン）．2023，30p.

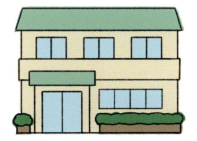

付録

医療的ケアが必要な方の生活や支援で用いられる
医療・福祉に関する用語集

あ

ICF（アイシーエフ）
国際生活機能分類（International Classification of Functioning, Disability and Health）の略語で、WHO（世界保健機関）が採択した分類法。ICFは、「生活機能」（心身機能・構造、活動、参加）の分類と、それ影響する「背景因子」（環境因子、個人因子）の分類で構成されており、これに「健康状態」（病気、けが等）を加えたものが生活機能モデルとなる。

アドボカシー
権利擁護のこと。自己の権利を表明することが難しい方の生命や権利、利益を擁護して代弁すること。

アンビューバッグ
他動的な人工呼吸に用いるバッグ。マスク部分で鼻と口を覆い、バッグを押して肺に空気を送る。気管カニューレの子どもの場合、そこに直接つないで使用する。

意思決定支援

自ら意思を決定することに困難を抱える障害者が、日常生活や社会生活に関して自らの意思が反映された生活を送ることができるよう、可能な限り本人が自ら意思決定できるよう支援し、本人の意思の確認や意思および選好を推定する。それが困難な場合に、最後の手段として本人の最善の利益の検討のために保護者（代理意思決定者）と相談しながら支援者が行う支援の行為および仕組みのことをいう。

医療型短期入所
自宅で重症心身障害児者の介護者が、病気などの理由により介護を行うことができない場合に、一時的に病院や施設で入浴、排せつ、食事のほか必要な介護を行うこと。

医療的ケア児等医療情報共有システム
（MEIS：Medical Emergency Information Share）
厚生労働省が運用している医療的ケアが必要な子ども等の医療情報が共有できるシステム。
災害や事故等の際に、対応にあたる医師・医療機関（特に救急医）等が迅速に必要な患者情報を共有できるようにするためのシステム。

医療的ケア判定スコア
医療的ケアを必要とする者が障害福祉サービス等（通所サービスや（短期）入所施設等）を利用するにあたり、医療的ケアの程度を判断するためのスコアのこと。医療的ケア判定スコア表に規定する14種類の医療行為の各項目は「基本スコア」と「見守りスコア」の2つの構成となっており、これらの点数を合算する。基本スコアは保護者や医師看護職員などへの聞き取りなどにより判定することが可能で、見守りスコアは医師による判定が必要となる。

イルリガートル
液体栄養剤や薬液を入れる円筒形の容器（注入ボトル）で、液体を導く管が付属している。経管栄養などの際に使用する。

イレウス
腸閉塞のこと。何らかの原因により腸内の通過障害をきたした病態。腸の内容物が肛門側に進めないため、食欲不振、吐き気、嘔吐が起こる。

胃瘻（いろう）
おなかの皮膚と胃の壁に孔（あな）をあけ、カテーテルを通じて、直接胃にペースト状にした食べ物等を摂取する。腸から摂取する 腸瘻（ちょうろう）もある。

インテーク
初回面接のこと。支援者が支援を行うために、相談者から困りごとなどを伺う。受理面接ともいう。

インフォーマルケア
自治体や専門機関などの公式な制度に基づく支援ではなく、家族・親族や友人・地域住民・NPO法人・ボランティアなどによる非公式的な支援のこと。インフォーマルサービスともいう。

インフォームド・アセント
治療や検査を受ける子どもに対し、その子の発達や理解度に合わせて丁寧にわかりやすく説明し、子ども自身が理解し納得して治療等に合意すること。

インフォームド・コンセント
患者さんや家族が、治療などについて医療関係者から十分な説明を受けた上で納得し、自らの意志で同意や選択をすること。

ACP（エーシーピー）
Advance Care Planningの略。患者さんおよびその介護者と医療従事者との間で価値、人生の目標、将来の医療に関する希望を理解し共有し合う自発的な話し合いのプロセスのことをいう。

エコマップ
本人や家族を取り巻く社会資源等について、相関関係を図式化したもの。

NICU（エヌアイシーユー）
Neonatal Intensive Care Unitの略で、新生児集中治療室のこと。出産予定日より早く生まれた赤ちゃんや小さく生まれた赤ちゃん、病気がある赤ちゃんに対し、集中的な治療や医療管理を行う。

208

嚥下
食べ物や水分を口から喉を通して胃まで飲み込むこと。

ENT
Entlassen(ドイツ語)の略で、退院のこと。

エンパワーメント
個人や集団がもっている潜在能力やより内発的な力で、自身の生活などをコントロールし、自立する力をもつこと。

オリーブ管
鼻水の吸引に使用する器具。先端が丸くなっており、鼻の奥まで挿入しないタイプで粘膜を傷つけにくい。鼻水の色を確認しやすいというメリットもある。

オンマヤリザーバー
頭部の皮下に設置する脳脊髄液のリザーバーのこと。水頭症の方では髄液を抜いて脳圧の上昇を抑えたり、がんの方には抗がん剤を入れたりすることができる。略してオンマヤともいう。

加温加湿器
吸気ガスを加温・加湿することによって、分泌物を正常に保つことを目的に使用される医療機器。

喀痰吸引等研修第1～3号
介護職員が、喀痰吸引や経管栄養をできるようにするための研修で、それぞれ、下記内容が行えるようになる。
第1号研修：不特定多数の方に対する喀痰吸引(口腔内・鼻腔内・気切カニューレ内部)と経管栄養(胃瘻・腸瘻・経鼻)。
第2号研修：不特定多数の方に対する喀痰吸引(口腔内・鼻腔内)と経管栄養(胃瘻・腸瘻)。
第3号研修：筋萎縮性側索硬化症(ALS)またはこれに類似する神経・筋疾患(筋ジストロフィー、高位頚髄損傷、遷延性意識障害、重症心身障害)のある特定の方に対する喀痰吸引(口腔内・鼻腔内・気切カニューレ内部)経管栄養(胃瘻・腸瘻・経鼻)。

カテーテル
医療行為などに使う管のこと。経管栄養や点滴等に用いる。

カニューレ
気管や血管などに入れるチューブ状の管のこと。呼吸を助けたり、身体の中の液体を抜いたり、薬を入れたりするための管。

カニューレバンド
気管カニューレが気管切開孔から外れないように、首に巻いて止めておくバンドで、カニューレホルダーということもある。

カフ
気管カニューレの先端付近にある風船や、血圧計の腕ベルト内にある風船のこと。気管カニューレの場合カフを膨らませることで、気管とカニューレの隙間がなくなり、気管カニューレが抜けにくくなり、空気の漏れや一部誤嚥を予防する。

カフアシスト
呼吸する筋力が弱っている等で痰を出すための咳がうまく出せない方に、咳と同じ効果をもたらす機械のこと。機械が肺に十分な空気を送り、その後急速に吸引するように息を吐き出させることで、痰などを取り除く。

寛解
病気の完治ではないが、病気の症状が良くなって、穏やかになっている状態。

感覚統合
日常生活で感じる、複数の感覚を処理したりまとめたりする脳の機能のこと。

患側
身体の麻痺やケガなどがある側。

換気モード
人工呼吸器が患者さんの肺にガスを送る方式・様式のこと。基本的なモードは下記の3つ。
①補助/調節換気(A/C：Assist/Control)
- 調節換気(CMV)：吸気努力があっても人工呼吸器は反応しないモードで、主に自発呼吸のない患者さんに使用する。
- 補助換気(AV)：患者さんの吸気努力を感知し、ガスが送気されるモード。
- 補助/調節換気(A/C)：調節換気と補助換気が組み合わされており、自発呼吸がなければ調節換気として機能し、自発呼吸を感知すれば、補助換気として機能するモード。

②同期式間欠的強制換気(SIMV：Synchronized Intermittent Mandatory Ventilation)：調節換気と自発呼吸を組み合わせたモードで、自発呼吸では十分な換気量が得られない場合に使用する。

③持続的気道陽圧（CPAP：Continuous Positive Airway Pressure)：自発呼吸のある患者さんに、換気補助を行わずPEEP(呼気終末陽圧：吸気、呼気問わず一定の陽圧をかける)のみをかけておくモード。

関節可動域
関節が動く範囲のこと。ROM(Range Of Motion)ともいう。

陥没呼吸
息を吸い込むときに鎖骨の上の部分、肋骨の一番下の部分が陥没する状態の呼吸をいう。

緩和ケア
身体的、精神的など総合的な要素を含む、積極的かつ全人的なケアのことで、家族支援も含まれる。

気管カニューレ
外科的気道確保として、外科的気管切開術あるいは経皮的気管切開術を行った患者さんの気管に、気管切開孔を介して留置する管のこと。カニューレの種類は、カフの有無、窓の有無、内筒の有無で分けられる。

209

気管切開

喉の皮膚と気管に穴を開け、そこに気管カニューレという器具を入れて留め置きし、空気の通り道（気道）を確保して、呼吸をしやすくする。略して気切ともいう。

気管切開下陽圧換気療法（TPPV）

気管切開を必要とする人工呼吸療法のこと。長期にわたる人工呼吸が必要で、NPPVの適応とならない場合に、気管に穴を開けて喉の近くにチューブを装着する。Tracheostomy Positive Pressure Ventilationの略。

気管切開術

主に、上気道の狭窄・閉塞による呼吸困難に対する手術方法。気管切開には、経皮的気管切開術と外科的に切開する外科的気管切開術がある。

機能訓練

日常生活を送る上で身体機能・生活能力の維持・向上のため身体的リハビリテーションを中心とした支援を提供するサービス。

吸入酸素濃度（FiO2）

酸素を患者さんへ送り込む際の酸素濃度のこと。FiO2の設定範囲は21％～100％。

居宅介護

障害者総合支援法におけるホームヘルプのこと。ホームヘルパーが自宅を訪問し、入浴、排せつ、食事、調理、掃除洗濯の介助等を行うサービス。

居宅訪問型児童発達支援

医療的なケアや重い障害のため、外出や通所型のサービスを受けることが著しく困難な子どもに対して、日常生活における基本的な動作の指導や生活能力の向上のために必要な訓練等を、遊びを取り入れながら発達を促していく児童福祉サービス。

クベース

出産予定日より早く生まれた赤ちゃんや、小さく生まれた赤ちゃんなどの発育を助けるための透明な箱型の医療機器。温度、湿度、酸素濃度を調整することができ、感染も防ぐことができる。保育器ともいう。主に新生児集中治療室（NICU）で使われる。

グリーフケア

大切な人との死別で、深い悲しみや喪失感などの複雑な気持ちを抱いている方に対し、徐々に心の傷を癒しながら大切な人がいなくなった生活に適応していけるよう、寄り添うケアのこと。

クローヌス

筋肉や腱を伸ばしたときに起こるピクピクと何回も起こる筋収縮のこと。

訓練等給付

地域生活を送れるよう、機能の維持・向上や就労支援等を目的とした支援。18歳以上が対象で、区分判定は必要なく、居住支援系障害者グループホーム、訓練系・就労系支援の自立訓練（機能訓練・生活訓練）や就労移行支援、就労継続支援がある。

経管栄養

鼻や胃からチューブを通して、流動食や水分等を摂取することをいう。経鼻経管栄養や胃瘻などがある。

経静脈栄養

静脈血中に直接輸液を投与する方法で、直接静脈中に栄養剤を投与するため消化管が機能していない場合や経口摂取ができない場合に選択される。
輸液を末梢静脈から投与する「末梢静脈栄養（PPN）」と、輸液を中心静脈から投与する「中心静脈栄養（TPN）」の2種類ある。

KT（ケーティー）

Korper Temperatur（ドイツ語）の略で、体温のこと。BT（Body Temperature、英語）やT（Temperature、英語）と略すこともある。

経鼻経管栄養

口から食事がとれないまたは難しい場合に、鼻から胃や十二指腸にカテーテル（管）を入れ、カテーテルを通して胃や十二指腸に直接栄養を送る。

傾眠

意識障害の1つで、ウトウトしている状態のこと。肩叩きなどの軽い刺激で意識を取り戻すが、そのままにしておくと再びウトウトする状態。居眠りとは異なる。

健側（けんそく）

身体の麻痺やケガなどがない健康な側。

原始反射

幼児がさまざま刺激に対して示す、反射行動のこと。手掌把握反射、吸啜反射、モロー反射（驚愕反射）、探索反射（ルーティング反射）などがあり、特定の時期に現れた後、徐々に消失していく。

口腔機能訓練

「食べる（咀嚼・嚥下・唾液の分泌）」「話す（発音）」「表情をつくる」「呼吸する」といった、さまざまな役割を担う口やその周囲の筋肉のトレーニングのこと。また、口唇や頬の筋肉の麻痺または動きが弱い場合、口唇や頬の動きを身につけるための口唇訓練もある。訓練方法は、口唇、頬、下の筋肉を刺激するバンゲード法（筋刺激訓練法）、指を使って歯茎のストレッチを行うガムラビング法（歯肉マッサージ）がある。

誤嚥

飲み込んだ水分や食物などが、食道ではなく隣の気管のほうに入ってしまうこと。

拘縮

長い間、身体を動かさないことにより、関節の周りの皮膚や筋肉などが伸縮性を失って硬くなり、その結果関節の動きが制限されている状態。

喉頭気管分離術

脳性麻痺や先天性神経筋疾患などをもつ重症心身障害児が、嚥下性の肺炎を繰り返し、呼吸困難があり、気管挿管を繰り返すときなどに行われる手術。

行動援護

障害者が行動する際に生じ得る危険を回避するために必要な援護、外出時や移動中の介護、排せつ、食事等の介護など、行動をサポートするサービス。

公費負担医療制度

医療保険制度とは別に、国として公衆衛生の向上を図るため特定の病気を対象として、その診療費の全額または一部を公費で負担する制度と、社会福祉的な経済的弱者を救済する生活保護法を中心とする公的援助がある。

口鼻腔吸引

カテーテルを用いて気道内に貯留している分泌物を除去することを吸引（サクション）といい、口腔吸引・鼻腔吸引・気管吸引の3つがある。口腔吸引と鼻腔吸引を合わせて口鼻腔吸引といい、痰や唾液、鼻汁などを自分の力だけでは十分に出せない場合に、吸引用カテーテルを鼻又は口から気道内に入れ、カテーテルを通して分泌物を除去する方法。

呼吸器回路内結露防止

冬場など室内と外気の温度差により窓などに水蒸気が結露して水滴がつくことがある。同様なことが人工呼吸器回路の内側にも生じ、その結露が気道や人工呼吸器に入りトラブルにもなり得る。この結露を防ぐためには、回路内と外気の温度差を減らすよう、人工呼吸器利用者はいろいろ工夫をしている。

固有覚（固有受容感覚）

筋肉や関節の中にある受容器が働き、身体の位置や働き、力の入れ具合を感じる感覚のこと。

さ

サービス等利用計画

どのような福祉サービス等を利用すれば、患者さんのニーズを満たせるか、生活全体が豊かになるかを計画するもの。具体的には相談支援専門員が、本人の望む生活についてアセスメントし、総合的な援助方針や解決すべき課題を踏まえ、最も適切なサービスの組み合わせ等について検討しマネジメントした計画。主に障害福祉サービスを利用するときに作成が必要となる。子どもの場合は、障害者総合支援法上のサービスを利用するときはサービス等利用計画であるが、障害児通所支援を利用する場合は障害児通所支援利用計画となる。

災害時避難行動要支援者

災害時に、自力で危険情報の取得や安全な場所への避難行動などの対応が困難な人が対象となる。

在宅移行支援

患者さんが病院から退院する際自宅で地域生活できるようにする、療養環境の整備などの支援。

在宅酸素療法

在宅で行う酸素療法のこと。「在宅酸素」「HOT」（Hot Oxygen Therapy）ともいう。

再燃

落ち着いていた症状が、再び出現したり悪化すること。

再発

完治した病気が再び起こること。

座位保持装置

体幹や手足の障害により座位の姿勢を保つことが難しい方が使う座位保持のための装置。

作業療法

人びとの健康と幸福を促進するために、医療、保健、福祉、教育、職業などの領域で行われる、作業（食事、洗顔、料理、書字など）に焦点を当てた治療、指導、援助のこと。

鎖肛

直腸および肛門の形成異常で、肛門が生まれつきうまく作られなかった病気のこと。おしりに肛門がないものから、瘻孔（ろうこう）がみられるものや肛門の位置がずれているものまでさまざまある。

酸素濃縮器

空気中にある酸素を集めて高濃度にする装置。

酸素マスク

酸素濃度を厳密に管理する必要がなく、口鼻呼吸ができる患者さんに使用される。

酸素療法

身体の中の酸素が足りないときに、酸素濃縮器や酸素ボンベを用いて、カテーテルやマスクを通して、口鼻や気管切開部から酸素を補う。

CV（シーブイ）

Central Venousの略で中心静脈のこと。心臓に近い太い静脈であるCVにカテーテルを留め置き、中心静脈栄養等に用いる。

GCU（ジーシーユー）

Growing Care Unitの略で、回復治療室のこと。NICUほどの集中治療を必要としない赤ちゃんや、NICUで状態が安定してきた赤ちゃんが引き続き治療を受ける場所。

ジェノグラム

家系や家族構成、その関係性等について、図に示したもの。

弛緩（しかん）

ゆるんだり、たわんだりすること。

自己抜去

患者さんが経管栄養や点滴に使用しているチューブや気管カニューレを引っ張って抜いてしまうこと。

自助具
障害や病気による麻痺や身体機能の低下の際に、身の回りの動作が自分でできるよう、工夫や改良を加えた道具のこと。

持続陽圧呼吸療法（CPAP）
口鼻あるいは鼻に装着したマスクから、機械で圧力をかけた空気を気道に送り込み、気道を広げて呼吸を楽にする治療法。Continuous Positive Airway Pressureの略。

児童発達支援
障害のある未就学のお子さんに対して行われる児童福祉法による発達支援。日常生活における基本的な動作の練習や、生活等における知識の獲得や技能の練習、集団生活への適応などについて、遊びや訓練を取り入れながら行われる福祉的・教育的・医療的な援助。児童発達支援センター・児童発達支援事業所・居宅型児童発達支援事業所等によって提供される。略して児発ともいう。

児童福祉法
18歳未満の児童の福祉・権利を保障し、国民の責任を定めた法律。

社会的擁護
保護者のない児童や、保護者に監護させることが適当でない児童を、公的責任で社会的に養育し、保護するとともに、養育に大きな困難を抱える家庭への支援を行うこと。

従圧式換気（PCV）
Pressure Controlの略。人工呼吸器管理において、吸気圧と吸気時間を設定して換気を行う様式で、子どもの多くはこの設定で管理される。

重度訪問介護
重度の肢体不自由または重度の知的障害もしくは精神障害があり常に介護を必要とする方に対して、ホームヘルパーが自宅を訪問し、入浴、排せつ、食事などの介護、調理、洗濯、掃除などの家事、生活等に関する相談や助言など、生活全般にわたる援助や外出時における移動中の介護を総合的に行うもの。

このサービスでは、生活全般について介護サービスを手厚く提供することで、常に介護が必要な重い障害がある方でも、在宅での生活が続けられるように支援する。原則、成人期の支援だが、居住地域の児童相談所長が相談の結果その必要性を認めた場合に限って15歳以上18歳未満の子どもも利用ができる場合がある。

就労移行支援
企業等の就職を希望する方に、就労に必要な知識や能力向上訓練を実施する障害者総合支援法によるサービス。

就労継続支援
一般企業への就労が難しい方に、働く場と訓練を提供する障害者総合支援法によるサービス。

障害者手帳
身体に障害がある方の身体障害者手帳、知的障害がある方の療育手帳、精神的な障害がある方の精神障害者保健福祉手帳の3種類の手帳のことを一般的に障害者手帳という。この手帳を持つことにより、障害福祉サービスなどを受けることができる。

障害児支援利用計画
本人や保護者の意向を踏まえ、発達支援を行うために障害児通所支援を利用する児童に対して、課題や援助方針を踏まえ、適切なサービスの組み合わせを検討し作成される計画。

障害児通所支援
児童福祉法に基づき、主に施設などへの通所によって、日常生活における基本的な動作の指導、生活能力の向上のために必要な訓練、知識技能の付与、集団生活への適応訓練、社会との交流の促進などの支援を行うサービス。子どもの年齢や状態によって、「児童発達支援」、「医療型児童発達支援」「放課後等デイサービス」などのサービスに分かれている。

障害児福祉手当
精神または身体に重度の障害があり、日常生活において常時の介護を必要とする状態にある、20歳未満の者に支給される。

ショートステイ
保護者が疾病、仕事、育児疲れなどの理由で、家庭において児童の養育が一時的に困難となった場合に、その児童を施設において一時的に養育する事業。

小児慢性特定疾病
主に小児が罹患している、慢性に経過する疾病・生命を長期に脅かす疾病・症状や治療が長期にわたって生活の質を低下させる疾病・長期にわたって高額な医療費の負担が続く疾病の、全ての要件を満たした厚生労働大臣が定める疾病のこと。

褥瘡
寝たきりなどで身体の一部が体重で圧迫されることにより血流が悪くなり、それによって起こる皮膚の障害のこと。皮膚が赤くなったり、ただれたりする。特に骨が出ている部分に起きやすく、仰向けではお尻の仙骨部やかかと・後頭部など、横向きでは骨盤の脇やくるぶし・肩などに発生しやすい。床ずれのこと。

自立訓練
障害者総合支援法に定められた、指定障害福祉サービスの1つ。生活訓練と機能訓練がある。

自立生活援助
ひとり暮らしなど地域での独立生活をはじめた障害者に対して、生活上の困りごとの相談を聞いて、自分で解決できるように援助するサービス。相談できる内容は、食事や洗濯や掃除といった家事全般のことだけでなく、体調やお金の管理、近所との付き合いなども含む。支援者は月2回以上の定期的な家庭訪問をしたり、トラブルが起きたときに必要に応じて助言をしたり、医療機関との連絡調整などを行う。

シリンジ
注射筒のこと。注射器の針や押子以外の栄養剤や薬液を入

れる筒部分のこと。

人工肛門（ストーマ）
病気や手術により、消化管が十分な機能を果たせなくなったときや腸を休ませる必要があるときに、腸の一部をお腹の外（皮膚側）に出して、肛門に代わる便の出口としたものである。ストーマがある人のことを「オストメイト」と呼ぶ。人工膀胱の出口もストーマと呼ぶ。

人工呼吸器（管理）
自分で呼吸をすることが難しい、または自分の呼吸だけでは不十分な場合に、人工呼吸器という機械を用いて、人工的に息を吸ったり吐いたり（呼吸管理）する。人工呼吸器は身体の外にあり、回路を通じて空気や酸素を口鼻や気管切開部から肺のほうに送る。レスピレーター（略してレスピ）ともいう。

人工鼻
人工呼吸器を装着している方や気管切開をしている方が呼吸する際の、空気を加温・加湿する器具のこと。

振戦（しんせん）
身体の一部あるいは全身に起こる不随意でリズミカルな震えが起こる症状。

身体障害者手帳
身体の機能に一定以上の障害があると認められた方に交付される手帳で、所持することにより障害福祉サービス等が利用できる。

ストレングス
障害者支援における、「できない」ことに着目するのではなく「できる」ことに着目しようという考えかた。

生活介護
常に介護が必要な方に、昼間の入浴や排せつ、食事の介護、創作的活動・生産活動を提供する障害者総合支援法によるサービス。

清潔間欠的導尿（CIC）
患者さん自身が自らの手で尿道から膀胱内に細い管（カテーテル）を清潔操作で挿入し、尿を体外に排せつする方法。

清拭（せいしき）
病気などで入浴ができないときに、タオルなどで身体を拭いて清潔を保つ行為。身体を拭くことによる血行促進効果もある。

精神障害者保健福祉手帳
一定程度の精神障害の状態にあることを認定する手帳で、所持することにより障害福祉サービス等が利用できる。

脊髄髄膜瘤（せきずいずいまくりゅう）
胎児のころ、身体の基本的なかたちが形成される時期に生じる異常で、脊髄の一部がむき出しの状態で生まれる、身体障害などを伴う難病。腰椎（腰の背骨）や仙椎（おしりの骨）に多く、歩行障害や排尿・排便障害などが起こる。

摂食嚥下機能評価
摂食嚥下障害評価表を用いて、嚥下反射の有無やむせ、呼吸の変化などを観察し、評価する方法。

前庭覚（ぜんていかく）
耳の奥にある三半規管と耳石器を通して、重力や身体の傾き、回転、スピードを感じることができる感覚。姿勢、バランス、目の動きに関係する。

喘鳴（ぜんめい）
息を吸ったり吐いたりするときに、「ヒューヒュー」「ゼイゼイ」などの音がすること。気道の一部が何らかの原因で狭くなったときに聞かれる。

ソーシャルワーカー
医療、教育、福祉等などの分野で、相談支援を行う相談員のこと。

相談支援専門員
障害がある方やその家族の暮らしに関する相談に応じ、情報提供や助言、障害福祉サービス等の利用調整や関係者との連絡調整等を行う職種。自治体によっては障害者相談支援事業所や指定相談支援事業所等で職務にあたっている。

た

体位ドレナージ
痰などの分泌物を自力で排出することが困難な患者さんに行う、排痰援助の１つ。分泌物が貯留した肺区域が上になるような体位をとることで、重力を利用して分泌物を移動・排出させる方法。

退院支援指導カンファレンス
退院時支援が必要になると予測される患者さんの入院目的・治療方針の確認、その上で退院時の状態像の共有し、どのような支援が必要かをチームで話し合いを行う。

脱感作（だっかんさ）
口腔周囲や、全身または感覚の一部（触覚が多い）に過敏が見られる子どもに対して行う知覚過敏を除去する方法。

短期入所
介護者が病気などの場合に、短期間、夜間も含め施設で、入浴、排せつ、食事等の介護等を行う障害福祉サービス。ショートステイともいう。

ダンピング症候群
胃の内容物が、急速に小腸に流れこむことで起こる。経管栄養剤等の注入後30分位で起こる早期ダンピングは、空腸が急激に拡張することで腹痛や嘔吐が起こる。食後１～４時間に起こる後期ダンピングは、高血糖後にひどい低血糖を起こす。

チアノーゼ
血液中の酸素不足により、皮膚や粘膜が紫色になること。爪や口唇周囲に表れやすい。

地域生活支援事業
身体、精神、知的などに障害をもつ障害児者が、自立した日常生活や社会生活を送ることができるようにサポートする事業。

地域療育等支援事業
在宅の重症心身障害児者、知的障害児者、身体障害児の地

域における生活を支えるため、身近な地域で療育指導、相談等が受けられる療育機能の充実を図るとともに、これらの療育機能を支援する都道府県域における療育機能との重層的な連携を図ることで障害児者の福祉の向上を図る事業のこと。

中心静脈栄養（TPN または IVH）
口からの栄養摂取が難しい場合や消化管機能が低下している場合に、心臓の近くにある太い静脈に水分・電解質・栄養を補給する高カロリー輸液の点滴を行う。TPN(Total Parenteral Nutrition)、IVH(Intravenous hyperalimentation)のこと。

中心静脈カテーテル
腕や首などにある静脈から、心臓に直接流れ込む太い静脈へと挿入する管（カテーテル）のこと。

超低出生体重児
出生時の体重が、1,000g未満の赤ちゃんのこと。

腸瘻（ちょうろう）
おなかの皮膚と小腸の壁に孔（あな）をあけ、カテーテルを通じて、直接腸から栄養を摂取する方法。

低圧アラーム
人工呼吸器で、気道内圧が設定値に達していない場合に鳴るアラーム。

低圧持続吸引
胸腔内に貯留した排出液や空気、分泌物を持続的に体外へ排出する胸腔排液用装置。

摘便（てきべん）
肛門付近にある便を自然排便できないときに、肛門から指を入れて便を体外に出す医療行為。

同期的間欠的強制換気（SIMV）
患者さんの自発呼吸では十分な換気量が得られない場合に使用する、人工呼吸器の換気モードの1つ。Synchronized Intermittent Mandatory Ventilationの略。

導尿
自力で尿が出せないときに、尿道口から膀胱までカテーテルを入れ、膀胱に溜まった尿を身体の外に出します。

動脈血酸素飽和度
血液中のヘモグロビンと結合した酸素量の割合のこと。一般的にはパルスキシメーターという機器を使って測定する。パルスキシメーターで測定した経皮的酸素飽和度のことを「SPO$_2$」(Saturation of Percutaneous Oxygen) という。サチュレーションともいう。

特別児童扶養手当
「特別児童扶養手当等の支給に関する法律」に基づいて、20歳未満の障害児を監護する父母または養育者に対して支給される手当。

徒手的呼気介助法（としゅ）
徒手で胸郭運動を他動的に介助する手技。患者さんの胸郭に手掌面を当て、呼気時に圧迫し、次の吸気時には圧迫を解放することを繰り返すことで、換気の改善・気道分泌物の移動・呼吸仕事量の軽減を図る。

努力呼吸
呼吸困難の徴候の1つ。吸気時に呼吸補助筋の胸鎖乳突筋などを動かしたり、呼気時に内肋間筋や腹筋などを動かしたりして、努力的に行う呼吸のこと。

な

難病医療費助成制度
難病法に基づき、国が指定する疾病（指定難病）にかかっている患者さんの医療費の負担軽減を目的として、治療にかかわる医療費の一部を助成する制度。

肉芽（にくげ）
外傷や炎症によりえぐれた皮膚や粘膜などの組織が修復する際にできる、柔らかく盛り上がった粒上の肉のかたまりのこと。気管カニューレが気管の壁に長時間当たっていると、できることがある。

日常生活動作
毎日の生活を送るための基本的な動作のことで、「起床・移乗・移動・食事・更衣・排せつ・入浴・整容」動作のことをいう。基本的日常生活動作 (Basic ADL = BADL) と手段的日常生活動作 (Instrumental ADL = IADL) がある。BADLのことを一般的に、ADL (Activities of Daily Living) という。

日常生活用具
障害がある方や小児慢性特定疾病、難病がある方等に、日常生活をより快適にして利便を図るための用具。具体的にはネブライザーや吸引器、ストマ装具、シャワーチェアなどのこと。略して日生具ともいう。

乳幼児医療費助成制度
乳幼児が医療機関で受診した医療費のうち、保険診療の自己負担分を助成する制度。

ネーザルマスク
睡眠中の無呼吸を防止したり、咽頭・喉頭軟化症の治療法にCPAP（人工呼吸器設定の1つ）がある。CPAPの際に使用するマスクがネーザルマスクで、あらかじめ設定した圧力で空気を送るチューブ、鼻に当てるマスクからなる。

ネブライザー
液体の薬剤を細かい霧状にして、呼吸時に気管支や肺に届けるための医療機器。

脳性麻痺（まひ）
胎児の時期から生後4週間以内の時期に受けた脳神経細胞の損傷によって生じる運動機能の障害をいう。運動機能の障害以外にも、呼吸機能障害や摂食障害、知能の低下などを併せて引き起こすこともある。

ノーマライゼーション
障害のある人が障害のない人と同等に生活し、ともにいきいきと活動できる、誰もが同等な社会の一員である社会を目指すという理念。

バイタルサイン
人間が生きている状態を示す生命徴候のこと(Vital Signs)。呼吸、体温、血圧、脈拍、意識、などのこと。

排痰
気道から痰を除去するための手技。体位ドレナージ（体位ドレナージの項目参照）、胸郭に手掌を当てて、絞り込むように圧迫して排痰を促す徒手的な手技であるスクイージングなどがある。

バギー
病気や障害などで座る姿勢が安定しない子どもが使うバギー型車いすのこと。

バッグバルブマスク
口や鼻、気管切開部から手動で空気や酸素を送ることができる人工呼吸器具。

パルスオキシメータ
血液中の動脈血酸素飽和度と脈拍を経皮的に測定する機器のこと。

バンゲード法（筋刺激訓練法）
口唇や頬の筋肉を動かせないまたは動きが弱い、舌の機能不全患者さんに対して、それぞれの部位を成す筋肉に刺激を与えることで、口唇、頬、舌の筋肉群の可動域改善を図る訓練。

ピアサポート
ピア(Peer：仲間、対等、同輩)とサポート(Support：支援、援助)から作られた言葉で、仲間同士による支え合いを表す。

PICU
Pediatric Intensive Care Unitの略で、小児集中治療室のこと。大きな手術のあとや重い病気、ケガ等で、全身状態の集中的な医療管理が必要な子どもたちのケアにあたる病棟の一種。

BS
Blood Sugarの略で、血糖値のこと。

BT
Body Temperature(英語)の略で、体温のこと。T(Temperature、英語)と略すこともある。

BP
Blood Pressureの略で、血圧のこと。BDともいう(ドイツ語のBlutdruckの略)。

鼻咽頭エアウェイ
喉が狭くなって呼吸がしづらいときなどに、やわらかいチューブを鼻から喉まで入れて、空気の通り道を作る。睡眠時に使用することが多く、食事の際は抜いたりする。

非侵襲的陽圧換気療法（NPPV）
気管挿管や気管切開を伴わない陽圧換気のことで、自発呼吸ができ、気道が確保されていることが前提となる。Non-invasive Positive Pressure Ventilationの略。

びらん
皮膚や粘膜の表皮が欠損した状態で、ただれのこと。

ヒルシュスプルング病
直腸の蠕動運動に必要な神経節細胞が、生まれつき欠損していることによって起こる排便障害。先天性巨大結腸症ともいう。

福祉有償運送
福祉有償運送とは、障害者や要介護者等を対象に、NPO等の非営利法人や市町村が乗車定員11人未満の自家用自動車（白ナンバー）で行う、ドア・ツー・ドアの個別輸送サービス。タクシー等の公共交通機関では十分なサービスが確保できない場合に、国土交通大臣の登録を受けることで実施でき、営利に至らない範囲の対価を受け取ることが認められている。

フルフェイスマスク
人工呼吸器の呼吸回路に接続し、患者さんの鼻、口を覆い、人工呼吸器からのガスを供給するための人工呼吸器用のマスク。

ヘルプカード
ヘルプマークが描かれているカード。バッグ等につけ、障害のある方などが緊急時や災害時、困った際に、周囲の配慮や手助けをお願いしやすくするためのもの。

ヘルプマーク
義足や人工関節を使用している方、内部障害や難病の方、または妊娠初期の方など、外見からわからなくても援助や配慮を必要としている方々が、周囲の方に配慮を必要としていることを知らせることで、援助を得やすくなるよう、作成されたマーク。

ベンチレーター
人工呼吸器のこと。

保育所等訪問支援
児童発達支援事業（センター）で実施する支援の1つで、通っている保育所や幼稚園、学校などに専門職員が訪問して支援を行う福祉サービス。

放課後等デイサービス
学校就学中の障害がある子どもに対し、放課後や夏休み等の長期休暇中に、遊びやレクリエーションなどを通じて、生活能力向上、生活経験を広げるための児童福祉法によるサービス。略して放デイともいう。

膀胱皮膚瘻
膀胱や尿道の機能や形態の異常によって、排尿がうまくできない場合に尿を体外に排せつする方法。

ホームヘルパー
障害のある方などのご自宅を訪問し、入浴・排せつ等の介護援助や、調理・洗濯などの家事援助、通院の付き添いなどを行い、本人や家族の介護相談にも応じる居宅介護の職種。略してヘルパーともいう。

訪問看護指示書
訪問看護ステーション等の指定訪問看護事業者が、利用者に対して訪問看護を提供する際に、主治医から指示を受けるために交付してもらう文書のこと。

訪問入浴
入浴に全面介助が必要な重度の身体障害のある方（身体障害者手帳1級、2級をお持ちの18歳以上の方）、難病患者さん等に、訪問入浴車を派遣し、自宅に浴槽を運び入れて入浴の介助を行うサービス。18歳未満の方は体格によって応相談。

訪問リハビリテーション
障害児や発達遅延、医療的ケア児に対して、運動療法や摂食・食事指導、言語練習、日常生活指導などを行う。

ポジショニング
患者さんにとって適切で安楽な姿勢を保持すること。

補装具費支給制度
障害者や難病患者等で補装具が必要と認められる人に、補装具費を支給するほか、制度により購入した補装具の破損時には、修理費が支給される制度。

哺乳反射
意思とは関係ない反射的な動きで、口周辺に触れたものに対して口を開き、口に入ってきたものを吸う反射。

 ま

マーゲンチューブ
鼻や口から胃に挿入したチューブのことで、経鼻経管栄養のチューブのことなどを指す。マーゲンはドイツ語で胃のこと。NGチューブなどともいう。

マルトリートメント
子どもに対する、避けたい子育て。虐待とまではいえない、大人から子どもに対するよくない関わりのこと。身体的・性的・心理的虐待とネグレクトを包括的に指している。

未熟児養育医療
低体重や在胎週数37週未満などの早産で、入院養育が必要な乳児（0歳児）に対して、医療費を公費負担する制度。

ムンテラ
医師が患者さんや家族に病状や治療方針を説明すること。ドイツ語の「MundTherapie」から派生した略語。

 や

ユニバーサルデザイン
障害の有無や年齢、性別、能力、状況等に関わらず、できるだけ多くの人が使いやすいような物や建物、環境などをデザインするという考えかた。

 ら

ラポール
相互の信頼関係のこと。フランス語が語源で、「橋を架ける」の意味がある。

理学療法
病気や障害がある方に、基本的動作の維持や回復・改善を図るために、体操や運動などの運動療法を行ったり、電気、マッサージ、温熱などの物理療法を行うこと。

療育
「療」は医療や治療を意味し、「育」は教育や保育を意味し、病気や障害がある子どもに対して、その子の障害特性等を踏まえた上で行われる専門的な育ちの支援のこと。

療育施設
勉強や身体の動かしかた、コミュニケーション方法など、日常生活や集団生活で必要なスキルを得るためのプログラムを提供する場所。

療育手帳
児童相談所または知的障害者更生相談所において、知的障害があると判定された方に交付される手帳で、所持することにより障害福祉サービス等を利用できる。

療養介護
病院で医療的ケアを必要とする障害があり、常に介護を必要とする区分5～6の定められた特定の疾患がある成人に対して、主に昼間において病院で行われる機能訓練、療養上の管理、看護、医学的管理のもと、介護および日常生活上の世話を行う。

ルート
一般的には点滴の管を指す。ラインともいう。

レスパイト
主に介護をしている家族の小休止や一休み、息抜きのこと。

＊参考：宮城県医療的ケア児等相談支援センターのホームページ掲載の「医療的ケア用語集」を参考に作成.
https://jet-table-698.notion.site/2d5ec32b79f54275b18bbaeb19659c37（8月22日参照）

索 引

数字・欧文

13トリソミー 36
1型糖尿病 95
24時間スケジュール 123, 138
BMI 108
ICF 16, 176
West症候群 35

あ

アセスメント会議 180
アセスメントの視点 104
医学モデル 16
移行期医療 96
医師間の連携 91
意思決定支援 12, 132, 165
意思伝達装置 41, 169, 173
移動支援 123, 132
医療型短期入所 132
医療型短期入所事業 92
医療計画 89
医療圏域 90
医療的ケア児及びその家族に対する
　支援に関する法律
　（医療的ケア児支援法）
　............ 12, 18, 24, 71, 195
医療的ケア児支援センター
　................ 20, 152
医療的ケア児等コーディネータ育成
　................ 19
医療的ケア児等総合支援事業
　................ 103
医療的ケア児と重症心身障害児の
　違い 31
医療的ケア児の介護特性 26
医療的ケア判定スコア
　............ 11, 28, 31, 34
医療費適正化計画 26
医療評価入院 93
医療モデル 43

インフォーマルサポート 56
ウェルビーイング 21, 197, 201
動く医療的ケア児 30, 33
エコマップ 135
嚥下障害 162
大島分類 33
オンライン授業 130

か

買い物 125
家族支援 22
合併症 37
過敏 157
体の育ち 107
感覚統合 172
看護小規模多機能事業所 93
虐待 46, 49, 69, 135
吸引器 120
きょうだい 123, 125, 197
筋ジストロフィー 36, 168
苦痛 109
クライシス 84
経口摂取 156
軽度知的障害 41
ゲーム操作 169
口腔ケア 161
口腔内の清潔 156
厚生労働省事業 102
行動障害 41, 42
誤嚥性肺炎 39, 157
コーディネーターの役割
　............ 10, 21, 158, 193
国際生活機能分類 16, 176
コケイン症候群 35
子育てヘルパー 121
こども家庭庁 12, 103, 201
子ども・子育て支援法 71
個別支援 75, 83
固有受容覚 107
困窮者支援 198

コンフリクト 191

さ

サービス等利用計画
　................ 84, 138, 146
災害支援 119
在宅医 89
在宅移行期 85
在宅療養支援診療所 89
在宅レスパイト事業 94
支援機関の調整 87
歯科訪問診療 161
自己効力感 53
思春期 128
思春期早発症 38
視線入力 126, 167
肢体不自由児 30, 172
指定難病 96
児童虐待の防止等に関する法律
　（児童虐待防止法）................ 48
児童相談所 134
児童発達支援事業 141
児童発達支援事業所 122
児童福祉法 17, 109
社会参加 176, 183, 189
社会性 53
社会的入院 135
社会的養護 63
社会モデル 16, 43
就園・就学・就労のための
　情報共有シート 95
週間スケジュール
　................ 119, 123, 138
周産期医療体制 91
重症新生児仮死 115, 120
重症心身障害児 30, 32, 42
重度障害者用意思伝達装置 173
収入を支える支援 116
就労 176
就労アセスメント 178, 184

217

就労アセスメント実施マニュアル ……… 181	摂食指導 ……… 161	日常生活用具 ……… 173
就労移行支援 ……… 176	前庭覚 ……… 107	日中一時支援事業 ……… 102
就労移行支援A型 ……… 176	先天性筋緊張性ジストロフィー ……… 128	二分脊椎 ……… 95
就労継続支援事業所 ……… 181	先天性ミオパチー ……… 36	乳歯の生えかわり ……… 157
就労継続支援B型 ……… 176, 183	相談支援事業 ……… 19, 95	入退院支援の過程 ……… 86
就労支援 ……… 176	相談支援専門員 ……… 19, 73	乳幼児健診 ……… 160
主治医 ……… 91, 118	ソーシャルサポート ……… 53, 55	入浴 ……… 132
一の交代 ……… 96	ソーシャルワーク ……… 73, 83	妊娠中 ……… 121
障害児福祉計画 ……… 19	側弯症 ……… 38	認知機能 ……… 167
障害者基本法 ……… 165		ネグレクト ……… 46
障害者自立支援法 ……… 19	**た**	脳性麻痺 ……… 36, 168
障害者総合支援法 ……… 17	退院支援調整 ……… 112	脳の育ち ……… 105
障害者手帳 ……… 115, 136, 199	退院時カンファレンス ……… 117	ノーマライゼーション ……… 17
障害受容 ……… 58	退院調整会議 ……… 86	
障害の連鎖 ……… 37	多職種協働 ……… 117	**は**
消化機能 ……… 107	タブレット端末 ……… 168	排泄機能 ……… 108
小児医療体制 ……… 89	短期入所 ……… 92	橋渡し役 ……… 193
小児がん ……… 36	短期入所事業所 ……… 121	パソコン ……… 169
小児在宅患者訪問口腔リハビリテーション指導管理料 ……… 158	短腸症候群 ……… 35	発達支援 ……… 22
小児在宅歯科医療の担い手 ……… 159	地域支援 ……… 22	発達段階 ……… 130
小児等在宅医療連携拠点事業 ……… 92	地域資源 ……… 76, 83	発達の過程 ……… 108
小児慢性特定疾病 ……… 94, 118	地域特性 ……… 83	発達の見立て ……… 125
小児慢性特定疾病児童等自立支援員 ……… 95	地域療養支援施設運営事業 ……… 102	パルスオキシメータ ……… 120
ショートステイ ……… 92	知的障害 ……… 30, 41	判定スコア ……… 33, 117
情報・意思疎通支援用具 ……… 173	チャイルドファースト ……… 40, 137	皮下腫瘍 ……… 39
自立 ……… 132	チャージ症候群 ……… 113	ヒヤリング方法 ……… 124
自立支援協議会 ……… 79	中途障害 ……… 36	フォーマルサポート ……… 56
自立支援事業 ……… 95	長期入院 ……… 24, 134	福祉型短期入所 ……… 93
人工呼吸器 ……… 126	長時間レスパイト ……… 122	福祉サービス ……… 27
身体介護導入 ……… 132	通院介助 ……… 123	粉瘤 ……… 39
新生児仮死 ……… 118	てんかん発作 ……… 38	ペアレンティング ……… 110, 119
スイッチ ……… 167	統合モデル ……… 16	別表第七 ……… 142
生活困窮者自立支援事業 ……… 199	同性介護 ……… 132	別表第八 ……… 142
生活モデル ……… 43	糖尿病 ……… 35	ヘルパー ……… 132
成人移行支援の概念図 ……… 97	特別支援学校 ……… 126, 172, 178	保育園 ……… 122, 126, 141
脊髄髄膜瘤 ……… 95	トランジション ……… 96	訪問学級 ……… 130
		訪問看護ステーション ……… 93
	な	訪問歯科 ……… 122
	二次性徴 ……… 38	保護者の就労 ……… 198
		補装具 ……… 173

ま

マイスイッチ ‥‥‥‥‥‥‥ 169

マルトリートメント ‥‥‥‥ 46

慢性疾病児童地域支援協議会 ‥ 96

免疫機能 ‥‥‥‥‥‥‥‥‥ 107

や

要医療児者支援体制加算（Ⅰ）（Ⅱ）
‥‥‥‥‥‥‥‥‥‥‥ 19

要支援児童 ‥‥‥‥‥‥‥ 68

幼稚園 ‥‥‥‥‥‥‥‥‥ 122

要保護児童 ‥‥‥‥‥ 68，134

余暇 ‥‥‥‥‥‥‥‥‥‥ 132

ら

ライフイベント ‥‥‥‥‥ 125

ライフステージ ‥‥ 37，44，129

リスクコミュニケーション ‥ 190

リスクマネジメント ‥‥‥ 189

レジリエンス ‥‥‥‥‥‥ 52

レスパイト ‥‥‥‥‥‥‥ 92

レスパイト入院 ‥‥‥‥‥ 93

連携 ‥‥‥‥‥‥‥‥‥‥ 75

老化現象 ‥‥‥‥‥‥‥‥ 39

この書籍は、令和元年度厚生労働行政推進調査事業費補助金（厚生労働科学特別研究事業）医療的ケア児等コーディネーターに必要な基礎的知識の可視化及び研修プログラム確立についての研究「医療的ケア児等コーディネーター養成研修テキスト」をもとに作成しました。

医療的ケア児等コーディネーター実践テキスト
─子どもの発達から読み解く事例・実践プラン集つき

2024年10月1日発行　第1版第1刷 ©

監　修	大塚　晃・岩本彰太郎・谷口由紀子
編　著	一般社団法人医療的ケア児等 コーディネーター支援協会
発行者	長谷川 翔
発行所	株式会社メディカ出版
	〒532-8588 大阪市淀川区宮原3-4-30 ニッセイ新大阪ビル16F https://www.medica.co.jp/
編集担当	二畠令子・利根川智恵
装　幀	石川清香（Isshiki）
組　版	さかがわまな（Isshiki）
図　版	石割亜沙子（Isshiki）
本文イラスト	角 一葉・渡辺恵美
印刷・製本	株式会社シナノパブリッシングプレス

本書の複製権・翻訳権・翻案権・上映権・譲渡権・公衆送信権（送信可能化権を含む）は、（株）メディカ出版が保有します。

ISBN978-4-8404-8454-1　　　　　　　　　　　　Printed and bound in Japan

当社出版物に関する各種お問い合わせ先（受付時間：平日9：00〜17：00）
●編集内容については、編集局 06-6398-5048
●ご注文・不良品（乱丁・落丁）については、お客様センター 0120-276-115